UR-MEDIZIN

WOLF
DIETER
STORL

UR-MEDIZIN

Die wahren Ursprünge unserer Volksheilkunde

at VERLAG

10. Auflage, 2025

AT Verlag AG, Aarau und München
Lektorat: Diane Zilliges, Murnau
Umschlagbild: Ingrid Lisa Storl
Druck und Bindearbeiten: Westermann Druck, Zwickau
Printed in Germany

ISBN 978-3-03800-872-9

Für Herstellung und Einfuhr in die EU: AT Verlag AG, Bahnhofstraße 41, 5000 Aarau, Schweiz, info@at-verlag.ch; AT Verlag Deutschland, 81371 München, Deutschland, info@atverlag.de

Dieses Buch ist auch als E-Book erhältlich.

www.at-verlag.ch

Der AT Verlag wird vom Bundesamt für Kultur für die Jahre 2021–2025 unterstützt.

INHALT

TRADITIONELLE EUROPÄISCHE MEDIZIN (TEM)

»Der Wald ist Gottes Haus,
da weht sein starker Odem,
lebendig ein und aus.«
Wilhelm Müller, Jägers Lust

»Sie wollen Arzneien aus überseeischen Ländern,
und im Garten vor ihrem Haus wächst besseres.«
Paracelsus

Die moderne Schulmedizin, die sich heute in Biomedizin umbenannt hat, hat viele Leben gerettet und viele Leiden lindern können. Dennoch stehen ihr immer mehr Menschen skeptisch gegenüber. Trotz all der wunderbaren Chemikalien und computergesteuerten Testgeräte, trotz der Tatsache, dass die westlichen Länder 8 bis 10 Prozent ihres Bruttosozialproduktes für Gesundheitsfürsorge ausgeben, scheint man Asthma, Arthritis, Diabetes, Krebs, Alzheimer und die anderen vielen chronischen, degenerativen Krankheiten kaum heilen oder auch nur beeinflussen zu können (McTaggart 2000:26; Coleman 2006:38). Autoimmunkrankheiten nehmen zu; Kinder erleiden Impfschäden. In den Krankenhäusern kann man sich leicht eine Infektion mit multiresistenten Keimen einfangen, Opfer falscher Diagnosen oder Fehlbehandlungen werden oder auch durch eine Reaktion auf ordentlich verschriebene Medikamente erkranken oder gar sterben. In den USA, wo jedes Jahr rund vierzigtausend Menschen erschossen werden, gibt es dennoch ein dreimal höheres Risiko, von einem Arzt getötet zu werden als durch eine Schusswaffe. Prof. Jürgen Fröhlich, Direktor der Abteilung Klinische Pharmakologie der Medizinischen Hochschule Hannover, hat auf Basis einer umfangreichen wissenschaftlichen Studie errechnet, dass allein in den internistischen Abteilungen deutscher Kliniken jährlich 58 000 Patienten an den Folgen unerwünschter Medikamentennebenwirkungen sterben. Man meint, dass alle medizinischen Verfahren, die heutzutage angewendet werden, wissenschaftlich getestet wurden, etwa in randomisierten, placebokontrollierten Doppelblindstudien und aufwendigen Tierversuchen. Das ist aber lediglich bei 20 Prozent der Fall, berichtet das Wissenschaftsmagazin New Scientist.

Schreckensbilder über den Zustand unserer gesundheitlichen Betreuung füllen inzwischen ganze Bücherregale.[1] Ist es da ein Wunder, dass die Menschen nach alternativen, sanften, natürlichen, weniger gefährlichen Heilmethoden suchen? Seit den 1980er-Jahren werden alte ehrwürdige Systeme aus fernen Kulturkreisen, an erster Stelle die indische Ayurveda und die TCM (Traditionelle Chinesische Medizin), für viele Suchende interessant. Auch Reiki aus Japan, die Huna-Lehre aus Hawaii, dazu Heilmassagen wie Lomi Lomi oder Shiatsu, Tibetische Medizin, koreanischer, tibetischer, indianischer Schamanismus, Prana-Heilung, Qi-Gong, Tai-Chi, Yoga und vieles mehr wird mit mehr oder weniger Erfolg ausprobiert und durchexerziert. Kleine, oft einander widersprechende therapeutische Sekten bilden sich. Das Medizin-Establishment hat dafür häufig nur ein müdes Lächeln übrig: Nette unterhaltsame Spielchen seien das, aber wenn es ernst wird, dann gebe es doch nur die einzig wahre Medizin, die evidenzbasierte wissenschaftliche Biomedizin!

Nichtsdestotrotz ist die TCM wie auch die indische Medizin recht effektiv und beruht auf überlieferter Erfahrung, die Jahrtausende zurückreicht. Dennoch stammen sie aus fremden Kulturkreisen, und ihre Grundvoraussetzungen, ihr Körperbild, die Erklärung ihrer Wirkmechanismen, ihre bildhaften Imaginationen sind uns recht fremd. Oder was versteht man unter »Leberblut«? Wie übersetzt man Qi? Was soll – hier nur als Beispiel – einer unserer Ärzte aus einem medizinischen Text wie diesem machen:

---

1 Die Literatur zu diesem Thema ist nahezu unerschöpflich. Hier einige der Bücher, größtenteils von professionellen Medizinern geschrieben:
Amon, Linda, *Todesfalle Krankenhaus*. Wien: Ueberreuter, 2004
Bartens, Werner, *Heillose Zustände*. München: Droemer, 2012
Blech, Jörg, *Heillose Medizin*. Frankfurt a. M.: S. Fischer, 2005
Blüchel, Kurt, *Heilen verboten, töten erlaubt*. München: Bertelsmann, 2003
Coleman, Vernon, *Wie Sie Ihren Arzt davon abhalten, Sie umzubringen*. Rottenburg: Kopp, 2006
Ebert, Jenö, *Gefahr Arzt*. Kirchzarten b. Freiburg: VAK, 2005
Grill, Markus, *Kranke Geschäfte*. Reinbek bei Hamburg: Rowohlt, 2007
McTaggart, Lynne, *Was Ärzte Ihnen nicht erzählen*. Kernen: Sensei, 2000
Neumann, Bernd, *Ärzte gefährden Ihre Gesundheit*. Rottenburg: Kopp, 2013
Weiss, Hans, *Korrupte Medizin*. Köln: Kiepenheuer & Witsch, 2008
Vollborn, Marita, und Vlad Georgescu, *Die Gesundheitsmafia*. Frankfurt a. M.: S. Fischer, 2005

»Wenn der Massenmensch durch die Körperseele wegrafft die Hauchseele,
das ist: Metall hat Zuviel, so dass Holz nicht ausreicht.
Wenn der Heilige durch die Hauchseele umtreibt die Körperseele,
das ist: Holz hat Zuviel, so dass Metall nicht ausreicht.
Denn die in der Körperseele geborgene Hauchseele
bewältigt jene ganz, macht sie schweifend,
und im Schweifen flogt ihr die Körperseele.«

Guan Junzi; in Heise 1996:57

Ähnliche Fragen gelten für die Ayurveda, die Tibetische Medizin und andere Heilsysteme. Jede medizinische Tradition hat – wie auch Sprache, Religion oder andere kulturspezifische Symbolsysteme – einen eigenen einzigartigen Blick auf das Wesen der Krankheit und Gesundheit, auf deren Ursprung und Sinn, auf die Rolle des Heilers und des Patienten. Jedes System ist in sich geschlossen, zusammenhängend, oder wie man heute so gern sagt, kohärent. Jedes macht Sinn. Und auch wenn jedes seine therapeutischen Stärken und auch Schwächen hat, es gibt an sich keine bessere, überlegenere Heilkunde, ebenso wie man nicht sagen kann, dass es bessere und weniger gute Sprachen gibt. Der Glaube, dass unser biomedizinisches Modell universell das Beste und Einzige ist, hat kulturelle Wurzeln; es ähnelt der Annahme, dass unser Monotheismus uns das einzig wahre Gottesverständnis ermögliche, es andere Götter nicht gebe, das seien Götzen.

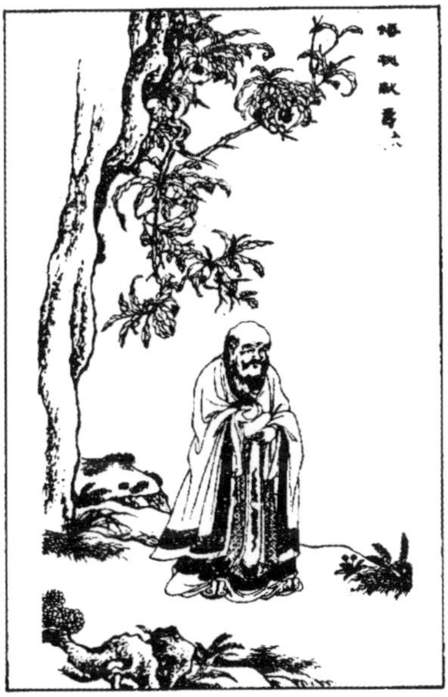

In dieser Hinsicht drängt sich für uns Europäer, insbesondere uns Mitteleuropäer, die Frage auf, wie es um unsere eigene ursprüngliche Heilkunde steht. Gibt es jenseits der globalisierten, von internationalen Pharmakonzernen und von aufwendiger Technologie abhängigen Biomedizin eine traditionelle europäische Heilkunde?

Shou-Hsing: Gott der Langlebigkeit und Medizin mit Pfirsich.

In den Schulen lernen wir, dass es diese TEM (Traditionelle Europäische Medizin) tatsächlich gibt und dass sie aus dem Nahen Osten stammt. Dort, vor rund 10 000 Jahren, wurden im sogenannten Fruchtbaren Halbmond die herumstreunenden, darbenden Jäger und Sammlerinnen sesshaft; dort begannen sie Getreide anzubauen und Rinder, Schweine, Schafe und Ziegen zu domestizieren. Von der ewig drohenden Hungersnot befreit, konnten die Menschen sich nun geistigen Anliegen zuwenden. Nach der schier endlosen, dumpfen steinzeitlichen Existenz, bei der man von der Hand in den Mund lebte, ging es nun mit der Menschheit aufwärts. Schließlich wurden in dieser Region die ersten Städte gegründet, Verwaltungen organisiert, soziale Hierarchien etabliert, Tempel gebaut, die Schrift erfunden. Gelehrte Priester ersetzten die in Magie und Aberglaube befangenen primitiven Schamanen. Der Vordere Orient ist, wie es der amerikanische Bestsellerautor James A. Mitchner in seinem Megabestseller The Source schreibt, praktisch die Quelle jeglicher Zivilisation.[2]

In den Kirchen lernen wir, dass sich der Garten Eden ebenfalls in dieser Region befand. Hier erlag Eva der Einflüsterung der bösen Schlange, hier offenbarte sich »der einzig wahre Gott«, hier lebte das auserwählte Volk und hier wurde Jesus von der Jungfrau Maria geboren, um die Welt zu retten.

In dem Zusammenhang ist es nicht anders zu erwarten, als dass nur hier, im östlichen Mittelmeerraum, die echte Heilkunde ihren Ursprung haben durfte. Die Medizinhistoriker belehren uns dann auch über das umfassende Heilwissen der alten Ägypter, etwa über den Ebers-Papyrus (15. Jahrhundert v. u. Z.) mit rund 900 Rezepten oder den Smith-Papyrus mit detaillierter Kenntnis der Wundbehandlung oder die in Keilschrift verfassten Tontafeln der Sumerer und Babylonier, die zwar noch an magische Rituale gebunden waren, aber schon vernünftige, empirische Aspekte beinhalteten. Das medizinische Wissen drang dann ins antike Griechenland vor, zu den Heiltempeln des Asklepios (Äskulap) und den Lehren des Hippokrates (470–365 v. u. Z.). Mit ihm gewann eine rational-empirische Heilkunde die Oberhand.

2 Mitchner, James A., *The Source* (New York 1965); deutsch *Die Quelle* (München, 1966)

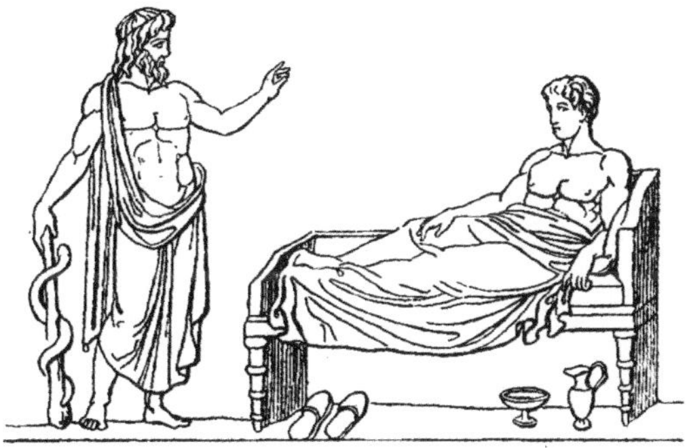

Asklepios mit dem Schlangenstab, der noch immer Symbol der Medizin ist.

Krankheiten wurden nun weniger auf den Fluch der Götter, auf bösen Zauber, Verärgerung der Ahnen oder dergleichen zurückgeführt, sondern auf natürliche Ursachen, wie etwa auf Störungen der Mischung der Körpersäfte (Humoralpathologie) und Umwelteinflüsse. Dieser Impuls fand Eingang ins imperiale Rom und wurde von dem Arzt Galen (130–200 n. u. Z.) zu einem umfassenden System der Medizin ausgearbeitet.[3] Der Militärarzt Dioskurides, ein Grieche aus Kleinasien, schrieb zu dieser Zeit das erste Kräuterbuch der westlichen Welt.

Aber dann kam die Völkerwanderung. Raufende, saufende Barbarenhorden, dumpfe Berserker, die wenig Verständnis für die Feinheiten der Zivilisation hatten, überrannten die römischen Provinzen. Primitive Völkerschaften waren das, noch ganz in irrationalen, magischen Vorstellungen befangen. Da sie des Lesens und Schreibens nicht mächtig waren, hatten sie auch kein Verständnis für den Wert literarischer Überlieferung; Tempel und Büchereien gingen in Flammen auf. Das Wissen der gelehrten Heiler und ihre Rezepturen standen in Gefahr, für immer verloren zu gehen. Glücklicherweise hegten und pflegten die Mönche diesen Wissensschatz, kopierten die noch vorhandenen alten Manuskripte und retteten sie über das dunkle Frühmittelalter hinweg. In ihren Klöstern legten sie zudem Kräutergärten mit bewährten Heilpflanzen aus dem Mittelmeerraum an. Nach einem mehrere Jahrhunderte dauernden Kampf gegen den Aberglauben und Götzendienst der Heiden, setzte sich die auf der Lehre des Galen basierende Mönchsmedizin durch.

3 Das galenische System, das im Laufe der Zeit verfeinert und ergänzt wurde, bestimmt die medizinische Wissenschaft über die nächsten 1500 Jahre hinweg.

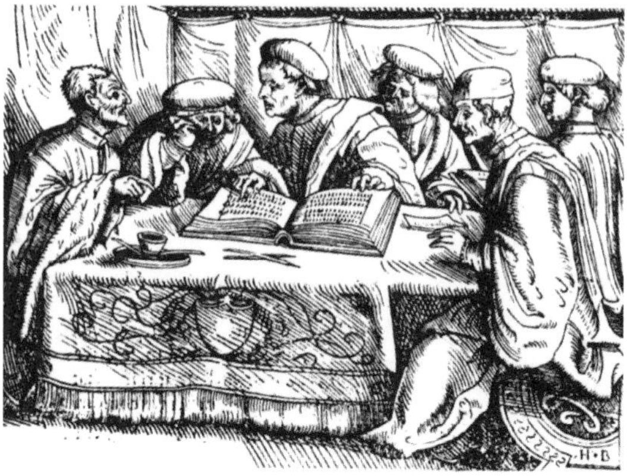

Gelehrte Ärzte bei der Disputation; aus Liber theoricae necnon practicae Alsaharavii, 16. Jahrhundert.

Während des 12. Jahrhunderts wurde die Medizinkunde bereichert und ergänzt durch antike Schriften – hauptsächlich hippokratische Aphorismen und Einzelschriften Galens –, die verloren gegangen, aber in arabischen Übersetzungen noch erhalten geblieben waren. Das Interesse an islamischen Quellen führte zur Gründung von selbstständigen Ärzteschulen in Spanien und Süditalien. Nicht nur Alchemie, alkoholische Tinkturen sowie neue pflanzliche und mineralische Pharmaka bereicherten die Heilkunde, sondern vor allem auch Techniken der Diagnostik und Praxis. Diese basierten mehr auf Gelehrsamkeit, rationellem Denken und klarer Beobachtung der materiellen Wirklichkeit als auf irrationaler mystischer Schau. Das waren alles wichtige Schritte in Richtung der objektiven, wissenschaftlichen Medizin und der modernen Pharmazie, die wir heute genießen.

In dieses Schema fällt auch die zunehmend populär werdende TEM (Traditionelle Europäische Medizin), die von alternativen Heilpraktikern oft der »seelenlosen« Apparatemedizin entgegengestellt wird. Auch sie bezieht sich auf nahöstliche, griechische und römische Ursprünge, auf Diätetik, auf Galen und seine komplexen galenischen Mischungen, auf die Lehre von den vier Säften (Humoren) – Schleim, Blut, gelbe Galle, schwarze Galle –, die ausbalanciert werden müssen, und auf die braven Mönche und Nonnen, die in ihren Hospizen mit Kräuterweinen, Salben und Tinkturen, Aderlässen und Klistieren ihre Patienten im Namen des Herrn kurierten, auf die Heilige Hildegard und Paracelsus und auf all das, was sich sonst noch ereignete, bis dann im 19. Jahrhundert die Bakterientheorie auf den Plan trat.

EINE MODERNE MYTHE

So steht es in den Büchern, so wird es uns dargeboten. Aus ethnologischer Sicht ist diese Geschichte jedoch nichts anderes als eine moderne, westliche Mythe. Mythen sind Ausdruck und Rechtfertigung des Bildes, das sich eine Gesellschaft von Welt und Wirklichkeit macht. Mythen geben Sinn und Ordnung. Der Begriff des »Fortschritts« ist unverrückbarer Bestandteil dieser westlichen Mythe. Nicht jede Kultur nimmt an, dass es so etwas wie Fortschritt gibt. Zum Beispiel ist die Welt für australische Ureinwohner so, wie sie ist; jede Veränderung wäre Verzerrung des ursprünglichen Traums der Ahnen. Für die Indianer Mittelamerikas gibt es im Laufe der Dinge eher Rückgang, und nur durch striktes rituelles Verhalten und Opfer lässt sich das Abnehmen der universellen Energie aufhalten.

Ein weiterer Aspekt dieser mitteleuropäischen Mythe ist die unangefochtene Annahme, dass es eine einzig richtige Sichtweise gibt und dass diese einen einzigen Ursprung hat. Der Drang, andere zu bekehren, zu missionieren, sie an der Wahrheit teilhaben zu lassen, gehören mit dazu. Diese Einstellung bildet dann die ideologische Rechtfertigung für die Kolonisierung von weniger fortschrittlichen Völkern. Die moderne Version dieser Einstellung ist die dem globalen Business dienende One-World-Ideologie, die Durchsetzung sogenannter allgemeingültiger Menschenrechte, die McDonaldisierung der Kultur, die mediale Gleichschaltung durch wenige Nachrichten- und Unterhaltungskonzerne und, natürlich, das von internationalen Pharmakonzernen dominierte, für einzig gültig erklärte Medizinsystem.

Diese One-World entwickelt sich in der post-christlichen Ära zu einer säkularen Religion. Die Hauptikone dieser neuen Religion ist das Foto des Erdplaneten als kleine blaue Kugel im All, aufgenommen von der Raumfähre Apollo 17 im Dezember 1972. Es ist das »Raumschiff Erde«, das, wie uns der technokratische »Visionär« Buckminster Fuller erzählt, Ingenieure und Technologen als Wartungspersonal braucht – Stichwort global engineering –, um es zu steuern und warten (Storl 2012:161). Der Durchschnittsbürger erschauert in Ehrfurcht vor dieser Ikone. In Wirklichkeit jedoch ist es ein Bild der absoluten Entfremdung. Der feuchte, nach Leben riechende Erdboden, in dem die Pflanzen wurzeln, die Luft, die wir atmen, der Wind, der uns durchs Haar fährt, das Rauschen des Waldes, der erquickende Regen, die blühenden

Wiesen, die vertraute Landschaft und die Menschen, die hier mit ihrer eigentümlichen Kultur und ausdrucksvollen Mundart leben – all das rückt in weite Ferne. Oft ist das Fernsehprogramm vertrauter als unsere tatsächliche Umgebung und Facebook-Freunde näher als der Nachbar. Wäre es nicht an der Zeit, wieder zurückzukommen auf das Unmittelbare, auf das Sinnliche?[4] Und gilt das nicht auch – was unser Thema betrifft – für die Heilkunde?

Ethnomediziner haben zur Genüge belegt, dass jede Ethnie, jeder Stamm, jede Kultur ihre eigene vollkommene Heilkunde hat, ebenso wie sie ihre eigene Sprache besitzt und ihren eigenen Zugang zu der spirituellen Dimension des Seins. Jedes indigene medizinische System wurzelt in der lokalen natürlichen Umwelt, benutzt die Pflanzen und andere Heilmittel, die vor Ort vorhanden sind, setzt sich mit Krankheiten und Gebrechen auseinander, die mit dem lokalen Klima, den Jahreszeiten und der Lebensweise und Ernährung der dort ansässigen Menschen zusammenhängen. Krankheiten waren und sind ebenso ein soziales und kulturelles Erzeugnis wie die Medizin, die sie bekämpft (Porter 2006:13). Jedes Volk, jede Kultur hat ihre Tradition, die sich in ihrem eigenen Kontext entwickelte und die Erfahrung der Ahnen, also vieler Generationen, beinhaltet.

Das gilt natürlich auch für unsere Vorfahren. Auch die eingeborenen Völker und Stämme im mittleren Europa waren in Besitz einer wirksamen, auf Erfahrung basierenden, medizinischen Überlieferung. Es ist diese ursprüngliche, vorchristliche Heilkunde, der wir hier nachgehen wollen.

DAS NATÜRLICHE UMFELD KLASSISCHER HEILSYSTEME

Heilsysteme entstehen nicht in einem Leerraum; sie sind nicht bloß Resultat abstrakter Lehrstuhltheorien. Die Heilkunde, auch die der sogenannten Hochkulturen, ist – was ihr Denkmodell angeht – eingebettet

4 Die Entfremdung von der unmittelbaren Umwelt, von den eigenen Wurzeln ist allgegenwärtig. Der Kulturimperialismus hat beispielsweise auch den urbanen Afrikaner hervorgebracht, der eher französisch spricht als seine Bantu-Muttersprache und dem die Champs-Élysées und der Tour Eiffel näher ist als der Fluss oder der Baobab-Baum vor der Tür.

in den Gegebenheiten der natürlichen Umwelt. Es sind die Jahreszeiten, die geografischen Breiten- und Längengrade, das lokale Wetter und Klima, die vorhandene Tier- und Pflanzenwelt, die Landschaft mit ihren Bergen, Wiesen, Wäldern, Seen und Flüssen, die nicht nur die wirtschaftliche und ökologische Grundlage der Gesellschaft bilden, sondern auch das Denkmodell für das jeweilige medizinische System liefern (Storl 2015:12ff.).

Altägyptische Medizin

Die klassische altägyptische Heilkunde wäre ohne die Lebensader des Nils, dem Fallen und Steigen der schlammigen Fluten, den ausgeklügelten Bewässerungssystemen und den umliegenden Wüsten nicht erklärbar. Für die pharaonische Medizin glich der menschliche Mikrokosmos dem grünen Niltal. War der Verdauungstrakt, vom Mund bis zum After, nicht dem lebensbringenden, großen Strom ähnlich? Glichen die Adern und Venen nicht dem weit verzweigten Kanalsystem, das es zu regeln und sauber zu halten galt? Glich der Puls nicht dem An- und Abschwellen des Nils und die verschiedenen Winde der Atmung? Und die Würmer und Egel, die in den Kanälen lebten, konnten sie nicht auch den Menschen krank machen, wenn sie ihn infizierten? Kein Wunder also, dass Abführmittel (Rizinusöl, Sennesblätter, Koloquinten, Feigen) oder verstopfende Gerbstoffdrogen, Wurmmittel, Einläufe, Zäpfchen, harntreibende Mittel, Purgativa, Brechreiz erzeugende Emetika und Aderlässe eine wesentliche Rolle spielten.

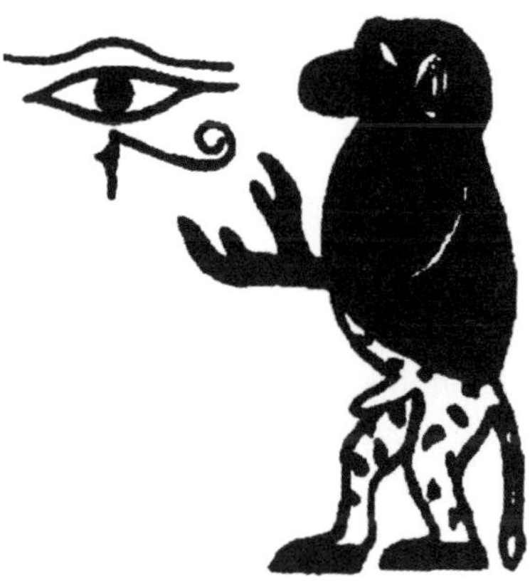

Der göttliche Heiler Thot heilt das Mondauge des Sonnengottes Re

Ayurveda

Auf dem indischen Subkontinent sind es die drei unterschiedlichen Jahreszeiten, die den Kern der Ayurveda, der klassischen Medizin der indischen Hochkultur, ausmachen:

- Die Vormonsunzeit mit ihrer gnadenlosen Hitze (45 Grad im Schatten), die alles austrocknet.
- Der Monsun mit seinen starken Regengüssen und der hohen Luft-

feuchtigkeit, der alles feucht, schlammig, schimmlig und schleimig werden und die Landschaft ergrünen lässt.
- Herbst und Winter, die Zeit, in der man die Papierdrachen steigen lässt, wenn es kühler, trockener wird und die Winde vorwiegen.

Dieselben Vorgänge finden auch im menschlichen Mikrokosmos statt. Da werden drei Zustände (Doshas) beschrieben: Pitta – Hitze, Infektionen und Entzündungen; Kapha – überschüssige Flüssigkeit, Schleim; Vayu (Vata) – nervöse Störungen, Unruhe. Heilpflanzen und Medikamente werden demnach in diese drei Kategorien eingeteilt.

TCM

Die fünf Wandlungsphasen, Organe, Körperfunktionen und Elemente (Wasser, Holz, Feuer, Erde, Metall) der Traditionellen Chinesischen Medizin wurzeln ebenfalls im Ablauf der Jahreszeiten: Der Winterregen (Wasser) lässt im Frühjahr neue Pflanzen (Holz) sprießen; diese werden durch die Hitze (Feuer) des Sommers versengt, was zu Waldbränden führen kann; die daraus entstandene Asche (Erde) verwandelt sich in Erdboden. Aus der Erde stammen die Erze, etwa Kupfer; auf den Metalloberflächen kondensiert Wasser, sodass sich der Kreislauf schließt (Ody 2004:38). Alles ist miteinander verknüpft und im ständigen Prozess des Wandels. Der Mensch gleicht der Landschaft mit seinem Jahresrhythmus. Die Aufgabe der Medizin ist es zu bewirken, dass dieser Wandel harmonisch verläuft, nicht überhastet, aber auch nicht stockend.

Die Vier-Säfte-Lehre

Ähnlich umwelt- und jahreszeitbezogen wie die TCM war die Vier-Säfte-Lehre (Humoralpathologie) von Hippokrates und Galen. Das warme feuchte Blut stand in Bezug zu dem warmen feuchten Frühling, wie er sich im Mittelmeerraum zeigt; die gelbe Galle, warm und trocken, entspricht dem mediterranen Sommer; die schwarze Galle dem kalten trockenen Herbst und der kalte feuchte Schleim (Phlegma) gehört zum regnerischen Winterwetter.

Der tragende Boden dieser klassischen Medizinsysteme ist die große Natur, der sogenannte Makrokosmos. Im Menschen, dem Mikrokosmos, gelten die gleichen Regeln. Diese gilt es einzuhalten, damit die

Gesundheit gewährleistet ist. Auch die moderne Medizin bedient sich eines Denkmodells, dieses ist aber nicht mehr die Natur, die Jahreszeiten und Landschaften, sondern seit Beginn der Neuzeit die Maschine. Zur Zeit der Aufklärung, im 18. Jahrhundert, wurde die Uhr das Modell, das die Bewegungen der Planeten wie auch die Funktion des Körpers erklärte. Gott der Schöpfer wurde da auf einmal der kosmische Uhrmacher, der die Welt konstruiert und aufgezogen hatte, sodass sie, bis sie am Ende der Zeit stillsteht, von allein tickt. Auch der Mensch wurde, was seinen Körper betrifft, als ein tickender Mechanismus gedacht. Im 19. Jahrhundert, als die Dampfmaschine ihren Siegeszug antrat, wurde der Gedanke einer treibenden mechanischen Energie dem Modell zugefügt. Und im Ausgang des 20. Jahrhunderts wurde das Modell durch das Bild des Computers ergänzt. Der menschliche Mechanismus hat nun einen höchst komplizierten, kybernetisch vernetzten Großrechner, der den Organismus steuert: das Hirn. Völlig losgelöst von der Erde, von der Natur, schwebt nun unser medizinisches Raumschiff. Major Tom hat alles im Griff!

UNSERE VORFAHREN, DIE WALDBEWOHNER

Wenn hier von den Eingeborenenvölkern Mitteleuropas die Rede ist, dann soll der Begriff nicht allzu eng gefasst werden. Auf keinen Fall sind damit die Bewohner der Nationalstaaten innerhalb der heutigen politischen Grenzen gemeint, sondern jene vorchristlichen Ethnien, die einst die riesigen europäischen Waldgebiete besiedelten und als brandrodende Bauern bewirtschafteten. Es handelt sich vor allem um die Kelten in den Alpen und im Westen, die Germanen im Norden, die Slawen im Osten und die Balten (Letten, Litauer und Preußen) im Nordosten. Auch wenn sich ihre Sprachen und einzelne Aspekte der jeweiligen Kulturen unterschieden, hatten sie dennoch viele Gemeinsamkeiten – auch was ihre Heilkunde betrifft.

Diese Gemeinsamkeiten beruhen darauf, dass ihre Lebenswelt ein ausgedehntes Waldökotop war. Der Wald war die ökologische, ökonomische und spirituelle Matrix, die sie und ihre Lebensweise prägte. Ihre Höfe und Dörfer befanden sich auf kleinen Rodungsinseln in dem immensen Urwald, dem sogenannten europäischen Regenwald, der dank des regenreichen atlantischen Klimas prächtig wuchs. Aus dem Holz des Waldes bauten sie ihre Häuser; das Geschenk der Bäume wärmte sie im Winter, kochte ihr Essen; die Asche düngte ihre Felder; im Wald fanden ihre Schweine, Rinder und Ziegen Laubfutter und Mast, und für den Winter fand man dort Streu für den Stall; unter den Bäumen und in der Hecke am Waldrand wuchsen vitaminreiche Wildfrüchte – Schlehen, Hagebutten, Brombeeren, Berberitzen, Elsbeeren, Himbeeren, Heidelbeeren, Felsenbirnen, Mehlbeeren, Mispeln, Sanddorn, Stachelbeeren, Bärentraubenbeeren, Preiselbeeren, Vogelbeeren, Holunderbeeren, Kornelkirschen, Holzäpfel, Haselnüsse, Bucheckern und so weiter –, die man trocknen und für den Winter aufbewahren konnte. Auch die heilkräftigsten Kräuter wuchsen hier im Heckenbiotop, zwischen dem Wald und der Wiese oder dem Acker. Genau diese Pflanzen spielen in der Volkskunde, in der Symbolik und dem »Aberglauben« seit Jahrtausenden bis heute eine wichtige Rolle.

Im Wald begegnete man auch den heilpflanzenkundigen Naturgeistern, den cleveren Zwergen, Zaubertieren, Elfen und Göttern. Der weise, wilde Rübezahl im Riesengebirge ist ein Überlebender dieser beseelten Waldwelt unserer fernen Vorfahren. Ihm verwandt ist der slawische Geist des Waldes, der Leschij, der oft als kleiner Mann erscheint, sich aber so groß wie eine Tanne machen oder in einen Vogel, Bär, Baumstumpf oder in eine Pflanze verwandeln kann; der Bär und der Wolf sind seine Gefährten; er kann sanft flüstern oder wie der Sturmwind heulen. Zauberer und weise Frauen kommen mit ihm zurecht, manchmal ist er zum Scherzen aufgelegt und führt Wanderer oder Pilzsammler in die Irre. Und dann gibt es die Rusalka, die in Waldtümpeln oder auch in Bäumen lebt, und nackt im Wald

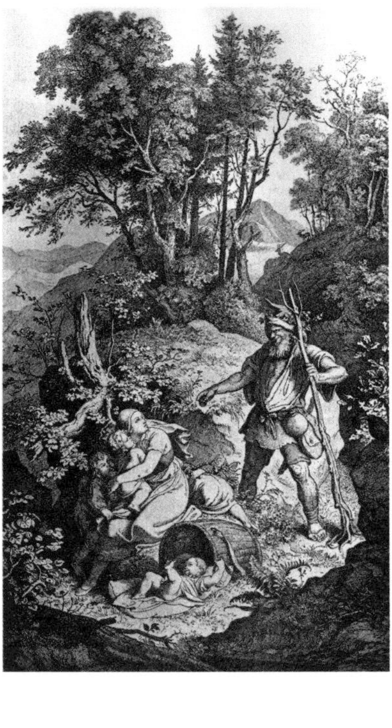

Berggeist Rübezahl, Ludwig Richter, 1848.

im Mondlicht tanzt. Der einsame Wanderer trifft vielleicht auch auf die zur Hexe verkommene alte Waldgöttin, die Baba Yaga (Storl 2014a). Die Balten kannten ihrerseits die grünhaarige, grün gekleidete »Waldmutter«, die die Pflanzen und Tiere des Waldes hütet und Waldfrevel bestraft.

Wir sehen also, die Bäume, die blühenden Auen, die Felsen und Flüsse, die Vögel, Fische und anderen Tiere des Waldes, prägten wie nichts anderes die Vorstellungen und seelischen Imagination dieser Ureinwohner, die zum Teil unsere Ahnen waren.

Selbstverständlich war auch für die Kelten der Wald der Inbegriff des Heiligen. *Nemetonia* war der Name der Waldgöttin der Gallier. *Nemeton* ist der heilige Wald, das *Drunemeton*, der Eichenwald. Die Druiden, die geistigen Führer der Kelten, waren die Wald- oder Baumweisen *(Dru* = »Baum«; *wid* = »Weise«). Nach Julius Caesar dauerte ihre Ausbildung zwanzig Jahre, eine Zeitspanne, in der sie »wie Hirsche« im Wald lebten und dessen Geheimnisse erkundeten. Merlin, der Archetypus der Druiden, wird als Waldmensch dargestellt, in Begleitung eines Wolfs und Hirschs. Waldtiere, wie der Hirsch, der Bär, das Wildschwein, Otter, Biber, Hase, Fuchs, Wolf und so weiter, verkörperten für die Kelten die Seele des Waldes oder galten als Erscheinungen der Götter. Der Wald symbolisierte die Welt an sich, das Ursprüngliche, das Heilige, das Schauer erweckende *Numinosum*.

Alle diese Waldvölker kannten keine protzigen Tempel oder Sakralbauten. Warum auch? Der Wald selbst war für sie der Tempel. »Im Übrigen halten sie es für nicht mit der Größe des Himmlischen vereinbar, die Götter in Hauswände einzuschließen oder in das Aussehen eines menschlichen Gesichtes zu formen: Wälder und Haine weihen sie und nennen mit den Namen von Göttern jenes Geheimnisvolle, was sie allein in der Verehrung schauen«, schreibt der römische »Barbarenexperte« Tacitus im 1. Jahrhundert n. u. Z. über die germanischen Ureinwohner. Ähnlich ist es bei den anderen Waldvölkern. Tempel, die menschenähnliche Götterdarstellungen behausen, sind lediglich späte Entwicklungen und gehen auf den Einfluss der Römer und dann der Christen zurück.

Der Buchenwald war der heilige Ort der mitteleuropäischen Germanenvölker. In den Waldeshallen lauschten die Weisen dem Raunen der Götter; hier schnitten sie Buchenstäbe, ritzten magische Runen hinein und warfen die mit Blut oder Ocker geröteten Stäbe auf weiße Leinstofflacken, um der Götter Ratschlüsse zu erkunden.[5] Auch hielten die Priester Pferde in heiligen Hainen und deuteten deren Schnauben und Hufscharren als Orakel. Germanische Schamanen, dem Zaubergott Wotan (Woden, Odin) geweiht, erfuhren ihre Initiation, indem sie drei Tage lang, ohne zu essen oder zu trinken, umgekehrt von einem Ast der Esche hingen, sodass ihre Seele sich vom Körper lösen und in die Anderswelt fliegen konnte. So hatte es ihnen ihr Meister, der Schamanengott Odin vorgemacht, als er – wie es in der Edda heißt – drei Mal drei Tage und Nächte, vom eigenen Speer verwundet, in der Esche Yggdrasil hing.[6] Und wenn die Welt, am Ende der Zeit, in der Götterdämmerung, auseinanderbricht, dann ist es der schweigsame Widar, der Gott, der den Urwald verkörpert, der sie wieder erneuert und verjüngt.

Bei den Balten diente der Wald noch bis ins 19. Jahrhundert hinein als Versammlungsort, wo den Göttern Opfer dargebracht wurden (Lurker 1991:811). Noch heute werden wichtige Feste, wie die Sommersonnwende (Johanni), in heiligen Hainen gefeiert. Die Götter selbst offenbaren sich in den Bäumen, etwa Perkunos, der blitztragende Herrscher des Himmels in der Eiche, oder Laima, die Schicksalsgöttin, in der Linde. Selbst die Verstorbenen nehmen vorübergehend Wohnung in den Bäumen des Waldes – die Männer meistens in Eichen, die Frauen in Linden. Zugleich streifen sie als Tiere oder Vögel durch den Wald, bis sie sich eines Tages in menschlicher Gestalt wiederverkörpern.

Bei diesen Völkern wurde Adam nicht von einem Schöpfer aus Lehm modelliert und Eva aus der Rippe ihres Mannes, wie es in der Bibel heißt, sondern das erste Menschenpaar entstand aus Bäumen. So erzählt, zum Beispiel, die nordische Mythe, wie die drei Urgötter Odin, Hönir und Loki (Lodur) am Gestade des Urmeeres entlangwandern und auf die angetriebenen Stämme einer Esche und einer Ulme stoßen. Odin haucht ihnen den Lebensgeist ein, Hönir gibt ihnen Gefühl und Loki die Lebenswärme und das rote Blut. Die handwerklich begabten

5 Das Wort »Buch« in den germanischen Sprachen geht auf die Buchen zurück; ebenso der Buchstabe. Das englische Wort für Schreiben, *to write*, bedeutet sprachwissenschaftlich »ritzen« (der Runen); Lesen bedeutete das Auflesen der Buchenstäbe; das englische Verb *read* bedeutete rätseln, bzw. das Enträtseln des Runen-Loses.

6 *Yggdrasil* bedeutet das »Reittier des Ygg«; Ygg ist Odin in seiner schrecklichen Gestalt.

Zwerge meißeln die Holzklötze zurecht und geben ihnen die Gestalt als Mann und als Frau.

In das bewaldete Land nördlich der Alpen stießen dann vor rund 2000 Jahren die römischen Legionen vor. Für den schon erwähnten Publius Cornelius Tacitus war dies ein *terra aut silvis horrida aut paludibus foeda* – »ein Land, bedeckt von schrecklichen Wäldern oder abscheulichen Sümpfen«. Zwar war einst der Mittelmeerraum ebenfalls mit Hartlaubgehölzen bedeckt gewesen, aber mit dem frühen Vordringen der städtischen Zivilisation, dem intensiven Roden, um Ackerland, Obst- und Weinplantagen zu schaffen, dem Bedarf an Brennstoff zum Heizen und für die Metallverarbeitung und Material für den Flotten- und Brückenbau, wurden die Waldflächen zum Verschwinden gebracht. Für die Römer wurde der Wald, den die Barbaren verehrten, zum Ort des Schreckens. Düster und nebelig war es da, voller gefährlicher wilder Tiere und ebenso gefährlicher Wilder. Um den Zauber zu brechen, befahl der Feldherr Caesar, einen heiligen Nemeton in der Nähe von Marseilles zu fällen. Keiner seiner Legionäre wagte es jedoch, den Befehl auszuführen; »die Hände der Tapfersten zitterten« (Lukian). Als Caesar sah, dass selbst die rauesten Veteranen vor Furcht wie gelähmt da standen, ergriff er selbst die Axt, holte aus und hieb eine jahrhundertalte Eiche, deren Wipfel sich in den Wolken verlor, entzwei (Brosse 1990:156).

Die christlichen Missionare machten es den Römern mit Eifer nach. Um die mythische Welt der Waldvölker zu zerstören, damit sie den Samen des »wahren Glaubens« säen konnten, mussten die heiligen Haine und die Kultbäume verschwinden. So ließ Sankt Martin (389–448 n. u. Z.) in Autun (Burgund) eine uralte heilige Kiefer fällen. Sein Schüler, der Bischof von Angers, ließ einen ganzen Wald abbrennen, in dem die Heiden ihre »unflätigen« Feste feierten. Bischof Amator ließ in Auxerre eine stattliche Kiefer, »einen gotteslästerlichen Baum«, an dem die Köpfe von Wildtieren hingen, abschlagen und den Stumpf verbrennen. Uns allen ist die Geschichte von dem angelsächsischen Missionar Winfried (St. Bonifatius) bekannt, der unter dem Schutz bewaffneter fränkischer Soldaten die Donar-Eiche bei Geismar fällte. Aus dem Holz ließ er ein Bethaus bauen, das dem Sankt Petrus geweiht war – Petrus als Wetterherr sollte den Donnergott Donar (Thunar, Thor), dem die Eichen geweiht waren, ersetzen.

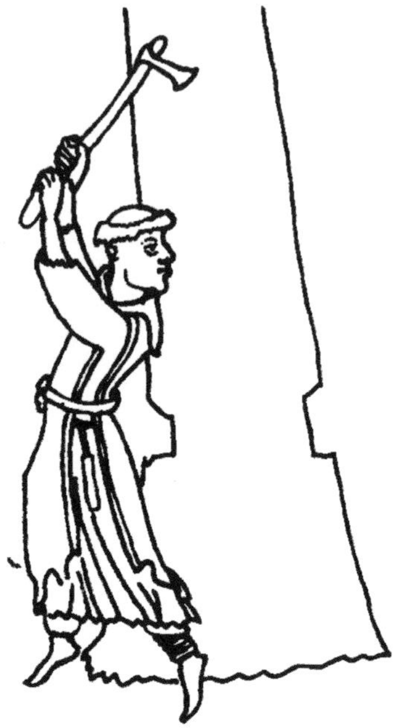

Mönch beim Fällen einer Eiche; Französische Buchmalerei, etwa 1220.

Bonifatius berief einige Jahre darauf die Synode von Liftinae (743 n. u. Z.) ein. Auf diesem Kirchenkonzil wurde die Verehrung von Bäumen verboten, neben anderen heidnischen Bräuchen, wie dem Heilighalten von Steinen (Menhiren), dem Sammeln von Kräuterbüscheln, Vogelflugdeuten, Wahrsagen, Schmücken von Brunnen, Totenbegleitfesten und so weiter.[7]

Karl der Große unterstützte die Schändung der heidnischen Waldheiligtümer – etwa den Irminsul der Sachsen, der den Himmel stützt – und setzte sich für die Rodung der Wälder ein. Besonders die Zisterzienser taten sich bei den Rodungsarbeiten hervor. Für diese eifrigen Mönche ging es darum, den Urwald, sowohl in der Natur wie auch in der Menschenseele, zurückzudrängen und zu kultivieren. Wald und Wildnis gehörten dem Teufel und seinen unerlösten Geistern, sie gehörten den bösen Tieren, den Wölfen und Bären. Der Kampf der neuen Staatsreligion, der Religion des Opferlamms, gegen den Wald dauerte noch lange; die Front zog gen Norden gegen die Wikinger und gen Osten gegen die Balten und Slawen. So ließen die Bischöfe und Hochmeister des Deutschen Ordens bei den heidnischen Preußen, Letten und Litauern im Verlauf des über zweihundert Jahre dauernden Religionskrieges immer wieder heilige Haine und Bäume schänden. Die Heiden übten Vergeltung, indem sie dem gefangenen christlichen Baumschänder den Bauch auf-

7 Genauere Angaben zu diesem Kirchenkonzil und den verbotenen heidnischen Gebräuchen finden sich in dem Beitrag von Herman de Vries »heilige bäume, bilsenkraut und bildzeitung« in *Rituale des Heilens* (Hrsg. Franz-Theo Gottwald und Christian Rätsch). Aarau: AT-Verlag, 2000.

schnitten, einen Zipfel des Darms am Stamm der beschädigten Eiche festnagelten und ihn dann um den Baum jagten, bis ihm all seine Gedärme herausgewickelt waren. Für die Missionare war dieses Vorgehen ein Zeichen des blutrünstigen Hasses der Gottlosen, aber eigentlich zeigt es die hohe Verehrung, die den von Göttern bewohnten Bäumen zukam (Mannhardt 1875:29). Nicht nur die Balten kannten diese Art Bestrafung für Baumfreveler, sondern auch die Kelten, Germanen und Slawen.

Der Kampf gegen das Heidentum war zugleich auch ein Kampf gegen den Wald und die Bäume, denn aus dem Wald zogen die indigenen Völker ihre Kraft und ihre seelischen Inspirationen.[8]

DIE GROSSE TRADITION UND DIE KLEINE TRADITION

Die Heiden, von denen hier die Rede ist, waren Analphabeten[9], sie schrieben nichts auf, und was den Rest ihrer Kultur betrifft, wurde fast alles von den Römern und dann den Christen absorbiert oder getilgt. Was also können wir überhaupt noch über sie wissen? Was für Quellen liegen vor? Da gibt es die archäologischen Ausgrabungen und die Schriften griechischer und römischer Schriftsteller, wie die von Tacitus, Caesar, Plinius dem Älteren, Strabo oder Marcellus Empiricus. Diese Schriften sind recht dürftig und sowieso durch die Sichtweise der klassischen Antike entstellt. Kein Wunder, dass vorsichtige empirische Historiker bei allem, was über diese Quellen hinausgeht, recht skeptisch sind. Besonders das Geschwafel über »gechannelte« Informationen und die abenteuerlichen Fantasien mancher Esoteriker und New Ager geht ihnen auf die Nerven.

8 Die Schändung der Wälder ist nicht etwas, was der Vergangenheit angehört. Der heutige Holzbedarf befriedigt nicht nur mehr den begrenzten lokalen Bedarf, sondern die unersättlichen Bedürfnisse eines globalen Markts. Die Lungen der Erde werden im Dienst des Gottes Mammon auf allen Erdteilen, von Sibirien bis zum Amazonas, mit fortgeschrittener Technologie (Harvester Räummaschinen) in nie dagewesener Geschwindigkeit vernichtet, sodass dadurch sogar das weltweite Klima gefährdet ist. In Deutschland findet man in den zu Forsten verkommenen Wäldern kaum mehr Bäume, die über hundert Jahre alt sind.

9 Die Druiden, auch wenn sie gelegentlich des Griechischen oder Lateinischen mächtig waren, weigerten sich, ihr Wissen niederzuschreiben. Sie hielten das geschriebene Wort für uninspiriert: Nur, was im Herzen gewusst wird, ist wahres Wissen.

Die Frage ist also berechtigt: Kann man wirklich etwas über das alte vorchristliche Heilwesen der Waldvölker wissen?

Die Antwort ist eindeutig. Ja, man kann. Der Schlüssel ist in den Methoden der vergleichenden Volkskunde und der Völkerkunde zu finden. Wenn man, zum Beispiel, bestimmte Elemente der Volkskultur, etwa die heilkundliche Verwendung des Holunders, Wacholders oder Haselstrauchs in den verschiedenen Regionen Europas miteinander vergleicht und zugleich die dazugehörigen Märchen, Brauchtümer und Aberglauben berücksichtigt, dann ergibt sich ein größeres Bild. Dieses kann wiederum ergänzt werden, indem man es mit ähnlichem Brauchtum in anderen Kulturarealen, etwa dem der Sibirier oder der nordöstlichen Waldindianer, vergleicht.

In Zeiten der kulturellen Umwälzung, der Eroberung und Kolonialisierung durch fremde Invasoren geht das tragende Weltverständnis in die Brüche – der Irminsul, die Säule, die den Himmel stützt, bricht ein. Die alten Götter werden entthront, werden zu Teufeln und Dämonen degradiert oder zu Dienern der neuen Macht umfunktioniert. Die alte Machtelite, der Adel und die Priester, werden entmachtet, getötet oder als Handlanger der neuen Herrscher vereinnahmt.

Dennoch, auch wenn die Götter neue Namen haben und neue zwingende Gesetze herrschen, bleibt das einfache Volk bei altbewährten Praktiken. Noch immer hält sich der Bauer an den überlieferten Naturkalender, was das Säen und Pflanzen, den Weideaustrieb und das Ernten betrifft. Man kennt die Naturgeister noch, die helfenden Zwerge, den Hauskobold oder den Waldgeist, und versucht, sie gut zu stimmen. Man schaut noch nach dem Verhalten der Wildtiere und dem Flug der Vögel und weiß ihre Botschaften zu deuten. Man schöpft im Frühling, wenn die Ostara über das Land geht, noch immer das Heilwasser. Die Hausfrau opfert noch immer etwas Milch, Brot oder Bier unter dem Hofholunder und weiß, wie man Schmerzen oder Siechtum an seine Zweige hängt. Die Hebamme bringt die Kinder auf bewährte Weise zur Welt. Der Großvater, die Muhme oder Großmutter erzählen am Abend beim Feuer noch immer die alten Märchen und Sagen, in denen die zu Zauberern, Königskindern, Jägern und Hexen verwandelten Götter und Göttinnen weiterleben und die Seelen nähren. Insbesondere bei dem Heilen und den Heilmitteln bleibt man bei dem Altbewährten. Man weiß, welches Kraut Schweiß treibt, Harn treibt, Fieber lindert, das Atmen erleichtert, und man sammelt sie, wie schon seit eh und je, zur rechten Zeit, am Morgen im Tau, bei Neumond, zur Sommersonnwende oder wann auch immer. Die alte Frau, die Großmutter, weiß noch um die unterschiedliche Qualität der neun Hölzer, wenn es ums Kochen eines Heiltees geht. Kinder spielen noch ihre vertrauten Spiele. Und man spricht noch die Sprache, in deren Wortschatz und Grammatik die Weisheit und das Wissen der Ahnen hineingeheimnist ist.

Im Gegensatz zur »hohen Kultur« der Oberschicht, der Mächtigen, bleibt die »niedere Kultur« des Volkes bestehen. Der amerikanische Anthropologe Robert Redfield (1897–1957) spricht diesbezüglich von der *great tradition* und der *little tradition* (Redfield 1953). Er entwirft ein Kontinuum, das sich vom Pol der auf schriftlicher Kultur basierenden urbanen Zivilisation bis hin zum entgegengesetzten Pol der analphabetischen, ländlichen Volkskultur *(folk culture)* erstreckt. Auf der einen Seite haben wir die Staatslenker, die Lehrer, Priester, Funktionäre, auf der anderen Seite das einfache Volk, das sein Wissen von Generation zu Generation mündlich weitergibt, das eine unmittelbare Beziehung zum Land und zur Umwelt hat.

Unsere Geschichtsschreibung befasst sich meistens mit der literarischen Kultur der Oberschicht. So ist es auch mit der Geschichte der westlichen Medizin. Der Weg der Heilkunde vom Vorderen Orient über Griechenland, Rom, die Klostermedizin, den Einfluss der Alchemie und so weiter gehört dazu. Die mündlich überlieferte Volksmedizin findet darin wenig Beachtung, sondern eher Verachtung.

KULTURELLE KONVERGENZEN

Wir haben uns heutzutage dermaßen von den natürlichen Grundlagen unseres Daseins entfernt, dass es uns kaum mehr bewusst ist, wie sehr traditionelle Kulturen eingebettet sind in die sie umgebende Natur und Landschaft. Das Wetter, die Rhythmen der Jahreszeiten, der natürliche Pflanzenbewuchs, die Bodenbeschaffenheit, die Fauna und vieles mehr prägen das Weltbild eines Volkes mehr als willkürliche, abstrakte Ideen.

In Mitteleuropa war es, wie schon angedeutet, vor allem der sommergrüne Laubwald, der die Kultur seit der mittleren Steinzeit, dem Mesolithikum, prägte. Auch die ersten Bauern, die vor etwas mehr als 6000 Jahren in Mitteleuropa erschienen, und dort den Urwald schwen-

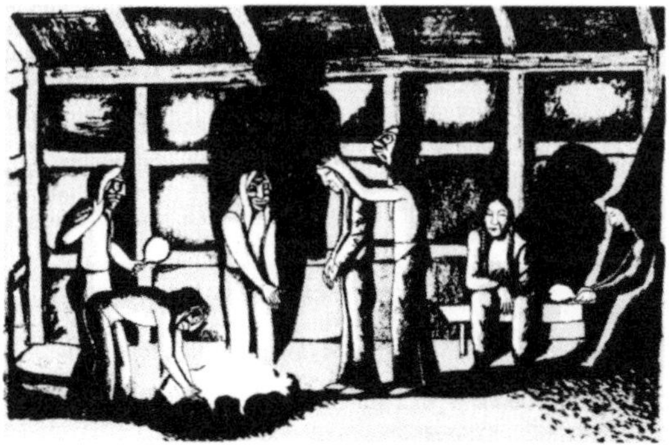

Heilritual des irokesischen Falschgesichter-Medizinbundes. Gemälde eines Seneca-Indianers.

deten (brandrodeten) und dann weiterzogen, wenn der Boden an Fruchtbarkeit verlor, waren in ihrem Wesen von dem Wald geprägt.

Das europäische Waldgebiet reicht im Westen vom klimabestimmenden atlantischen Ozean bis weit nach Norden und nach Osten, wo er in boreale Nadelwälder übergeht. Im Südosten wird er von der pannonischen und westasiatischen Steppe begrenzt, aus der in Wellen immer wieder indoeuropäische Hirtennomaden vordrangen, und im Süden von der trockeneren Mittelmeerregion. Auch wenn sich die geografischen Grenzen nicht eindeutig ziehen lassen, so kann man dennoch getrost von einem Kulturgebiet, Kulturkomplex *(culture complex)* oder Kulturareal[10] europäischer Waldvölker sprechen, ebenso wie man in der Ethnologie etwa von dem Kulturkomplex der ostafrikanischen Rinderhirten oder dem Kulturkomplex der Maniokpflanzer des Amazonas reden kann.

Vergleichbar mit der europäischen Waldkultur ist der *Woodland Culture Complex* in den östlichen Sommerlaubwäldern Nordamerikas. Die dortigen indigenen Völker, die der Sprachfamilien der Irokesen und der Algonkin angehörten, lebten dem Klima gemäß in festen Langhäusern, die mit Ulmenrinde gedeckt waren, und etwas weiter im Norden in Wigwams, die mit Birkenrinde gedeckt waren. Auch sie waren

10 Der Gedanke der Kulturkreise und Kulturareale *(culture areas)* als geografische Regionen, die mehrere Ethnien umfassen, geht auf Anthropologen wie Leo Frobenius (1898), Clark Wissler (1917), Alfred Kroeber (1939) und auf Schüler von Franz Boas zurück.

11 Als matrifokal (lateinisch *mater* = »Mutter«; *focus* = »Herd«) werden Gesellschaften beschrieben, in denen die Abstammung über die mütterliche Linie verläuft und die Männer bei der Heirat zum Clan ihrer Frauen ziehen.

brandrodende Pflanzer – sie bauten Mais, Kürbis, Bohnen, Sonnenblumen, Tabak und Grünzeug an. Die Felder gehörten den Frauen, die auch die Äcker bestellten. Die Männer waren eher verantwortlich für Jagd und Abwehr möglicher Feinde. Man kann diese Indianer, wie auch die europäischen Bauern der Jungsteinzeit und später die Germanen und Kelten, aufgrund ihrer Arbeitsteilung als matrifokal[11] bezeichnen. Die Landwirtschaft wurde durch Jagd und Fischfang, das Sammeln von Beeren und Nüssen und im Frühling das Zapfen von Ahornsirup ergänzt. Wie unsere Vorfahren besaßen sie ein schamanisches Weltbild, sie waren Animisten, das heißt, für sie war alles in der Natur beseelt und ansprechbar.

EINE TASSE TEE, DREIMAL AM TAG

»Die Kunst des Tees,
muss man wissen,
ist nichts anderes als Wasser kochen,
Tee zubereiten und trinken.«
Sen No Rikyu (1522–1591), japanischer Teemeister

Im altdeutschen Sprichwort heißt es:
»Kein dinc hât ûf der erden an kreften alsô rîchen hort,
sô steine, kriuter unde wort.«

Also: Nichts hat so viel Heilkraft auf Erden wie Mineralien, Pflanzen (Kräuter) und das therapeutische Wort. Besonders den »Kriuter«, den Pflanzen, traute man starke Heilkraft zu. Dieses Vertrauen ist auch aus heutiger Sicht berechtigt, denn inzwischen – dank der Erforschung der molekularen Strukturen – wissen wir, dass Pflanzen Meister der chemischen Verbindungen sind. Pflanzen sind Lebewesen, die eine Ko-Evolution mit uns und den Tieren durchlaufen haben. Überall auf der Welt, auch in unserer Volksheilkunde, spielen die Kräuter, Rinden und Wurzeln die Hauptrolle in der Behandlung und Pflege kranker Menschen und Haustiere.

DER KRÄUTERTEE DER WALDVÖLKER

Die Anwendungsmöglichkeiten der Kräuter sind vielfältig und in jedem Kulturkreis unterschiedlich. In der Volksheilkunde der indigenen Waldvölker kennt man folgende:

- **Aufgüsse:** Die Kräuter – ein bis zwei Teelöffel pro Tasse – werden mit siedendem Wasser übergossen oder überbrüht; man lässt sie eine bestimmte Zeit (fünf bis zehn Minuten) ziehen, dann werden sie durch ein Sieb abgeseiht. Diese Aufgüsse bezeichnet man normalerweise als »Kräutertee«.
- **Absude:** Bei einem Absud wird erst das Wasser zum Sieden gebracht, und dann werden die betreffenden Kräuter zugegeben; nach einma-

ligem Aufwallen wird der Topf vom Feuer entfernt, die Kräuter werden eine bestimmte Zeit ziehen gelassen und abgegossen.

- **Abkochungen** (Dekokte): Rinden, Wurzeln und Hölzer, deren Essenzen weniger leicht ausziehbar sind, werden kalt angesetzt (etwa eine halbe Stunde) und dann einige Minuten lang im bedeckten Kochgefäß ausgekocht. Für Gerbstoffdrogen (Eichenrinde, Blutwurz, Schlangenknöterichwurzel) eignen sich Abkochungen von höchstens drei bis vier Minuten, um eine maximale adstringierende (zusammenziehende, entwässernde) Wirkung zu entfalten. Der Ackerschachtelhalm oder Winterschachtelhalm sollte mindestens fünfzehn Minuten lang köcheln, um die darin vorhandene Kieselsäure zu lösen. Bärentraubenblättertee wird bis zu einer halben Stunde geköchelt, um das Arbutin aus den derb lederigen Blättern zu lösen. Die Standardmenge ist ein bis zwei Teelöffel pro Tasse.
- **Kaltwasserauszug** (Mazerieren): Der Auszug kommt zustande, indem man die Droge[12] über einen Zeitraum von acht bis zwölf Stunden zugedeckt in kaltem Wasser auslaugen lässt. Kräuter mit Schleimstoffen, wie Eibisch und Malve, eignen sich für dieses Verfahren; auch bei Tausendgüldenkraut, Kalmus und Goldrute ist der Kaltwasserauszug angesagt. Baldrianwurzeln sollten zehn Stunden kalt angesetzt werden, danach werden sie kurz aufgekocht und zehn Minuten ziehen gelassen.
- **Warmwasserauszug** (Digestion): Die Kräuter kommen, im Verhältnis von etwa einem Teelöffel pro Tasse, in einen Topf oder Glas mit Deckel und werden dann mehrere Stunden an den Ofen oder in die Sonne gestellt, wo sie sich sanft erwärmen (30 bis 40 Grad). So entsteht zum Beispiel der »Sonnentee«.

Die Pflanzenheilkunde kennt auch kalte und warme Auszüge in verschiedenen Ölen, wie etwa das rote Johannisöl *(Hypericum perfoliatum)*, alkoholische Tinkturen, Pillen aus Kräuterpulver, Salben, Heilkräuterbiere und Weine, Umschläge und Pflaster, Kräuterbäder, Kräuterkissen und Inhalationen. Diese weiteren Anwendungen – wir

12 Unter »Droge« versteht man heutzutage vor allem Rauschgift; in der Kräuterkunde und Pharmazie bezeichnet man damit jedoch »Trockenware«, also getrocknete Heilpflanzen. Sprachwissenschaftlich geht das Wort auf das niederdeutsche *droog* = »trocken« zurück.

gehen später auf sie ein – spielen in der Volksmedizin der europäischen Waldvölker aber bei Weitem nicht die Rolle, die der einfache Kräutertee spielt.

Der Tee war in diesem Kulturkreis immer das erste Mittel der Wahl. In der lettischen Sprache klingt es noch hervor: *sahles* (»Kräuter«) ist die Bezeichnung für Arznei schlechthin, und *sahles dfert* (»Kräuter trinken«) bedeutet »Arznei einnehmen« (Kurtz 1937:37).

Standard ist eine Tasse Tee, dreimal am Tag: frühmorgens nüchtern etwa eine Stunde vor dem Frühstück, mittags eine Stunde vor dem Mittagessen und abends vor dem Schlafengehen. Der Tee wird in einer Zeitspanne von drei bis sechs Wochen kurmäßig getrunken.

Meistens wird nur eine Pflanzenart für den jeweiligen Tee verwendet. Also Kamillentee bei Magen-Darm-Beschwerden, Pfefferminztee bei Gallenstau, Huflattich bei Husten und Lungenentzündung, Holunderblütentee bei Grippe und Erkältung, Bärentraubenblättertee bei Blasenentzündung, Helmkrauttee bei Verspannungen und so weiter. Indem man Einzeldrogen, sogenannte *Simplicia*, verwendet, kann man die spezifische Wirkung der jeweiligen Heilpflanze genauer erkennen. Selbstverständlich gibt es auch Mischungen von ähnlich wirkenden Kräutern, etwa ein Schlaftee aus Baldrian, Hopfen und Melisse oder ein Leber-Galle-Tee aus Pfefferminz, Mariendistel und Löwenzahnwurzel, die erprobt sind und angewendet werden. Allgemein jedoch werden nicht mehr als drei Drogen kombiniert. Die hiesige Volksmedizin vermied im Allgemeinen die ellenlangen Rezepturen, die *Composita*, wie sie der römische Arzt Galen verwendete oder wie sie in dem mittelalterlichen Allheilmittel *Theriak*, in den Rezepturen der mittelalterlichen arabischen Medizin oder auch in der chinesischen und buddhistischen Medizin vorkommen.

Diese Art und Weise, einen einfachen Heilkräutertee – drei Tassen, dreimal am Tag – einzunehmen, ist kulturspezifisch. In anderen Kulturen geht man mit den Heilpflanzen oft ganz anders vor.

CHINESISCHER KRÄUTERTEE

Wenn es eine Heilkunde gibt, in der Kräutertees eine Hauptrolle spielen, dann ist es die der Chinesen. Ja, selbst das Wort Tee stammt von dem südchinesischen *t'e* ab und fand seinen Weg in die europäi-

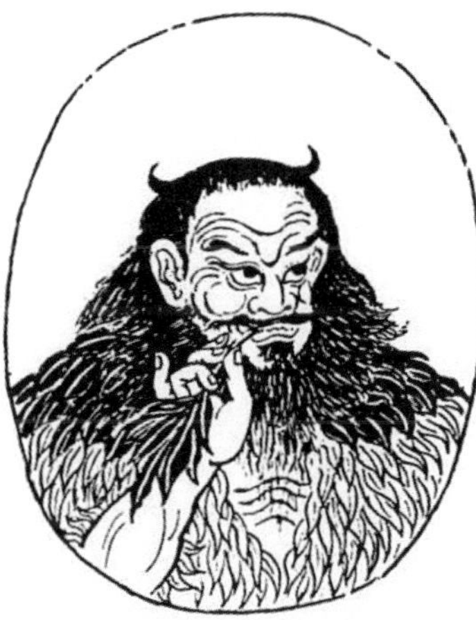

Der gehörnte Shennong probiert ein Kraut.

schen Sprachen – englisch *tea*, niederländisch *thee*, spanisch *té* – im 17. Jahrhundert.[13]

Die chinesische Teekultur ist uralt und verliert sich in der Steinzeit. Die Mythologie erzählt, dass Shennong, einer der drei erhabenen Urzeitkaiser, als »göttlicher Landmann« den Menschen die Landwirtschaft und die Kräuterkunde brachte. Auch lehrte er sie die Akupunktur und Moxibustion – das therapeutische Verglimmen von Beifußkegeln auf der Haut an bestimmten Stellen des Körpers. In seiner ikonografischen Darstellung, mit Stierhörnern auf dem Kopf und einem Mantel aus dichtem Fell, erkennt man seine paläolithischen Wurzeln. Die Götter der Jäger und Sammler der Altsteinzeit waren, neben der Höhlenfrau sowie Büffel- und Hirschgottheiten, also gehörnte Wesen. Auch der haarige Teufel mit Tierhuf und Hörnern ist ein Nachklang einer versunkenen archaischen Götterwelt.

Die Legende erzählt, dass Shennong unermüdlich Kräuter sammelte, um ihre Heilwirkung zu erkunden. An einem einzigen Tag soll er zweiundsiebzig giftige Pflanzen gegessen haben, erlitt aber keinen Schaden, da er die Gifte mit Heilkräutertees neutralisierte. Eines Tages, nachdem er wieder einmal ein Bündel Kräuter gesammelt hatte, erhitzte er einen mit frischem Wasser gefüllten Kessel, um die Wirkung der Pflanzen als Tee zu prüfen. (Übrigens bedeutet das chinesiche Schriftzeichen für Tee »ausprobieren«, »prüfen«.) Als das Wasser zu kochen anfing, fielen, ohne dass er es bemerkte, einige Blätter von einem Kamelienstrauch (Teestrauch, *Camellia sinensis)* in den Topf. Das Wasser färbte sich zart gelbgrün und ein wunderbarer, lieblicher Duft breitete sich

13 Das hochchinesische Mandarinwort für den Teeaufguss ist *chá*. Dieses wurde ins Indische entlehnt als *chai* und ins Russische als *caj*.

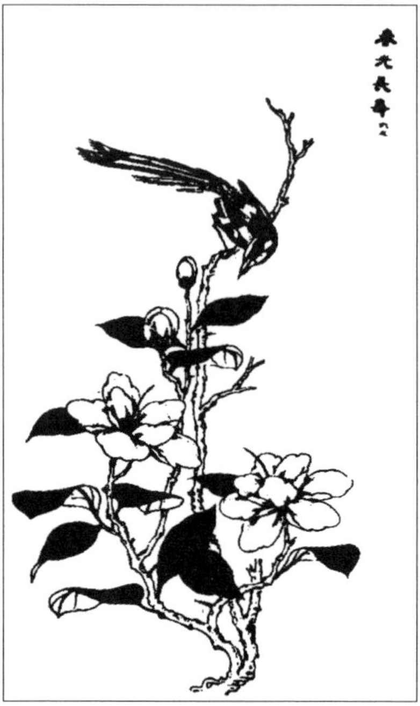

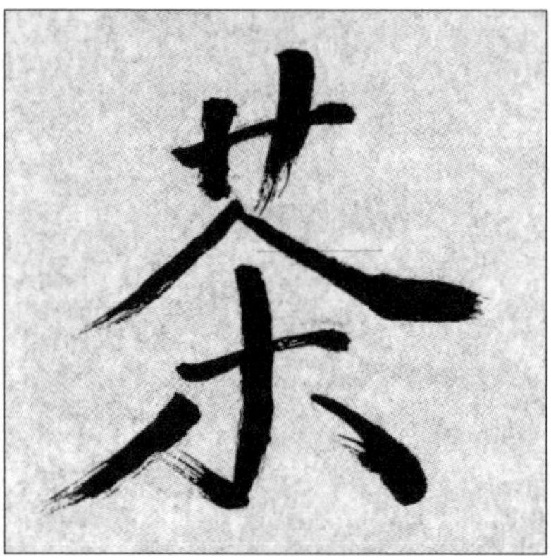

Schriftzeichen für Chá und »Blüte des Teestrauchs«.

aus. Neugierig schöpfte Shennong sich eine Schale und kostete sie. Über die Wirkung auf Geist und Körper meditierend, erkannte er, dass seine Müdigkeit verflog und seine Gedanken noch klarer wurden, als sie ohnehin schon waren. »Sicherlich«, dachte er bei sich, »hat der Himmel mir, da ich so alt und guten Herzens bin, diese jadegrünen Blätter geschenkt, damit ich allen Lebewesen damit helfen kann« (Gruschke et al 2001:26).

Die Chinesen haben viele Arten und Weisen, ihre Heilkräuter zu verwenden. Wurzeln, Rinden, Samen und Zweige werden in einem Tontopf eingeweicht und geköchelt. Das ist die häufigste Form der Zubereitung. Blüten und Blätter werden später hinzugefügt oder als Aufguss *(Chá)* überbrüht. Es gibt auch Kaltwasserauszüge *(Jian)* und Auszüge in Öl oder Alkohol, Pulver und Pillen (Ploberger 2011:29f.). Die Kräuter können als einfache Mittel *(Simplicia)* verwendet werden, aber meistens bestehen die Rezepte aus Mischungen. Es gibt Tausende Arten davon. Neben einem »Kaiserkraut«, dem Hauptstoff der Mischung, gibt es »Ministerkräuter«, die die Wirkung des Kaisers unterstützen, dann »Botenkräuter«, welche die Wirkung zu den Meridianen oder Körperteilen leiten, außerdem »Gehilfenkräuter«, deren Aufgabe es ist, Begleitsymptome zu schwächen oder toxische Wirkungen abzuändern.

Zudem werden die Heilpflanzen nach ihren fünf Geschmacksrichtungen (sauer, süß, bitter, scharf, salzig), ihrer Temperaturausstrahlung (heiß/kalt), der Stufe der Toxizität, den vier Wirkrichtungen (aufsteigend, absenkend, zerstreuend, zusammenziehend) und ihrem Bezug zu den klassischen inneren Organen eingeteilt. Im Ganzen ist es ein elegantes, hochkomplexes System, das sich über mehrere Jahrtausende entwickelt hat.

Wie wird der Tee in der Praxis zubereitet? Das sieht so aus:

1. Die Teeblätter – auch die medizinischen Kräuter – werden zuerst heiß gewaschen, das Wasser wird abgegossen.
2. Dann wird der Tee in einer Porzellankanne oder einem Tontopf mit heißem Wasser (80 bis 90 Grad) übergossen (aufgebrüht).
3. Man lässt den Aufguss ungefähr eine Minute ziehen.
4. Ein Becher wird über die Kanne gestülpt, um den Duft aufzufangen; man hebt den Becher an und lässt ihn mehrmals sonnenläufig um die Kanne kreisen, dann riecht man daran und nimmt das Aroma und die feinstoffliche Wirkung auf. Erst dann wird der Tee schluckweise getrunken.
5. Die Teeblätter werden an diesem Tag immer wieder von Neuem überbrüht oder aufgewärmt.
6. Ein Liter oder mehr davon wird über den Tag hinweg getrunken. Die geschlossenen Teebehälter, meistens Thermoskannen, sind im Alltag in China allgegenwärtig, in den Taxis, an den Baustellen, in Büros oder an den Verkaufsständen; Arbeiter und Angestellte tragen sie überall mit sich.
7. Eine Heilkräuter-Kur mit Tee zieht sich über drei bis vier Monate hinweg.

Indem es in der Mischung ein Kaiserkraut gibt sowie Minister, Boten, Gehilfen, ja sogar Bauern, spiegelt sich darin die harmonisch funktionierende Gesellschaft, so wie es der Lehrmeister des chinesischen Volkes, Konfuzius, lehrte. Vor allem aber kommt die taoistische Naturphilosophie in dem Kult des Chá zum Ausdruck. Der Tee symbolisiert die reine Natur; die Kräuter sind naturbelassen, sie werden nicht weiterverarbeitet, veredelt. Sie sind der »unbehauene Klotz«, der alle Möglichkeiten in sich enthält. Man trinkt den Tee über den Tag hinweg, nicht um eine spezifische Krankheit zu heilen, sondern vor allem um krankmachenden Überschwang zu dämpfen, um Ungleichgewichte auszugleichen, um die Urkräfte (Yin und Yang), die den menschlichen Mikrokosmos wie auch die äußere Natur durchwirken, auszubalancieren und um wieder in Harmonie mit dem Universum zu kommen. John Blofeld, profunder Kenner der chinesischen Philosophie, schreibt: »Der Geist des Tees ist wie der Geist des Tao; er strömt spontan, wandert hierhin und dorthin und widersetzt sich jedem Zwang.« (Blofeld 1986:3)

Wir sehen, dass der chinesische Kräutertee-Kult einen ganz spezifischen kulturellen Hintergrund hat, der sich – auch wenn Ähnlichkeiten bestehen – von der mitteleuropäischen Kräutertee-Kultur unterscheidet.

HEILKRÄUTERANWENDUNG IN ANDEREN KULTURKREISEN

Kräuterheilkunde ist universal. Doch der Kontext ihrer Anwendung ist kulturspezifisch. Greifen wir drei Beispiele heraus:

Prärieindianer

Bei den Prärieindianern, etwa den Cheyenne, gelten Pflanzen als machtvolle Wesen. Ohne sie könnten weder Menschen noch Tiere leben. Sie sind das »grüne Volk«. Jede botanische Art ist so etwas wie ein Stammesverband. Um ihre Heilkraft verwenden zu dürfen, muss der Heiler oder Medizinmann (-frau) fasten und den jeweiligen Häuptling des Pflanzenstammes aufsuchen. Wenn die Indianer sagen, der Medizinmann betrete »das Tipi des Pflanzengeistes«, dann bedeutet das, dass er aus dem Alltagsbewusstsein aussteigt und in die Bewusstseinsebene der Pflanzen einsteigt. In diesem Zustand schenkt der Heiler dem Pflanzenhäuptling Tabak, verhandelt mit ihm und bittet ihn demütig, einige Mitglieder des »grünen Volks« mitnehmen zu dürfen, um damit Kranke zu heilen. Genauso begeben sich die Jäger in ein tranceartiges Bewusstsein und bitten den »Häuptling« der Büffel, Gabelböcke oder irgendeiner anderen Tierart, die sie jagen wollen, um die Erlaubnis, sie zu töten, um ihren Hunger zu stillen. Sie einfach zu nehmen, ohne zu fragen, wäre Diebstahl.

Wenn die Einwilligung gegeben wurde, dann wird so etwas wie eine rituelle Jagd unternommen. Die Häuptlingspflanze wird vier Mal sonnenläufig umrundet, bevor der Pflanze dann in entgegengesetzter Richtung – der Todesrichtung, linksdrehend, wider dem Sonnenlauf – der Grabstock wie ein Speer ins »Herz« gestoßen wird. (Als Herz der Pflanze versteht man, genau wie bei uns, die Stelle auf Bodenebene, wo sich Wurzel und Spross trennen.) Beim Sammeln von Kräutern wird die gesamte Pflanze – Wurzel, Blatt, Blüte – genommen. Kein Eisenwerkzeug darf dabei verwendet werden. Das Sammelgut wird, genau wie die vom Jäger erlegten Tiere, ehrfürchtig behandelt, auf eine Unterlage aus Steppenbeifuß gelegt und dann ins Dorf gebracht.[14]

Zwar werden gelegentlich Pulver, Umschläge oder Salben aus den Heilkräutern gemacht, meistens jedoch werden sie lange gekocht und dann als Brühe getrunken. Als ich die Indianer fragte, warum die Kräuter so lange gekocht werden, da dabei doch viele ätherische Öle und Wirkstoffe verloren gehen, antwortete eine Medizinfrau: »Sie müssen lange kochen, damit sich die kraftvolle Essenz herauslöst. Es ist wie mit den Tierknochen, auch die müssen lange gekocht werden, damit sich das Mark löst.«

Wir sehen, dass die Anwendung der Heilkräuter bei diesen Indianern nicht von ihrer Lebensweise als ehemalige Büffeljäger zu trennen ist. Die Pflanzen werden »gejagt« und ihr »Fleisch« verwendet, wie es beim Wild der Fall ist.

Tibeter

Ganz anderes wiederum gestaltet sich der Umgang mit den Pflanzen in der buddhistischen Mönchsmedizin. Tibetische Kräuterkunde ist nur im Kontext des Mahajana-Buddhismus zu verstehen. Im Sinne der Achtsamkeit wird jedes Merkmal der Pflanze genau betrachtet: Farbe, Gestalt, Duft, Standort, Jahreszeit, astrologische Aspekte. Wächst eine Pflanze auf der kühlen, schattigen Seite des Berges, dann schreibt man ihr eine kühlende Natur zu und verwendet sie bei fiebrigen Erkrankungen. Kräuter, die auf der Sonnenseite wachsen, heilen dagegen kalte Krankheiten. Abführende Kräuter sollten im Herbst gesammelt werden, wenn die Natur austrocknet; Brechmittel dagegen im Frühling, wenn die Pflanzen sprießen und sprossen. Orte, wo Lamas und Heilige

14 Genauere Angaben zum Ritual des Heilkräutersammelns bei den Cheyenne finden sich in meinem Buch *Von Heilkräutern und Pflanzengottheiten*, 2014.

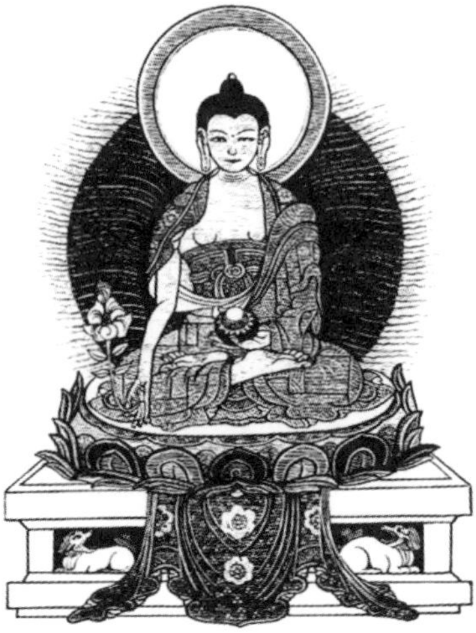

Der Medizinbuddha.

segnende Worte sprachen, oder die Nähe von Klöstern und Tempeln, verstärken die Heilkraft von Pflanzen.

Gebete, das Chanten von Mantras und tiefe Meditation laden die Pflanzen mit Kraft auf. An Tagen, an denen die astrologischen Bedingungen günstig sind und die Planetenaspekte und Konstellationen passen, werden die Heilpflanzen mit Mantras – etwa dem Medizinbuddha-Mantra oder *OM Mani Padme Hum* – besungen und zu Salben, Aschen, Heilbutter oder medizinischen Ölen und Räucherstäbchen verarbeitet.

Als besonders stark in der Behandlung der 84 000 möglichen gesundheitlichen Störungen und der 404 Krankheitstypen gelten die »Juwelenpillen«. Sie wirken nicht nur auf physikalisch-organischer Ebene, auf die drei Lebensessenzen (Wind, Galle, Schleim), sondern auch auf seelisch spiritueller Ebene. Sie wirken gegen die drei Geistesgifte Gier, Hass und Verblendung, dargestellt durch das Schwein, die Schlange und den Hahn. Auch die Wirkungen des Karmas vorhergehender Leben beeinflussen sie. Bis zu 165 Zutaten kommen in diese Pillen. Hergestellt werden sie an besonders günstigen Tagen, wie etwa am Geburtstagsfest Buddhas, dem Vollmond im Mai *(Vesak)*. Die Kräuter werden im Tempel aufgehäuft und ununterbrochen von den Mönchen mit Mantras besungen. Zermahlene Edelsteine, alle mit hohem symbolischen Wert, Gold und Silber, die Körperausscheidungen von langjährig meditierenden Lamas, die zermahlenen Knochen von verstorbenen Mönchen und andere wertvolle Dinge werden den zu Pulver gemahlenen Kräutern beigefügt. Die Herstellung dauert manchmal viele Tage. Die fertigen Pillen werden dann in azurblaues Seidenpapier oder Seide gewickelt. Das Blau ist die Farbe des Medizinbuddhas *(Bhaisajyaguru)*. Die »Wunderpillen« werden bei Bedarf bei Vollmond oder Neumond, zerkleinert in heißem Wasser, eingenommen.

Südafrikanische Bantu

Die Bantuvölker des südlichen Afrikas sind Meister der Pflanzenheilkunde. Rund 3000 Medizinpflanzen sind ihnen bekannt. Man begegnet den traditionellen Kräuterkundigen und Kräutersammlern, den *Inyangas* (Zulu für »Männer der Bäume«) und *Ngakas* (Soto für »Kräuterheiler«), auf fast jedem Markt. Mit weiß gekalkten Gesichtern – weiß ist die Farbe der Geister – sieht man sie auf dem staubigen Boden sitzen, wo sie ihre auf Decken ausgebreitete *Muthi*-Medizin feilbieten: Wurzeln, Pulver und trockene Kräuter aller Art, daneben Schlangenhäute, Knochen, Krallen, Innereien, Felle und Fleischstücke von Hyänen, Raubkatzen und anderen wilden Tieren. Die Tierteile sind dazu da, um mit den Kräutern gemischt und zusammen gekocht zu werden, um diesen mehr »Kraft« zu verleihen. Die Heilkräuter riechen wunderbar aromatisch, die halb verwesten Tierteile dagegen stinken oft widerlich. Die *Muthi*-Medizin ist nicht nur für Bauchschmerzen, Husten oder Kopfweh gedacht, sondern auch für magische Zwecke, etwa gegen den negativen Einfluss anderweltlicher Wesen, gegen Liebeskummer, Blitzschlag oder bösen Zauber oder um sich unsichtbar oder unverwundbar zu machen oder auch um Fußballspiele zu gewinnen.

Die Kräuter werden als Abkochung oder Aufguss eingenommen, mit ihnen wird geräuchert, sie werden geraucht, als Salben oder Pflaster aufgetragen oder als Badezusätze und Dampfbäder verwendet. Besonders beliebt sind Einläufe (Klistiere) in den Darm, aber auch – bei Geschlechtskrankheiten oder -störungen – in die Scheide oder durch die Harnröhrenöffnung. Augentropfen mit medizinischen Pflanzensäften sind ebenfalls beliebt. Eine häufig angewendete Therapiemethode

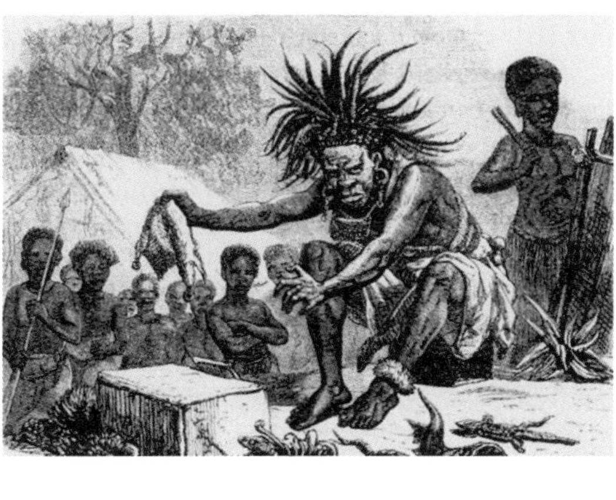

Afrikanischer Medizinmann; Holzschnitt, J. Leech.

ist das Ritzen (»Skarifizieren«) der Haut mit Rasierklingen und das darauf folgende Einreiben von Pflanzenpulvern.

Krankheiten können für die Bantu viele Ursachen haben: neidische Nachbarn, böse Geister, Schwarzmagier, Tabubruch oder unzufriedene Ahnengeister. Die Krankheit ist immer das Resultat von Unstimmigkeiten im gesellschaftlichen Zusammenleben, wobei die Verstorbenen mit einbezogen sind. Die wichtigste Aufgabe des Arztes *(Samgoma)* ist es, in Trance oder durch Orakel, etwa dem Werfen und Deuten von Knochen, die Ursache der gesundheitlichen Schädigung herauszufinden. Es wird nicht so sehr der Patient diagnostiziert, sondern dessen gesellschaftliches Umfeld. Bei dieser Divination kommen oft entheogene[15], bewusstseinserweiternde Pflanzendrogen ins Spiel. Der *Inyanga*, der Kräuterarzt, steht dem Medizinmann mit dem richtigen Heilkraut zur Seite.

Diese wenigen und nur oberflächlich erläuterten Beispiele kultureller Kontexte, in denen Heilkräuter angewendet werden, sollten genügen, um zu verdeutlichen, dass Heilkräuterkunde nicht gleich Heilkräuterkunde und Tee nicht gleich Tee ist. Nun wollen wir uns der Heilpflanzentradition der indigenen europäischen Waldvölker zuwenden.

FEUER UND WASSER

Das Wort »krank«, wie auch »Krampf«, geht auf das althochdeutsche *kranc* zurück und bedeutet »gekrümmt«, »gebeugt«, »hinfällig«. »Siech« (englisch *sick*, niederländisch *ziek*, schwedisch *sjuk)* ist das ältere Wort für den Zustand des Nichtgesundseins. Heilsein ist das Gegenteil vom Kranksein. Heil (germanisch **haila,* angelsächsisch *hæl)* bedeutet »gesund«, »unverletzt«, »unversehrt«, »vollständig«. In seiner Bedeutung ähnelt der Begriff »Heil« dem polynesischen *Mana*, dem arabischen *Baraka* oder dem irokesischen *Orenda;* es ist eine magische Kraft, die Glück und Gesundheit beinhaltet. Dem Wort »Heil« verwandt sind »heilig« (englisch *holy)*, »heilen« (englisch *heal; health* =

15 Als Entheogene (griechisch *en* = »in«, *theos* = »Gott«, *genesthai* = »bewirken«) werden Pflanzen und Pilze bezeichnet, die spirituelle, mystische Erfahrungen vermitteln und religiöse Schau ermöglichen.

»Gesundheit«; *whole* = »ganz«, »heil«). »Heil« wurde christlich umgedeutet als »Erlösung von Sünden« und der Heiland, der Erlöser, tat sich auch als Heiler der Kranken hervor. »Sei heil« (althochdeutsch *Heil wis*, altenglisch *wes hail)* war Gruß und Trinkspruch bei den Westgermanen. Auch der heute in der englischsprachigen Welt verwendete alltägliche Gruß *Hi* geht darauf zurück (Grzega 2008:167).

Um wieder gesund – indoeuropäisch **sunto*, also kräftig, stark – zu werden, muss man zurückkehren zu dem ursprünglichen Zustand des Heilseins. Diese Rückkehr zu dem Ursprung, zu den Uranfängen, ist und war immer Bestandteil traditioneller Heilmethoden. Und der Ursprung der Dinge ist Feuer und Wasser.

In den Mythen der Waldvölker, insbesondere der Germanen und Kelten, entstand die Welt aus dem Zusammenspiel von Feuer und Wasser oder, bei den Nordgermanen, von Feuer und Eis. Diese gegensätzlichen Kräfte machen die Ganzheit aus. Dabei steht Wasser mehr für den Beginn und Feuer für das Ende: Wir werden aus dem wässrigen Mutterschoß geboren, das Scheiterhaufenfeuer löst uns wieder vom Erdendasein. Die jungfräuliche Göttin des Frühlings wird mit dem kühlen Wasser, das die Pflanzen wachsen lässt, assoziiert; der Gott des Feuers dagegen bringt Reife und führt zu Vollendung und Ernte. In der nordischen Sage entsteht die Schöpfung aus dem Eis und endet im Weltenbrand, wenn der Feuerriese Surt aus dem Süden hervorstürmt.

Da die germanischen Völker Nachkommen der Ureinwohner des nördlichen Europas sind, ist es wertvoll, sich mit ihrer Ursprungsmythe näher zu befassen.[16]

In ihrer visionären Schau gewahrten die Nordvölker im äußersten Süden die glühend heiße Feuerhölle Muspelheim und, ihr entgegengesetzt, im äußersten Norden, das eisige Niflheim mit seiner klirrenden Kälte. Zwischen diesen beiden Polen befand sich die Kluft der Klüfte *(Ginnunga Gap)*. Die Eiseskälte strahlte weit in den Süden hinein; die

16 Nach jüngsten Erkenntnissen sind die Germanen Erben des nördlichen Ausläufers der Megalithkultur. Diese »Großsteingrableute« wurden im Zuge der verschiedenen indoeuropäischen Invasionen, insbesondere durch die zwischen 2800 bis 2200 v. u. Z. aus den östlichen Steppen kommenden Hirtennomaden (Schnurkeramiker, Streitaxtleute), »indoeuropäisiert«. Die Schnurkeramiker, die diese Völker mit den Pferden bekannt machten, sind wahrscheinlich auch die Vorfahren der Slawen und Balten. Näheres zu dem Thema in meinem Buch *Pflanzen der Kelten*, 2009, Seite 32–60.

Hitze der Feuersglut strahlte ihr entgegen. Und wo die Urkräfte aufeinanderstießen, da fing es an zu dampfen, zu zischen und zu brodeln; mächtige Wolkengebirge bildeten sich. Diese Nebelgebilde wurden allmählich immer dichter, und es formte sich aus ihnen die Gestalt des zwittrigen Urriesen Ymir, zudem die Urkuh Audumbla, deren Milch ihn nährte. Der Riese hatte drei Enkel, Odin, Wili und We. Diese schlachteten und zerlegten den Riesen. Aus seiner Blutlache entstand das Meer, aus seinem Fleisch die Erde, aus den Knochen die Berge, aus den Zähnen die Felsen und Klippen, aus dem Haar die Bäume und Gräser, aus den Flöhen und Läusen die Tiere des Waldes, aus den Eingeweidewürmern die klugen, kleinen Zwerge, aus seinem Auge die Sonne, aus seiner Schädeldecke der Himmel und aus seinem Hirn die Wolken. Eigentlich ist sein Leib identisch mit dem Weltenbaum.[17] Für diese Völker war die Welt, die sie kannten, also ein Götteropfer und als solches heilig. In den Tiefen, weit unter den Polen lag der rauschende Brunnen Hvergelmir, der Kessel des Chaos, der Kessel der dreifachen Göttin (Grimm 1835:467).

Am Ursprung der Dinge war also Wasser (beziehungsweise gefrorenes Wasser) und Feuer. Und auch ein Kessel.

REGEN UND SONNENSCHEIN

Wir werden sehen, dass bei den Waldvölkern immer mit Wort und Wurz, also Zauberspruch und Heilpflanze, geheilt wurde. Die meisten der Heilsprüche sind uns verloren gegangen. Einige jedoch haben sich bis heute erhalten. Wenn sich ein kleines Kind wehtut, hinfällt, Bauchschmerzen hat oder von einer Biene gestochen wird, dann hat die gute Oma oft den Spruch parat:

»Heile, heile Segen,
Morgen kommt Regen,
Übermorgen Sonnenschein,
Dann wird das Weh vorüber sein!«

---

17 Die Völva, die ekstatische Seherin, sieht Ymir, das Urwesen, und die neun sich aneinanderreihenden Welten des Weltenbaums als Maß der verschiedenen Weltalter und als Inbegriff des Kosmos (Ström/Biezais 1975:243).

Dabei wird auf die Schürfwunde gepustet, oder die Großmutter reibt etwas Spucke auf die schmerzende Stelle, und schon geht es dem Kind besser. In dieser Behandlung steckt archaisches Kulturgut, wie auch sonst in der traditionellen Kinderkultur: Hüpfspiele wurzeln in uralten Kulttänzen, Abzählreime sind Zauberhandlungen, und die Pfeil-und-Bogen- sowie Indianerspiele werden von steinzeitlichen Urerinnerungen genährt, von jener Zeit, in der die Menschen noch mit den Tieren reden konnten. In dem genannten Heil- und Segensspruch werden die Urelemente Wasser (Regen) und Feuer (Sonnenschein) ins Bewusstsein gerufen (Pfleiderer 2009:21). Mehr im Norden und Westen Deutschlands heißt es: »Heile, heile Gänschen ...« Auch hier haben wir es mit Urbildern zu tun, denn lange war bei Kelten, Germanen, Slawen und Balten die fliegende Wildgans, die im Einklang mit dem Rhythmus des Jahres lebt, ein Bild der freien Seele. Schamaninnen, wie wir sehen werden, flogen in der Gestalt von Gänsen in die übersinnliche Welt hinaus.

Kalter Schnee und warmes Blut

Das alte plattdeutsche Märchen vom Machandelboom – das ist der Wacholder, eine der heiligsten und ältesten Heilpflanzen der Waldvölker – erzählt von einem reichen Mann und seiner schönen, frommen Frau; sie hatten einander sehr lieb, aber sie hatten keine Kinder. Eines Tages, im Winter, schälte die Frau einen Apfel unter dem Wacholderbaum, der vor dem Haus wuchs. Sie schnitt sich in den Finger und Blut tropfte in den Schnee. Da seufzte sie, wurde wehmütig und sagte: »Ach, hätte ich nur ein Kind, so rot wie Blut, so weiß wie Schnee!« Und als sie wieder ins Haus ging, wurde sie frohgemut, denn sie spürte, dass sie ein Kindlein unter dem Herzen trug ... Auch andere Märchen kennen das Motiv. Der weiße kalte Schnee und das rote warme Blut stellen die gegensätzlichen Kräfte dar, aus denen Neues entstehen kann, ein neues Universum oder ein Kind.[18] Die christliche Imagination der roten Rose, die mitten im eiskalten Winter erblüht und auf die Geburt des Heilands hindeutet, ist eine Weiterführung dieses Urbildes.

18 Die psychoanalytische Deutung, wobei das Blut lediglich die Menstruation und der Schnee das Sperma symbolisieren soll, ist eher eine reduktionistische Sichtweise dieser Imagination.

Wacholder *(Juniperus communis)*

Dat is nu all lang heer, wol twe tusend Johr – so fängt das Märchen vom Machandelboom an. Tatsächlich enthält es archaische Elemente, die mehr als zweitausend Jahre in die heidnische Zeit zurückreichen. Es wird erzählt von einem kleinen Jungen, der zerstückelt und kannibalisch verzehrt wird; die weinende Schwester sammelt all seine Knochen, legt sie unter den Wacholder, wobei der Busch anfängt zu brennen und sich zu schütteln; aus dem aufsteigenden Rauch erhebt sich ein Kiebitz und beginnt wundersam zu singen. In der Zerstücklung und der Verwandlung des Toten in einen Vogel begegnet uns das uralte Motiv der schamanischen Initiation, wobei der Schamanenanwärter von Dämonen gejagt und gefressen wird; eine Vogelmutter sammelt all seine Knochen, kleidet sie erneut in Fleisch ein und nimmt den Initianden mit zu ihrem Nest auf dem Schamanenbaum, wo er als Schamane heranreift und die Fähigkeit bekommt zu fliegen. Dass es ein Wacholder ist, unter den seine Gebeine gelegt werden, ist kein Zufall. In historischen Phasen, in denen die Waldvölker ihre Toten verbrannten, war das bevorzugte Holz für die Feuerbestattung das des Wacholders. Der Wacholder heißt in der bayrisch-österreichischen Mundart Kranewitt (althochdeutsch *krano* = »Kranich«, *witu* = »Holz«). Auch der Kranich galt den europäischen Ureinwohnern als Seelenvogel, als Bote der Muttergöttin, der Totengöttin, der keltischen Caillech (Botheroyd 1995:352).

Der würzig duftende Rauch dieser Konifere gab der Totenseele schützendes Geleit. Überhaupt wurden Wacholderarten überall auf der nördlichen Halbkugel, von Europa bis Nordamerika, von Sibirien bis Tibet, als Opfer- und Räucherholz verwendet. Überall gilt Wacholderrauch als Vertreiber von Dämonen, »Schlangen« und Geistern. In Estland heißt es, mit einem Wacholderknüppel kann man sogar den Teufel in die Flucht jagen. Wacholderrauch schützt vor »Ansteckung« oder wie die Redensart besagt: »Etwas muss mit Wacholder vertrieben werden.« Wacholder gehört, neben Beifuß, Johanniskraut und – durch kirchlichen Einfluss – auch dem Weihrauch, zu den Räucherwerken, mit denen in den Rauhnächten (Rauchnächten) zur Wintersonnwende Haus und Stall ausgeräuchert werden. Kranken- und Sterbezimmer wurden ebenfalls mit den trockenen Zweigen des Strauchs geräuchert. Die Bön-Pö-Schamanen Tibets verehren mit dem Rauch die Berggeister und räuchern damit während der schamanischen Séance.

Ehe er Kranke behandelt, reinigt sich der Cheyenne-Medizinmann mit dem Rauch von Wacholder, Mariengras *(Hierochloe odorata)*, Bitterwurz *(Lewisia revidiva)* und einem getrockneten Pilz. Dabei streut er die Kräuter auf die schwelende Holzkohle und wedelt sich den Duft und die Hitze mit der Handfläche ins Gesicht. Während des Heilrituals hält er zwischendurch immer wieder die Hände in den Rauch, dann hoch zur Sonne und auf den Erdboden, ehe er sich erneut dem Patienten zuwendet.

Im alemannischen Sprachraum heißt der Strauch *Reckholder*, was volksetymologisch auf *rauken*, *räuken* (»rauchen«, »räuchern«) bezogen wird; in Mönchengladbach heißt die Pflanze *Rökkrut* (»Rauchkraut«). Der preußische Name *Kaddig* ist verwandt mit dem litauischen *Kadagys* und dem lettischen *Kadikis* (*kaditi* = »räuchern«) und entspringt der indoeuropäischen Wurzel *ked* (»rauchen«, »rußen«).

Auch als Heilmittel wird der Wacholder zirkumpolar ähnlich verwendet. In Sibirien und Russland dienen Abkochungen der Beeren als harntreibendes Mittel, Zweige und Rinde werden bei Frauenleiden, Tuberkulose, Fieber und Magen-Darm-Beschwerden genutzt. Dieselben Indikationen – als Diuretikum bei Nieren-Blasen-Leiden, als Mit-

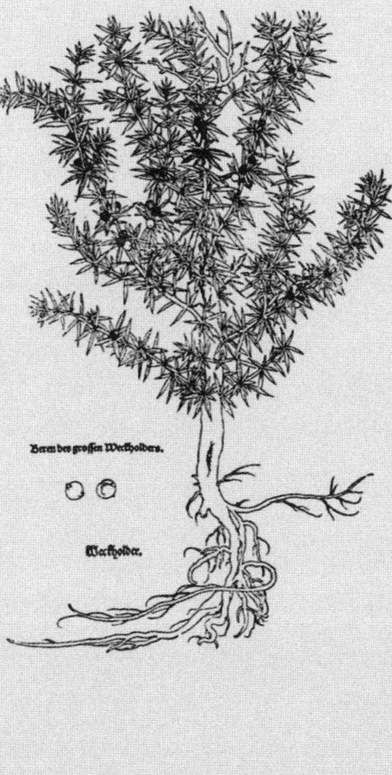

Wacholder; Holzschnitt, Hans Weiditz, 16. Jahrhundert.

tel bei Tuberkulose, Fieber, Rheuma und Frauenleiden – kennen auch die nordamerikanischen Indianer. Bei den Cheyenne und anderen Stämmen wird Wacholder (*Juniperus* spp.) auch in der Schwitzhütte auf die glühenden Steine gelegt, insbesondere bei fieberigen Erkältungen.

Wir sehen also, Wacholderarten wurden seit der Eiszeit als Dämonenvertreiber und Heiler eingesetzt. Wie sehr der Baum verehrt wurde, lässt sich noch an dem Schweizer Spruch erkennen:

»Vor dem Holdere (Holunder) sell me de Huet abziehe,
und vor de Reckholdere 's Chnü biege.«

(»Vor dem Holunder soll man den Hut ziehen, vor dem Wacholder das Knie beugen.«)

Wie der Holunder galt der Wacholder als Schwelle zur Anderswelt. In Mitteleuropa legte die Mutter, wenn kleine Kinder kränkelten, Wolle und Brot unter den Wacholder und sprach:

»Ihr Hollen und Hollinnen[19]
hier bring ich euch etwas zu spinnen und zu essen,
und meines Kindes zu vergessen.«

Und auch diese Überlieferung ist vielsagend: Zwerge sind klug, selbstverständlich kennen sie die Heilkraft aller Pflanzen. Einmal, während einer Seuche, stellten Bauern im Obersimmental den Zwergen nach. Sie wollten sie fangen und zwingen, das richtige Heilmittel zu verraten. Sie gossen etwas süßen Wein in die Aushöhlungen im Fels und lauerten, bis die neugierigen Wichtel sich damit betrinken würden. Als die Zwerge schon torkelten, versuchten die Bauern, sie zu erhaschen. Die flinken Kleinen entkamen. Bis auf einen. Von hinter dem Gebüsch riefen die anderen ihrem gefangenen Kameraden zu:

Si möge mit dir fürnäh, was sie wei;
Verrat nit, was d'Reckholderstude z'behüete hei!

(»Egal, was sie mit dir vornehmen wollen, verrate nicht das Geheimnis des Wacholderstrauchs!«)

19 Die verhohlenen unsichtbaren Geister

Auch für die Kelten, das Urvolk, das aus indoeuropäischen Hirtennomaden und den indigenen, bronzezeitlichen Waldbauern Mitteleuropas hervorging, sind Feuer und Wasser die Hauptelemente; sie sind Vater und Mutter des Daseins. Die warmen Strahlen der Sonne befruchten das Wasser im Kessel der Göttin und bringen auf diese Weise die sichtbare Schöpfung hervor. Die Sonne, mit ihrer gestaltgebenden Feuerkraft, gilt als der männliche Pol des Seins; der Kessel, die Schale mit dem empfänglichen, gebärenden Wasser ist der weibliche Pol. Der fruchtbare Kessel und der befruchtende Lichtspeer sind ein Leitmotiv der keltischen Mythologie bis zum heutigen Tag.

Tontöpfe und Krüge, in denen Getreide aufbewahrt und auch Bier gebraut wurde, gab es schon in der jüngeren Steinzeit, im Neolithikum; die ersten metallenen Kessel seit der Bronzezeit. Das Brauen von starken, oft mit psychoaktiven Kräutern versetzten Bieren war eine frühe Erfindung. Wahrscheinlich wurden, wie heute noch das Maisbier *(Chicha)* der südamerikanischen Indios, die Getreidekörner (von den Frauen) gekaut und in den Topf gespuckt, wobei die Enzyme des Speichels die Vergärung anregen. Oder man überließ den Vorgang den freien Hefesporen in der Luft. Der Rausch brachte die Götter und Geister näher, oder anders gesagt: Immer wenn sich die Andersweltlichen nähern, verlieren die Menschen ihren alltäglichen Verstand und werden ekstatisch. Rituale und Feste, die das Tor zur Traumzeit öffnen, die die Menschen tanzen und orgiastisch werden lassen, kennen nahezu alle traditionellen Völker. Im Frühling, wenn die Lichtjungfrau, die Weiße Göttin, wieder erscheint und frischer Saft und Kraft in die Bäume schießt, da haben die nacheiszeitlichen Jäger und Sammler die Birken angezapft und den Saft in Birkenrindenbehältern aufgefangen. Nach kurzer Zeit fing die leicht süße Flüssigkeit an zu gären und wurde alkoholhaltig. Vermutlich war sie eines der ersten steinzeitlichen Rauschgetränke, bis sie dann bei den neolithischen Bauern durch ein Spuckbier aus vergorenem Gerstensaft abgelöst wurde.

Backen und Brauen

Nicht wegen Nahrungsmangel wurden die Menschen im Abendland allmählich sesshaft, sondern weil sie im vergorenen Getreide mit Kräuterzusätzen einen Trank fanden, der sie abheben ließ.[20] Das wenigstens ist die stichhaltige These des Evolutionsbiologen Josef H. Reichholf (2008). Die steinzeitlichen Jäger und Sammler versammelten sich und feierten – wahrscheinlich zu Zeiten des Vollmonds – wiederkehrende Feste an bestimmten Orten, an denen sie Kultzentren errichteten. Solche Zentren, wie zum Beispiel Göbekli Tepe (Südanatolien) vor knapp 12 000 Jahren, entstanden nachweislich, ehe es überhaupt die ersten dauerhaft bewohnten Dörfer gab. Man kennt ähnliche zeremonielle Orte, fernab von Siedlungen, auch von anderen Kulturkreisen (etwa bei den Maya). Um die Samen des Wildgetreides sowie das daraus gewonnene kostbare Gebräu aufzubewahren, begann man Schalen und Töpfe aus Ton zu töpfern und brennen. Für Wildbeuter ist es auf ihren Streifzügen jedoch praktisch unmöglich, schwere Töpferware mitzuschleppen, das würde ihre Mobilität einschränken. Also mussten einige ihrer Stammesgenossen vor Ort bleiben. Außerdem mussten die Standorte, wo die Wildgetreidegräser – die ersten »Felder« – am üppigsten wuchsen, vor Tierfraß geschützt werden. Das Brotbacken war übrigens eine spätere Entwicklung als das Brauen. Die Wörter »Brot« sowie »Gebräu« und »brauen« gehen auf die gleiche germanische Sprachwurzel **brauda* zurück, diese wiederum auf die indoeuropäische **bhreu* (»wallen«, »gären«, bezogen auf Wasser und Feuer).

Wie der Anbau und das Ernten des Korns und das Brotbacken, so war auch das Brauen bei den meisten Völkern die Aufgabe der Frauen. Ihnen gehörte der Kessel wie auch der Backofen. Beide standen analog zum fruchtbaren, gebärenden, lebenspendenden weiblichen Schoß. Bei den lateinischen Völkern war Ceres (griechisch Demeter) die Göttin des Getreides, des Ackerbaus und des Pflanzenwachstums. Die Göttin wurde mit einem Ährenkranz auf dem Kopf und einem Korb voller Mohnblüten dargestellt. Wie Ovid in seinen *Metamorphosen* schreibt, »hat sie als Erste die Scholle mit krummem Pfluge geritzt, als Erste hat

20 In anderen geografischen Regionen und Kulturkreisen war es weniger das psychedelische Bier, das die Rolle eines sakralen Rauschmittels spielte. Aus klimatischen Gründen hat sich das Gerstenbier, als es mit den neolithischen Bauern nach Mittel- und Nordeuropa kam, dort bestens durchsetzen können. Im Mittelmeerraum machten Mohn und Wein dem Bier Konkurrenz. In Zentralasien war es der Hanf, am Rande des indischen Ozeans die Betelnuss, in Sibirien der Fliegenpilz und in Südamerika das Kokablatt.

sie den Landen Korn und unblutige Nahrung geschenkt«. Wir finden ihren Namen wieder in dem Wort »Zerealien« (lateinisch *cerealis* = »Getreide«; englisch *cereals* = »Frühstücksflocken«) sowie im spanischen Wort für Bier, *Cervesa* (lateinisch *cervesia*).

Der Ceres verwandt ist die keltische Muttergöttin Cerridwen oder Kerridwen. Die sprachgeschichtliche Wurzel ihres Namens ist indoeuropäisch *ker* (»wachsen«). In der mittelalterlichen walisischen Sage ist sie keine Göttin mehr, sondern eine kluge Zauberin. Es wird erzählt, dass sie zwei Kindern das Leben schenkte: einer Tochter, die das schönste Mädchen der Welt war, und einem Sohn, dem hässlichsten Knaben der Welt. Sie wusste aber, wie sie ihrem Sohn trotz seines abstoßenden Aussehens gesellschaftliches Ansehen verschaffen konnte. Dafür hatte sie ihren Hexenkessel. Dieser musste ein Jahr und einen Tag lang ununterbrochen am Brodeln gehalten werden, derweil sie jeden Tag zur richtigen Sternenstunde Heilkräuter pflückte und diese, Zaubersprüche murmelnd, in die Brühe rührte. Auf diese Weise erwirkt sie die drei Tropfen, die die Essenz der Weisheit enthalten. Diese waren für den Sohn bestimmt. Doch als der junge Diener, Gwion Bach, das fast fertige Gebräu noch einmal rührte, spritzten die drei Tropfen auf dessen Hand. Als er die brennende Flüssigkeit ableckte, wurde er erleuchtet und verwandelte sich augenblicklich in Taliesin, den größten Barden, den Wales je hervorbrachte. (Scheffer/Storl 2012:46f.)

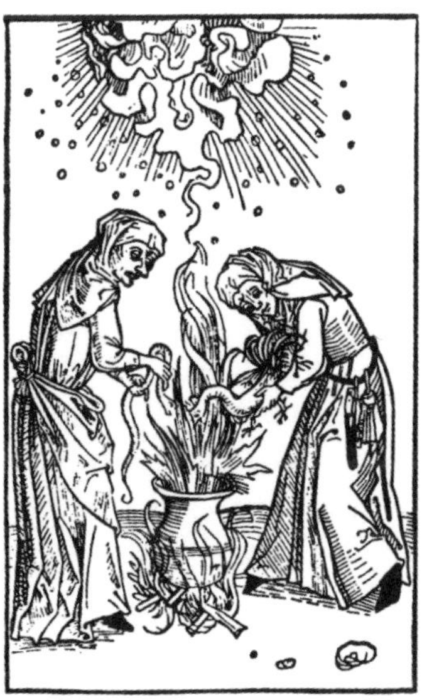

In der Folklore der Europäer gehört bis zum heutigen Tag ein solcher Kessel ebenso wie Besen, Katzen, Eulen und Zauberkräuter zu den Hexen und ihren Werken. Die alte Frau Holle – auch in ihrer mittelalterlichen Verwandlung zur Großmutter des Teufels – wird ebenfalls mit einem großen, dampfenden Kessel dargestellt.

Hexenkessel, Holzschnitt aus dem Werk De laniis et phitonicis mulieribus von Ulricus Molitor, 1491, Straßburg.

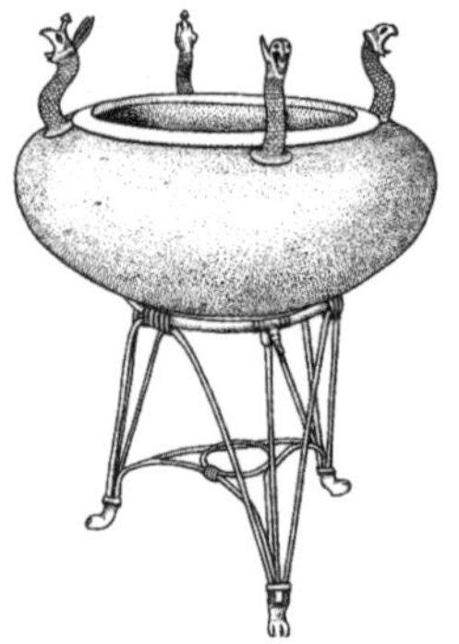

Keltischer Kessel aus Bronze, aus dem Fürstengrabhügel »La Garenne« bei Sainte Colombe.

Die keltischen Götter eiferten der großen Göttin nach, auch sie wurden Kesselbesitzer. Der gütige Himmelsgott Dagda, der Geliebte der Erdgöttin Dana *(Dea Ana)*, besaß einen Kessel. der »niemals leer und trocken wurde«. Auch der Rabengott Bran hatte einen Kessel, in dem er die gefallenen Krieger eintauchte und sie dadurch wiederbelebte. Besonders interessant für unser Thema ist das brodelnde Gefäß des göttlichen Heilers und Arztes Diancécht, dessen Kessel 365 Heilkräuter enthielt. Mit dem Kräutergebräu konnte er, Zaubersprüche sprechend, Kranke und Verwundete heilen und Tote wiederbeleben.

Da der Kessel ein Symbol der Macht ist, wollten es sich auch die keltischen Fürsten nicht nehmen lassen, einen solchen zu besitzen. Darin siedeten sie Fleisch oder brauten berauschenden Met, um ihre Krieger und Verbündeten bei Laune zu halten und um den Gesetzen der Gastfreundschaft nachzukommen.

Auch Quellen und Brunnen, Sümpfe und Moore galten als »Kessel« der Göttin, als Zugang zu ihrem Reich, als Schwellen zur Anderswelt. Das Motiv kommt zum Beispiel im Märchen der Frau Holle zum Ausdruck, in dem ein Mädchen – sie symbolisiert die Menschenseele an sich – in einen Brunnen fällt und in der Anderswelt auf einer grünen Wiese landet (Storl 2014a:54f.). Die Berührung mit der Anderswelt ist übrigens immer Voraussetzung einer Heilung, denn nur dadurch ist eine wahre Metamorphose, eine Verwandlung möglich.

Eine irische Sage erzählt von der Zauberquelle, die von neun Haselsträuchern umgeben ist. Ab und zu fallen feuerrote Haselnüsse in das kühle klare Wasser, wobei Blasen der Inspiration aufsteigen. Lachse – wie auch die Haselschlange Symbole der Weisheit (Storl 2009:201) – schnappen sich die Nüsse und erhalten dadurch ihre leuchtend roten Tupfen. Sylvia und Paul Botheroyd kommentieren: »Offensichtlich wird hier so das indogermanische Konzept vom Feuer-im-Wasser, vom himmlischen Funken, der das Nass zum Lebensspender macht, eingekleidet und erklärt« (Botheroyd 1995:274).

Besonders die heißen Quellen, die Thermalen, galten den heidnischen Abendländern als heilkräftig, denn hier sind die Urelemente Feuer und Wasser gemeinsam im Spiel. Die Kelten glaubten, dass die Sonne auf ihrer unterirdischen Reise während der Nacht die chtonischen Gewässer aufheizt. Das Wasser enthält dann die Kraft der Sonne. Eine der heiligsten keltischen Thermalquellen war Aquæ Granni am Nordrand der Eifel. Die Römer weihten diese heißen Bäder dem Grannus-Apollo. Apollo war der hyperboreische[21] Sonnengott, und Grannus (irisch *Grian*) ist einer von mehreren keltischen Namen der Sonne. Für die Kelten galt der wehrhafte Sonnengott als der Behüter des Schoßes (des Kessels) der Göttin. Und hier, wo sich heute die Stadt Aachen befindet, tauchte der Gott mit seiner Feuerkraft in die Tiefen der Göttin hinein. Es war an diesem Ort der Kraft, an dem der Frankenkönig, Karl der Große, seinen Hauptsitz und einen Dom errichten ließ.

Das keltische Urbild des heiligen Kessels und des befruchtenden, wärmenden, schützenden Speers des Sonnengottes lebte nach der Bekehrung weiter in der Legende der Gralsritter. Hier mutierten der Kessel zum Abendmahlskelch und der Speer zur Lanze des Longinus, die dem am Kreuz hängenden Heiland in die Seite stach.[22] Die mittelalterliche Gralslegende erzählt, dass immer, wenn Kelch und Speer getrennt sind, das Land verödet und Trauer, Seuche und Unfruchtbarkeit darüber hinwegziehen. Heil aber entsteht, wenn Kelch und Speer, Quelle und Sonnenstrahl, Feuer und Wasser verbunden werden. Wir sehen also, dass die Schale mit dem heißen, heilenden Kräutertee ganz im Einklang mit diesem Motiv steht.

Das einfache Volk, Träger der *little tradition*, hat das nicht vergessen. Trotz der Anweisung des *Indiculus superstitionum et paganiarum*,

21 *Hyperboreisch* = »aus dem hohen Norden kommend«, wo Boréas, der Nordwind, bläst.

22 Die christliche Gralslegende erzählt, dass der kristallene Kelch ursprünglich aus einem Juwel aus der Krone Luzifers stammt, die er aber beim Sturz aus den Himmeln verlor. Dieser Kelch enthielt den Wein – das Blut Christi –, der beim letzten Abendmahl getrunken wurde. Und als Jesus gekreuzigt wurde, fing der Jünger Joseph von Arimathea das aus dem Leib des Heilands herausfließende Blut darin auf. Um den Gralskelch vor den jüdischen Priestern zu retten, brachte ihn Joseph nach langer Wanderung nach Glastonbury, dem heiligsten Ort auf den britischen Inseln, jenen Ort, den die Kelten mit Avalon identifizierten. Durch diese fromme Legende hielt der heilige Kessel seinen Einzug in das Christentum und verbindet die neue Heilslehre mit der keltischen Tradition. Im Mittelalter wurde die Legende des Grals von den Minnesängern und Troubadouren weitergesponnen. Hehre Ritter suchen den Gral. Die christliche Gralslegende bezieht sich nicht mehr so sehr auf die reale Welt, sondern auf ein abstraktes geistiges Jenseits.

dem »Verzeichnis des Aberglaubens und des Heidentums« aus der Zeit Karls des Großen (8. Jahrhundert), in dem falsche Kulte in den Wäldern und Verehrung von Bäumen, Steinen und Quellen verboten wurde, hielt das Volk an seinen Heilquellen fest. An Feiertagen oder den Tagen der Heiligen wurden diese Orte weiterhin aufgesucht und mit Laub und Blumen geschmückt. Auch *Heilwac* (Heilwasser) wurde weiterhin, in der Form von Osterwasser vor Sonnenaufgang, geschöpft. Man sagt übrigens, dass dieses Wasser ein ganzes Jahr frisch bleibt und nicht nur viele Krankheiten heilt, sondern auch schön macht.

Mit den Blütenelixieren des britisch-walisischen Arztes Edward Bach feiert die keltische Heilkunde eine Wiederauferstehung. Um diese Heilmittel herzustellen, wird die Blüte einer Heilpflanze in eine Schale mit reinem Quellwasser gelegt und am helllichten Tag in die Sonne gestellt. Die Sonnenenergie vermittelt die »Information« der Blüte an das empfängliche Wasser. Neben dieser sogenannten Sonnenpotenzierung verwendete Edward Bach – vor allem bei Baumblüten-Essenzen – auch die »Kochmethode«, wobei die Erhitzung durch Feuer stattfindet. Das Feuer aus natürlichen Hitzequellen wie Holz oder Torf ist ja nichts anderes als die Ausstrahlung der Sonne vergangener Jahre. Die Wässerchen wirken weniger auf grob physischer Ebene, sondern durchfluten die Seele mit positiven, harmonisierenden Informationen (Scheffer/Storl 2012:67f.).

Auch in der Populärkultur lebt der keltische Kessel weiter. Der bärtige Druide Miraculix rührt noch immer fleißig seinen Kessel, in dem ein geheimnisvoller, unbesiegbar machender »Energy Drink« brodelt.

DER TAGESKREIS

Die Frage stellt sich nun: Warum wird der Kräutertee drei Mal am Tag, morgens, mittags und abends, getrunken?

Zu einem ist die Drei bei den Indoeuropäern, wie auch den Sibiriern, eine absolut heilige Zahl. Dreifach ist das Universum gegliedert: Oberwelt, Mittelwelt, Unterwelt. Dreimal drei Äste und ebenso viele Wurzeln hat der Weltenbaum. Dreimal muss ein Zauber- oder Heilspruch gesprochen werden, um zu wirken. Sogar die Götter erscheinen in dreifacher Gestalt. Die Urgöttin (die drei keltischen Matronen, die nordischen Nornen, die griechischen Parzen, die indischen Devi) er-

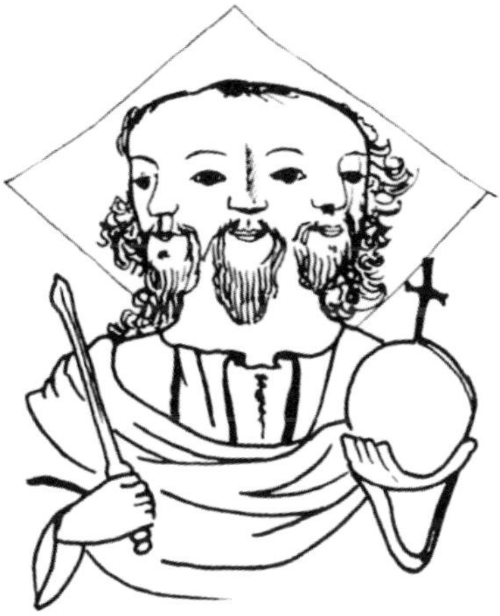

Dreifaltigkeit, bäuerliches Tafelbild, Tirol um 1600.

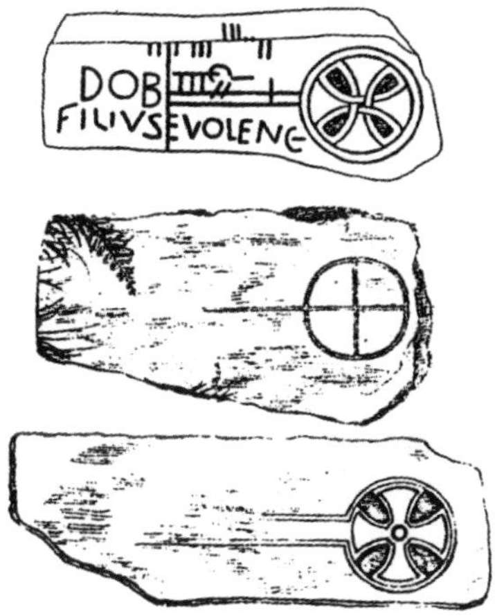

Darstellung des Sonnenrades in Wales.

scheint in dreifacher Gestalt: als weise Jungfrau, als rote Trägerin des Lebens, als schwarze Alte. Vor der Macht dieser Vorstellung musste sogar die Kirche kapitulieren: der monolithische Gott der Bibel wurde im 4. Jahrhundert zur heiligen Dreifaltigkeit (Trinität).

Aber auch die Vier war von Bedeutung. Für die Waldvölker glich die Zeit einem rollenden Rad mit vier Hauptspeichen, die vier Zeiträume darstellen. Im Tageslauf sind das die vier von der Sonne vorgegebenen Kardinalpunkte:

- Morgendämmerung, wenn die Sonne aufgeht,
- Mittag, wenn die Sonne am Zenit steht und die Schatten am kürzesten sind,
- Abenddämmerung, wenn die Sonne unter den Horizont verschwindet,
- Mitternacht, wenn die Sonne ihren Nadir, ihren Tiefststand erreicht hat.

Es sind also keine abstrakten, mentalen Konstruktionen, sondern erlebbare kosmische Phänomene, die dabei im Spiel sind.

Die Morgenstunde

Der kurze Augenblick der Morgendämmerung, wenn die Fledermäuse verschwinden, die Schwalben erscheinen und die Sonne sich dem Horizont nähert, ist eine gesegnete Zeit. Das zarte Licht vertreibt die nächtlichen Geister. Nun flieht der Nachtspuk, der drückende Alp, der den schweißgebadeten Kranken geritten hat. Mit dem goldenen Morgenlicht flutet neue Kraft über das Land. Die Vögel werden von dieser Woge ergriffen und zwitschern und pfeifen jubelnd dem Tagesgestirn entgegen. Tau funkelt auf den Wiesen und erfrischt die Pflanzen. Die Blütenkelche der Gänseblümchen, der Wegwarte und der anderen Blumen öffnen sich dem Licht aus dem Osten. Auch die Menschenseele öffnet sich der göttlichen Kraft des Tagesbeginns. Die Morgenstunde hat Gold im Munde, sie ist voller Heilkraft. Nun ist es Zeit, sich aus den Federn zu erheben und Hände und Gesicht mit kaltem Wasser zu spülen. Die Kühe brummen schon im Stall und wollen gemolken und gefüttert werden.

In dieser Morgendämmerung ging die Kräuterkundige hinaus, um die heilenden Kräuter zu sammeln oder das Heilwasser aus der Quelle zu schöpfen. Sie ging schweigend, in einem meditativen Zustand und »unbeschien«, das heißt, sie achtete darauf, dass niemand sie ansprach. Sie achtete auf die Zeichen, auf das, was sie sah, welche Tiere ihr begegneten. Sie ging mit offenen Haaren, barfuß; in heidnischen Zeiten ging sie nackt zu den Kräutern. Im Volksbrauchtum heißt es, es wäre ein schlechtes Vorzeichen, wenn sie als Erstes eine Nonne oder einen Priester sehen würde, denn diese vertreiben durch ihr bloßes Anwesen die helfenden Naturgeister. Mit dem Blick nach Osten gerichtet und einen Spruch oder ein Gebet sprechend, brach die Kräuterkundige dann die taubenetzten Heilkräuter. Der Tau galt als reine, neu erschaffene Stofflichkeit. Für die Kelten war Tau ein Geschenk der Zwischenwelt, er kam weder aus der Erde hervor, noch fiel er als Regen von den Wolken. Die Zwischenwelt ist der magische Ort, wo noch nichts fixiert, aber alles möglich ist – es ist der Zwischenraum, in dem auch Heilung geschehen kann.

Die Morgenstunde ist auch der Zeitpunkt, in dem – eine Stunde vor dem Frühstück – die erste Schale mit heißem, heilsamem Kräutertee getrunken wird.

Die Mittagsstunde

Zwölf Uhr Mittag ist der nächste magische Zeitpunkt. Nun steht die Sonne am Höhepunkt ihres täglichen Wandels. Es ist der Wendepunkt, an dem der Aufstieg in den Abstieg übergeht. Die Mittagsstunde, wenn die Schatten am kürzesten sind, stellte für die alten Europäer einen Bruch im Zeitlauf dar, in dem die Sonne eine Weile innehält. Dieses Stillstehen der Sonne war ein magischer Moment, eine Zwischenzeit, in der die Anderweltlichen näher kommen. Dieser Raum außerhalb des Zeitflusses galt für die Germanen und Kelten als ein Moment der Wahrheit, wenn es günstig war, ein Gottesurteil *(Ordal)* zu veranstalten. Recht und Unrecht, Schuld und Unschuld konnten dadurch ermittelt werden. Es war *high noon* – wir kennen es noch aus den nordamerikanischen Mysteriendramen, dem traditionellen Western –, wenn sich zwei Recken im Zweikampf gegenüberstanden und die Götter (oder Gott) unsichtbar die Hand des Helden führten.

Es ist ein ganz natürliches Phänomen, Teil des Biorhythmus, dass die Menschen in der Tagesmitte innehalten, Pause machen, ein Mittagmahl essen und etwas müde werden. Arbeit, die zu dieser Zeit getan wird, bringt nichts ein, höchstens Unglück. Oft nickten die Bauern, besonders bei der schweren Arbeit der Ernte, nach dem Essen ein und träumten von den Mittagsgeistern, von der Mittagsmuhme, die ihnen Rätsel aufgibt. Bei den Westslawen ist es die *Polednice*, die Poldsche, die sie mit ihrer Sichel bedroht und sie mit Kopfschmerzen aufwachen lässt. Manchmal sieht man den Mittagsgeist als Kornweib, das über das Getreidefeld huscht, oder man hört (in der Welschschweiz) den Korngeist, den Greiner *(le pleureut)*, weinen.

An Kreuzwegen und verwunschenen Orten kann man zur Mittagsstunde Visionen empfangen. Und es heißt, die am Johannistag zu Mittag gepflückten Kräuter – Hartheu, Roter Klee, Wucherblume, Quendel, Arnika, Schafgarbe und andere »Johanniskräuter«, die zu dieser Jahreszeit blühen – seien dann besonders kräftig.

Selbstverständlich trinkt man in diesem magischen Zeitraum, vor dem Mittagsmahl, die zweite Schale des heilenden Tees.

Die Abendstunde

Die hereinbrechende Abenddämmerung bringt den Feierabend, die dritte sakrale Station des Tages. Die Vögel singen ihr Abendlied, die Raben fliegen paarweise zu ihren Nestern, auf dem Land kehren die Milchkühe heim in den Stall und – wie es einst so war: Nach dem Melken ruhte alle Arbeit. Die ganze Familie setzte sich zu Tisch, um die Abendmahlzeit einzunehmen.

Mit dem Kommen der Dunkelheit fliegen die Fledermäuse und Nachtfalter aus, und die Zwerge und Nachtgeister machen sich ans Werk. Für naturnahe Menschen ist dies keine eitle Fantasie. Ohne Ablenkung durch Internet oder Fernsehen kann der Mensch im Zustand der Einkehr diese Wesen ohne Weiteres wahrnehmen. Für die Christen wurde der heilige Feierabend, wie auch die anderen Kardinalpunkte des Tageskreises, mit Glockengeläut markiert. Es ist nun die richtige Zeit, sich seelisch vom Alltag abzuwenden und meditativ auf die Nachtreise in die geistigen Dimensionen – in das Reich der Frau Holle – vorzubereiten.

Selbstverständlich ist die Abendstunde auch die richtige Zeit, die dritte Schale Heiltee zu trinken.[23]

Mitternacht

Es gibt auch einen vierten Kardinalpunkt, das ist die Mitte der Nacht, wenn die Sonne ihren Tiefpunkt erreicht hat. Da wird kein Heiltee getrunken, denn es ist die Geisterstunde, in der ruhelose Tote, Alp und Mahr unterwegs sind. Da ist es am besten, geborgen im Federbett schlafend bei Frau Holle zu weilen oder sich, als Christ, dem Schutz der Engel anzuvertrauen. Mitternacht ist eine geeignete Stunde für die Hexen auszufliegen, und auch die Schamanen können dann, ungestört vom nervösen Tagestumult, ihre Arbeit tun. In der Stille der Mitternachtsstunde können sich aber auch Schwarzmagier auf die Seelen (Astralleiber) der Schlafenden konzentrieren, um Macht über sie zu erlangen. Wer aufmerksam ist, spürt auch heutzutage noch in der Tiefe der Nacht die Anflüge schwarzer, pessimistischer, angsterfüllter und negativer Gedanken. Man ist wohl beraten, sich nicht mit solchen Gedanken zu identifizieren. Seit vorchristlichen Zeiten wehrte man diese Anflüge ab, indem man Beifuß oder Johanniskraut ins Schlafgemach hing.

Bei den indigenen abendländlichen Kulturen wurden diese vier Haupttageszeiten jeweils noch einmal halbiert, sodass man im Tagesverlauf acht Zeiträume hatte. Diese Einteilung wurde in der christ-

23 Für die Kelten und Germanen war der Anbruch der Dunkelheit der Beginn des nächsten Tages – wie für das Kind im Bauch der Mutter, so beginnt eine neue Zeitphase mit der Dunkelheit und bricht dann ins Licht.

lichen Kultur als die Zeiten zum Gebet und das Glockenläuten beibehalten. Die Zwischenzeiten spielten jedoch eine untergeordnete Rolle und wurden meistens für kurze Zwischenmahlzeiten verwendet, etwa die Pause um neun Uhr (das zweite Frühstück; Jause, Brotzeit, Znünipause) oder am Nachmittag (Kaffeetrinken, Jause, Zvieri, *tea time*).

DAS KREUZ ALS URSYMBOL

Wie der Tag, so auch das Jahr. Von den alten Europäern wurde es ebenfalls als ein Kreis gesehen, mit vier vom jährlichen Sonnenlauf vorgegebenen Kardinalpunkten: Frühlingstagnachtgleiche, Sommersonnwende (Mittsommer), Herbsttagnachtgleiche und Wintersonnwende (Mittwinter, Winterweihenächte). Diese vier Zeiten wurden durch ein Rad mit einem Kreuz symbolisiert.

Dieses Sonnenkreuz – auch keltisches Kreuz, slawisches Kreuz, Radkreuz, oder Wendenkreuz genannt – ist sozusagen das Medizinrad der europäischen Waldvölker. Es versinnbildlicht den Gang der Sonne durch die zwölf Tierkreisregionen, die vier Kardinalrichtungen (Norden, Osten, Süden, Westen), die Jahreszeiten (Winter, Frühling Herbst, Sommer), die vier Lebensalter (Kindheit, Erwachsensein, Alter, Tod) und vieles mehr. Dieses Kreuz ist zugleich eine Glyphe des Weltenbaums. Die senkrechte Achse des Kreuzes reicht hinauf in die neun oberen Himmelswelten und zugleich nach unten in die neunstufige Unterwelt, in die tiefen Wurzelgründe. Die waagerechte Achse des Kreuzes dagegen ist die Mittelwelt (Midgard), es ist der ebene Boden, auf dem wir uns im Alltag bewegen, auf dem die Tiere laufen und die Pflanzen wachsen. Und wo sich die beiden Achsen überkreuzen, ist die Mitte: die Mitte des Seins, das Tor zum höchsten Mysterium, das Herz – unser eigenes Herz und zugleich das Herz des Universums.

Diese Kreuzsymbolik ist weit älter als das Kreuz der christlichen Kirche.[24] Das Motiv kannten schon die eiszeitlichen Jäger der europäi-

24 Es ist wahrscheinlich überhaupt erst durch den Einfluss der bekehrten Kelten und Germanen dazu gekommen, dass das Kreuz in seiner gegenwärtigen Form zum zentralen Symbol der Kirche wurde. Das ursprüngliche »Kreuz« oder der Pfahl, an dem Jesus hingerichtet wurde, war das T-förmige Taukreuz (Antonius-Kreuz; ägyptisches Kreuz). Erst ab dem 4. Jahrhundert wird das sogenannte Hochkreuz oder lateinische Kreuz verehrt.

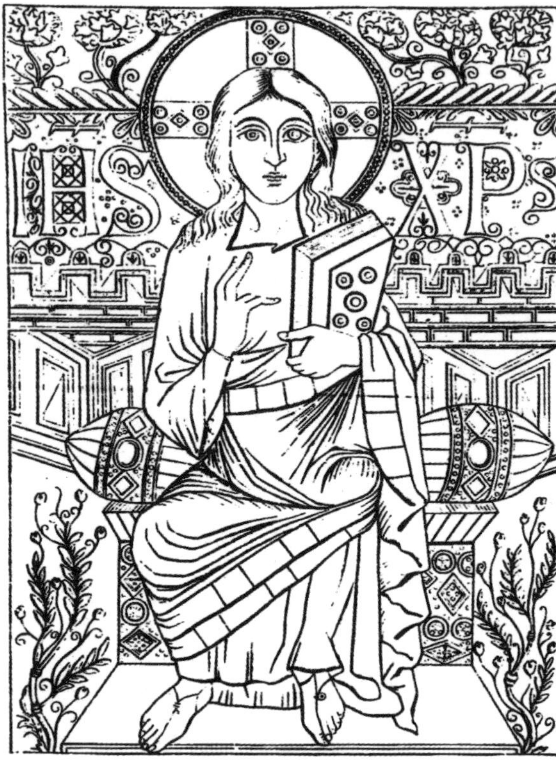

Das Radkreuz als Heiligenschein des Christus. Aus dem Godescalc-Evangeliar für Karl den Großen, um 782 n. u. Z.

schen Magdalénien-Kultur; wir finden es in der Mittelsteinzeit, als wir noch Jäger und Sammler waren, und vor allem in der neolithischen Megalithkultur. Die ersten Bauern trugen das Kreuz, mit einem Kranz aus frischen grünen Zweigen geflochten, als Questenkreuz (mittelhochdeutsch *queste* = »Bündel von Blättern«) sonnenläufig um die Felder, um diese mit Wachstum und Gedeihen zu segnen. Dieses grüne Radkreuz lebt bis heute in den Palmprozessionen am Palmsonntag weiter (Storl 2014a:24). Eine erstaunliche kulturelle Kontinuität!

Wie das Tageskreuz wurde auch das Jahreskreuz irgendwann im Megalithikum noch einmal geviertelt, sodass ein Kreis von acht Zeiträumen, mit jeweils acht besonders machtvollen, magischen Übergangstagen, entstand. Diese sogenannten Kreuzvierteltage waren ursprünglich an den Vollmond gebunden und fallen auf die Monate genau zwischen den vier Kardinalpunkten des Sonnenjahres:

- Februar: Lichtmess, der Mond im Vorfrühling, wenn der Winter seine Strenge verliert und der Sonnenhirsch einen Sprung macht. Es ist das Fest der jungfräulichen Weißen Göttin, der Brigit, die das Eis in fließendes Wasser verwandelt, die Pflanzen aus dem Winterschlaf erweckt und den Saft in die Bäume steigen lässt.
- Mai: Der Vollmond im Wonnemonat, wenn alle Zugvögel wieder da sind, ist das Fest der Vermählung der blumengeschmückten Vegetationsgöttin mit dem jungen Sonnengott. Ihre Minne wird durch den Maibaum dargestellt.
- August: An diesem Vollmond wird das Fest des Feuer- und Erntegottes und der göttlichen Matrone gefeiert. Es ist der Anfang der Erntezeit und Zeit der Kräuterweihe.
- November: Dieser Mond, zu dem die Geister unterwegs sind, ist das Ende des Jahres und der Beginn der Ruhezeit. Es ist ein Fest der Totenverehrung.

Auf diese Weise bekam das Jahresrad acht Speichen – vier Hauptspeichen und vier Zwischenspeichen. Wie das Tageskreuz so spielte auch das Jahreskreuz eine wichtige Rolle in der Kräuterheilkunde der Waldvölker:

- Um die Frühlingstagundnachtgleiche sammelten die Frauen die »blutreinigenden«, entschlackenden grünen Kräuter, die den Scharbock (Skorbut) vertreiben und die Menschen mit dem Geist des neuen Lebenszyklus verbinden. In der Gründonnerstagssuppe oder der Frankfurter Grünen Soße haben wir einen Nachklang dieser ehemaligen Kultspeise.
- Mittsommer, die Sommersonnwende, war der nächste Höhepunkt des Heilpflanzenjahres. Da wurden die von der Kraft des Lichtes und der Wärme geprägten Sommerkräuter (Johanniskräuter) gesammelt und am Sonnwendfeuer geweiht. Kräuter wie Linden- oder Holunderblüten, die Wärme spenden, den Schweiß treiben und wie wir inzwischen wissen, die Abwehrkräfte stärken, spielten seit dem Megalith dabei eine Hauptrolle.
- Die Augustkräuterweihe – heute zu Maria Himmelfahrt (15. August) gefeiert – ist die nächste wichtige Zeit für die Kräuterfrauen. Der heißeste Monat des Jahres zaubert die ätherischen Öle und Wirkstoffe hervor, die die Pflanzen am heilkräftigsten machen. Es ist die

Glut der Feuerlohe des Gottes Lugus (Lugh, Loki) oder anderer Feuergötter, der die Kräuter zur Reife und Vollkommenheit bringt. Und es ist die Güte der Erntegöttin mit dem Füllhorn[25], die diese hervorbringen.

- In den nebelig trüben Tagen des Novembers, wenn die Singvögel und Schwalben nach Süden fliegen und die Totengeister umgehen, haben die Kräuter keine Kraft mehr, dann sind sie tabu oder, wie die Kelten sagten, *pucca*, sie sind nun für die Geister bestimmt, für die Pucken.

Dieser kurze Einblick in die kulturgeschichtlichen und symbolischen Hintergründe zeigt uns, dass die einfache Gepflogenheit, bei Krankheiten täglich drei Tassen heißen Kräutertee zu trinken, weder universales Brauchtum, noch etwas willkürlich Erdachtes ist, sondern eine kulturspezifische Form der Heilkunde. Sie ist typisch für die Waldvölker und hat ihre Wurzeln bei den Bauern der Megalithkultur.

Die Wurzeln unserer eigentümlichen Volksheilkunde liegen aber noch tiefer als das, was wir von den Megalithbauern geerbt haben. Sie liegen bei den Großwildjägern der Eiszeit.

25 Im slawischen Raum erscheint die Erntegöttin als Ziwiena oder Šiva, bei den Balten als Žemyna oder Jumja māte und im Norden als die goldhaarige Sif, Braut des Gewittergottes, oder als Fulla, Göttin der Fülle und des Überflusses.

STEINZEITLICHE WURZELN: EISZEITMEDIZIN

»Für Indianer sind Medizin und Religion
eng verbunden und verflochten.
Das eine ist ein wesentlicher Bestandteil des anderen;
eins kann ohne das andere nicht wirken.
Es ist fast unmöglich zu bestimmen,
wo das praktische Heilen aufhört und das zeremonielle
Heilen beginnt.«

Joseph Medicine Crow, Absarokee-Häuptling und Medizinmann

»Schamanen können heilen. Ich weiß es. Und ihr Heilen ist nachhaltig.«

Beatrix Pfleiderer, Ethnomedizinerin

Heilkunde, insbesondere die Anwendung von heilenden Kräutern, wurde nicht irgendwann erfunden. Kein Urzeit-Einstein hat da verbissen experimentiert und rationelle Schlüsse gezogen, dass dieses Kraut giftig ist, das andere wiederum die Leber stärkt und jenes gut bei Rückenschmerzen ist. Die Anwendung von heilenden Kräutern verliert sich in den Nebeln der Urzeit. Inzwischen bestätigen die Untersuchungen der Verhaltensbiologen (Ethologen), dass Tiere ganz gezielt bestimmte Heilpflanzen anwenden, wenn sie krank oder verletzt sind. »Instinkt« und »angeborene Auslösemechanismen« sind die Verlegenheitserklärungen für diese schwer zu fassenden Verhaltensmuster, etwa wenn sich verletzte Gämsen auf dem blutstillenden, wundheilenden, leicht bakteriostatischen Alpenwegerich wälzen, wenn Wölfe bei Darmstörungen Brennnesseln fressen und sich übergeben, wenn hochschwangere Elefantenkühe eine Baumrinde fressen, die geburtsfördernd wirkt, wenn südamerikanische Schafe sich über die Blätter des Boldostrauchs hermachen, dessen ätherisches Öl Leberparasiten tötet und dessen Alkaloide die Leber stimuliert, wenn Bären abführende Kräuter fressen, um nach dem Winterschlaf, ihren Stuhlgang wieder in Schwung zu bringen, wenn die kleinen roten Ameisen wilden Thymian auf ihre Bauten pflanzen, der diese gegen Pilz- und Bakterienbefall schützt. Schimpansenforscher haben entdeckt, dass es bei den Men-

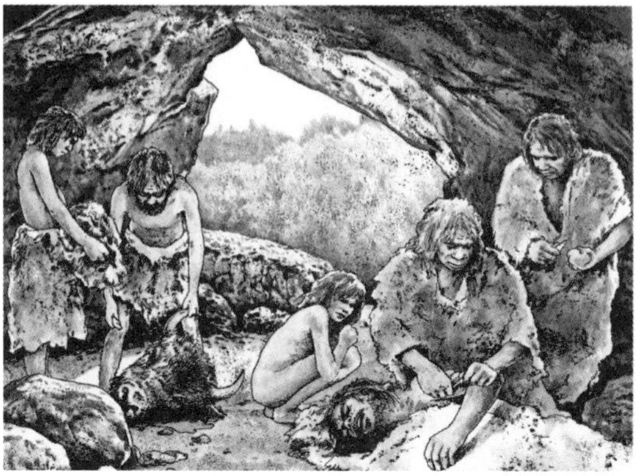

Neandertaler pflegen einen Kranken, aus U. Creutz, Rund um die Steinzeit, Illustration von Stephan Köhler Kinderbuchverlag Berlin 1990.

schenaffen eine regelrechte Kräuterapotheke gibt, dass sie zum Beispiel während der Regenzeit, wenn Darmparasiten zum Problem werden, ein bitteres Kraut als Wurmmittel suchen (Storl 2011:34). Auf der Grundlage von Pflanzenresten, die man bei Ausgrabungen von Frühmenschen *(Homo erectus)* fand, die vor fast 400 000 Jahren in Mitteldeutschland (Bilzingsleben) in der Zwischeneiszeit lebten, kann man vermuten, dass es auch da eine gut ausgeprägte Heilpflanzenkunde gegeben hat (Wolters 1999:80). Bei den Neandertalern ist das schon eindeutiger. Im kurdischen Irak wurde zum Beispiel ein Neandertaler gefunden, der, wie die Pollenanalyse ergab, auf Büscheln blühender Heilkräuter bestattet lag. Es waren alles Pflanzen, die noch heutzutage phytotherapeutisch eingesetzt werden (Pabst 2013:210). Das war vor 60 000 Jahren – das ist lange her, wenn man bedenkt, dass die Menschen erst vor rund 10 000 Jahren sesshaft wurden oder dass das ewige Rom vor 2500 Jahren gegründet wurde.

Die Steinzeitmenschen waren innig mit der Natur verbunden. Sie waren mit ihrer natürlichen Umgebung und den Jahreszeitrhythmen dermaßen verschmolzen, dass es sich der zivilisierte Mensch kaum mehr vorstellen kann. Das Sammeln von essbaren Wurzeln, Kräutern und Früchten, Beeren und Nüssen, auch das Nachpirschen dem jagdbaren Wild geschah in einem Zustand der ungeteilten Aufmerksamkeit. Die traditionellen Jäger-und-Sammler-Völker machen die Natur nicht zu einem äußeren Gegenstand, den es zu analysieren gilt. Sie erlangen ihre Erkenntnisse durch bedingungslose Einstimmung, durch das Eins-Werden mit den Pflanzen und Tieren. Dabei sind sie ganz still, stellen das ablenkende Geplapper unnötiger Gedanken ab. Das habe ich als Völkerkundler bei den Indianern immer wieder erleben können. Vorrang hat das Wahrnehmen, das bewusste Da-Sein. Beim Denken ist man abgelenkt und nicht mit dem Hier-und-Jetzt verbunden. Das bedeutet natürlich nicht, dass die Eingeborenen nicht denken können. Sie können ausgezeichnet denken, aber sie tun es nur, wenn es angebracht ist.

Der natürliche Mensch lauscht hinein in die Natur und geht mit allen Sinnen in Resonanz mit ihr. Es ist nicht nur ein nach außen gerichtetes Beobachten, Messen, Wägen und Bestimmen, wie wir es nach vielen Jahren Dressur innerhalb der vier Wände der Schule oder des Schullabors gelernt haben. Sondern es ist ebenso ein inneres Wahrnehmen, ein Schauen in den »Spiegel der Seele«. Mit der Seele nimmt man die Seele der Natur, der Pflanzen und Tiere wahr, ebenso wie wir mit unserem »Energiekörper« (Ätherleib) die Energien in der Natur wahrnehmen. Bei diesen Wahrnehmungen steigen dann die passenden Imaginationen, die inneren Bilder, auf. Da kann die sogenannte Gruppenseele des Wolfs oder Raben als Gestalt erscheinen und mit dem Menschen in verständlicher Sprache sprechen. Da kann der Stein in Gestalt eines Gnoms seine Weisheit mitteilen. Da kann man die Krankheit als einen lichtscheuen »Wurm« ausmachen. Da kann der Pflanzen-Deva, wenn er gnädig ist, dem von den Ahnen oder Göttern berufenen Medizinmann oder der Kräuterfrau sagen, welche Heilkraft die Pflanze besitzt.

Menschen haben nicht die hoch empfindsamen Nasen, die die meisten Tiere besitzen, sie können nicht unmittelbar die Gift- oder Heilwirkung erschnuppern. Ihre Instinkte sind bis zu einem gewissen Grad verkümmert, dennoch haben sie die Fähigkeit der wahren Schau oder »Vision«. Einige Menschen sind in dieser Hinsicht natürlicherweise etwas begabter als andere, ihnen obliegt es dann, als Heiler ihren Stammesgenossen beizustehen. Diese Fähigkeiten können durch schamanische Techniken und geistbewegende Pflanzendrogen (Entheogene) verstärkt werden.

Anthropologen und Urgeschichtler können belegen, dass das Schamanentum tiefe Wurzeln hat. Es war Teil der Kultur der altsteinzeitlichen Großwildjäger in den eiszeitlichen Tundren, wie auch der Wildbeuter in den nacheiszeitlichen Wäldern. Und da sind wir tatsächlich bei unseren Vorfahren angelangt, und wie wir sehen werden, geht ein beträchtlicher Teil unseres Heilwissens und unserer Kräutertradition auf sie zurück.

DIE WELT DER PALÄOLITHISCHEN GROSSWILDJÄGER

Vor 24 000 bis 18 000 Jahren erreichte die letzte Eiszeit ihren Höhepunkt. Die Gletscher waren weit vorgerückt, sodass weite Teile des nördlichen Eurasiens und Nordamerikas unter einer dicken Eisdecke lagen. So viel Wasser war gefroren, dass der Meeresspiegel weltweit um 120 bis 130 Meter tiefer lag als heute. Am Rande der immensen Eisschilde entstand eine relativ trockene, kalte Grassteppe, die einen idealen Lebensraum für große Herden pflanzenfressender Säugetiere bildete: Mammutelefanten, Rentiere, Wollhaarnashörner, Przewalski-Pferde, Moschusochsen, Rothirsche (Wapiti), Wisente (Bison), Saiga-Antilopen und andere. Die Menschen in diesen geografischen Breiten stellten, mithilfe ihrer Hunde[26], den Tieren nach. Sie lebten ähnlich wie – bis vor dreihundert Jahren – die Prärieindianer, die vor allem Bisonjagd betrieben. Das Fleisch der Großsäuger nährte sie; Leder und Felle kleideten sie, Fett fütterte ihre Lampen; Tiermägen und Harnblasen dienten als Behälter, Knochen und Hörner als Werkzeuge, Sehnen als Zwirn, und sogar die Behausung bestand, wo keine Weiden- und Birkenschösslinge vorhanden waren, oft aus Mammutknochen, die mit Tierhäuten überspannt waren. Im Sommer wohnten diese Menschen in tipiartigen, transportablen, kleinen Zelten und im Winter in Grubenhäusern, die teilweise in die Erde gesenkt waren.

Da der Meeresspiegel wegen dem in den Eismassen gebundenen Wasser so niedrig war, konnten die Herden, wie auch die Jäger, ohne Probleme von Ostsibirien nach Amerika gelangen. Die Beringstraße, die heute Kamtschatka von Alaska trennt, war in der Zeitspanne zwischen 24 000 und 14 000 Jahren eine trockene, wildreiche Graslandschaft. Zugleich gab es in Kanada eine breite offene Strecke, einen Korridor, der

26 Ausgrabungen in Předmostí (Mähren) konnten beweisen, dass jungpaläolithische Jäger der Gravettienkultur – das sind diejenigen, die auch für viele Höhlengemälde und Venusfiguren verantwortlich sind – schon vor rund 30 000 Jahren Hunde besaßen. Analysen der Kohlenstoff- und Stickstoffisotope zeigten, dass die Menschen vor allem von Mammutfleisch lebten, die Hunde aber mit dem weniger schmackhaften Rentierfleisch fütterten.

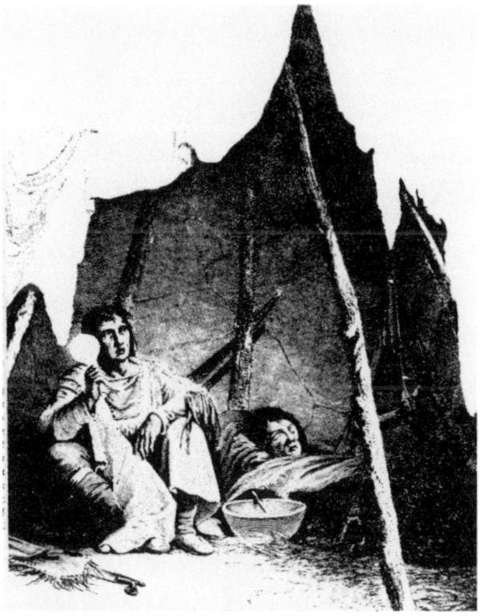

Indianischer Heiler, 19. Jahrhundert.

zwischen zwei gigantischen Eisschilden[27] in den wärmeren Süden führte; diesem folgten die Herden, und ihnen wiederum folgten die eiszeitlichen Jäger.

Die Urgeschichtler malen uns ein Bild von einer steinzeitlichen Großwildjägerkultur, die sich in fast allen Aspekten von Europa bis nach Nordamerika ähnelte. Das war nicht nur in der materiellen Kultur der Fall, wie etwa bezogen auf die Unterkunft (Tipizelte und halb in die Erde versetzte Grubenhäuser), Kleidung und Jagdwaffenherstellung, sondern auch in der geistigen Kultur. Zur letzteren gehörten die Geschichten, die man sich über den mächtigen Bär, den Wolf, den Hirsch und den schelmischen Fuchs oder den klugen Raben erzählte; dazu gehörte die Vision vom Weltenbaum als Weltachse und von der dreifachen Gliederung des Universums, auch die Vorstellung des Himmelsgewölbes als einer Zeltplane (das »Himmelszelt«), durch dessen Löcher das Himmelslicht als Sterne funkelt. Dazu gehörte auch die Überzeugung, dass Tiere arteigene Geisteshüter haben und dass man von ihnen zuerst die Bewilligung haben muss, um sie jagen zu dürfen. Weiter gehörte zu dem archaischen zirkumpolaren Weltbild, dass Bäume und Pflanzen eigene Geister haben und dass die Großmutter aller Seelen unter der Erde lebt, dass die Welt beseelt und ansprechbar ist, dass Schamanen in die anderen Dimensionen reisen können und vieles mehr (Schlesier 1985:69ff.). Die schamanischen Heiltechniken, die Schwitzhütte (Banjas, Sauna) und, was für uns hier von besonderem Interesse ist, die Heilpflanzenkunde dieser unserer steinzeitlichen Ahnen wirkt bis heute auch als Teil unserer indigenen Volksheilkunde nach.

27 Es ist der Kordilleren-Eisschild im Westen und der Laurentische Schild im Osten.

Die steinzeitlichen Jäger und Sammler der holarktischen Tundren, Steppen und Taigasteppen lebten in einer gesunden Umwelt. Wasser und Luft waren sauber. In dem kalten Klima gab es weniger Parasiten und pathogene Mikroorganismen als in den Tropen. Auch die geringe Bevölkerungsdichte trug dazu bei, dass ansteckende Krankheiten praktisch unbekannt waren. Ihre Lebensweise erlaubte ihnen die körperliche Bewegung, die Herz und Blutkreislauf gesund halten und Körperzellen gut mit Sauerstoff versorgen. Die auf Jagdwild basierende, eiweißhaltige Ernährung, ergänzt durch Wildkräuter, Wurzeln, Nüsse, Beeren, Vogeleier, Pilze und womöglich Käferlarven, hielten diese Menschen gesund. Mangelerscheinungen, Knochen- und Zahnschäden waren anders als bei den späteren sesshaften Bauern, deren kohlehydratüberschüssige Ernährung vorwiegend aus Getreide (und Milchprodukten) bestand, kaum vorhanden.[28]

Mit dem Abebben der Eiszeit und dem rapiden Erwärmen des Klimas vor rund 12 000 Jahren wurde den großen Herden der Steppentiere, der Megafauna, die Lebensgrundlage entzogen. Sie starben aus oder zogen sich weiter nach Nordosten zurück. Die letzten Großwildjäger folgten ihnen. Wald – Birken, Weiden, Kiefern, Haselsträucher – begann die einst offenen Flächen zu bedecken. Die zurückgebliebenen Wildbeuter jagten nun Kleinwild und Waldtiere wie Rehe und Wildschweine und sammelten mehr Nüsse, Eicheln, Grassamen, wie etwa das Schwaden-Rispengras *(Glycera fluitans)*, Wurzeln aller Art, Muscheln und Krustentiere, und sie angelten Fische. Auch sie lebten in einer gesunden Umwelt und litten noch nicht an den Infektionskrankheiten, die später die sesshaften Bauern befallen würden.

An welchen Krankheiten und Gebrechen hatten diese Steinzeitmenschen zu leiden? Die hauptsächlichen Indikationen waren folgende:

28 Im Zeitalter der industriellen Fertiggerichte, der Zuckergetränke und chemischen Nahrungszusätze und der damit verbundenen Zunahme an Fettleibigkeit, Diabetes, Krebs, Karies, Herz-Kreislauf-Problemen und anderen Zivilisationskrankheiten besinnt man sich wieder auf die sogenannte Paläo-Diät. Das Argument ist, dass wir uns genetisch nicht so sehr verändert haben, und dass das, was die Steinzeitvorfahren über Tausende Generationen hinweg gegessen haben, auch für uns die artgerechte Ernährung ist.

- **Nieren-** und **Blasenleiden** sowie **Reißen** (Rheumatismus), bedingt durch kaltes Liegen in den Erdgrubenhäusern oder mit Tierfellen bespannten Hütten, während der Eiszeit sogar auf Permafrostböden.
- **Durchfall** und **Magen-Darm-Störungen**, zum Teil wegen verdorbener Nahrungsmittelvorräte.
- **Hauterkrankungen**, wahrscheinlich wegen mangelhafter Hygiene.
- **Atemwegserkrankungen**, eventuell verursacht durch verrauchte Behausungen.
- **Verwundungen** und **Blutverlust**, auch **Knochenbrüche**, die unter anderem von Jagdunfällen stammten.
- **Frauenleiden, Komplikationen bei Geburten.**

Gegen alle diese Übel hielt die, sich von Eurasien bis nach Nordamerika erstreckende holarktische, zirkumpolare Flora heilende Kräuter, Rinden und Wurzeln parat. Bis zum heutigen Tag erweist sich die indigene nordamerikanische und ostsibirische Heilkunde als eine unbeeinflusste Weiterentwicklung dieser Eiszeitmedizin (Wolters 2000: 6ff.).

Obwohl die Landverbindung zwischen Alaska und Kamtschatka schon vor 11 000 Jahren überflutet wurde und die Alte Welt von der Neuen getrennt wurde, werden in der russischen und sibirischen Volksmedizin und in der Heilkunde der nordamerikanischen Indianer noch immer die gleichen Heilpflanzen verwendet, die damals in der Eiszeit genutzt wurden (Kay 1996). Bei den Waldvölkern ist das ebenfalls so, wenn auch nicht mehr in der reinen Form, da zusätzlich Impulse aus dem Mittelmeerraum und dem westlichen Orient aufgenommen wurden. Bei der russischen Volksmedizin war der orientalische Einfluss, der über Byzanz ging, geringer.

In Nordamerika sind etwa 32 000 Gefäßpflanzenarten (Pflanzen, die ein Leitbündelsystem zum Transport von Wasser und Nährstoffen besitzen) heimisch (Moerman 1999:11). Als die paläoindianischen Jägervölker immer weiter nach Süden zogen, erweiterte sich ihr Heilmittelschatz. Von den Pflanzenarten dieses Erdteils verwenden indianische Heiler rund 2800 als Medizinpflanzen. Ein überproportional großer Anteil dieser Heilpflanzen sind zirkumpolare Arten. Das bedeutet, dass die Paläoindianer ihr Heilwissen mit in die Neue Welt brachten und die Heilpflanzen, die sie aus der Alten Welt kannten, weiterhin benutzten. Oder wenn die spezifischen Arten nicht vorhanden waren, dann nutzten sie nah verwandte, ähnlich aussehende und ähnlich wirkende Arten. Der Gewöhnliche Beifuß *(Artemisia vulgaris)*, der von Europa bis China wächst, wurde zum Beispiel durch amerikanische Artemisiaarten ersetzt und fast identisch angewendet.

Aber nicht nur das. Die paläoindianischen Einwanderer brachten den ganzen kulturellen Komplex, der zu ihrer Heilkunde gehört, mit über die Landbrücke Beringia: ein schamanisches Weltbild, die Rahmentrommel zur Tranceeinleitung, archaische Techniken des Seelenflugs und der Visionssuche, Tiere als Hilfsgeister, Brechreiz- und Durchfall erzeugende Mittel zwecks »Reinigung«, Schwitzhüttenrituale und Kräuterdampfbäder, das Heraussaugen von Zauberpfeilen und Würmern (Krankheitsgeistern), die entheogene Anwendung des Fliegenpilzes *(Amanita muscaria)* und vieles mehr. Wahrscheinlich haben sie sogar einige ihrer wichtigen Heilpflanzen mit nach Amerika eingeschleppt, wie die Große Brennnessel, den Estragon *(Artemisia dracunculus)*, den Kalmus *(Acorus calamus)* oder auch die Strahlenlose Kamille *(Matricaria discoidea)*.

WICHTIGE ZIRKUMPOLARE HEILPFLANZEN

Greifen wir nun einige der wichtigsten Heilpflanzen heraus, die seit der jüngeren Altsteinzeit in der europäischen, russischen, sibirischen und indianischen Heilkunde eine Rolle spielen und ähnlich verwendet werden.

Schafgarbe *(Achillea millefolium)*

Bei den Mitteleuropäern ist Kamille die am häufigsten verwendete Heilpflanze, bei den Chinesen ist es die Engelwurz und bei den nordamerikanischen Ureinwohnern die Schafgarbe. Dort ist sie, als Badezusatz oder Umschlag, die wichtigste blutstillende und wundheilende Medizinpflanze. Zugleich wird der Tee getrunken bei Magen-Darm-Verstimmung, Leberproblemen, Frauenleiden und Fieber (Grippe, Erkältung) (Moerman 1999:42f.). Die fast identische Anwendung findet sich in Russland, Sibirien und Europa.

Rosmarinheide *(Andromeda polifolia)*

Die kleine, mit dem Porst verwandte Moorpflanze mit rosaroten Blüten ist giftig; sie enthält Andromedotoxin, das zu gefährlicher Verlangsamung des Herzschlagrhythmus und zu Atemlähmung führen kann. Dennoch wird der Blätteraufguss oder die Abkochung im Baltikum und in Russland wie auch von den Indianern als schweißtreibendes Rheumamittel und bei Schwindsucht verwendet (Demitsch 1889:164).

Engelwurz *(Angelica archangelica; A. sylvestris; A. atropurpurea, A. sinensis)*

Es sind vor allem die Wurzeln der nahe verwandten, zirkumpolar wachsenden Engelwurzarten, die als Heilmittel in Frage kommen. An erster Stelle kommt die Angelika bei Bauchgrimmen, Magen-Darm-Beschwerden und Brustkatarrh zum Einsatz. Weiterhin wird sie als Immunstärker bei ansteckenden Krankheiten wie Erkältung, Typhus oder Cholera verwendet. Überall, auch bei den Indianern, sagt man ihr einen guten Geist nach, bei den Waldindianern gilt sie als Glücksbringer und Vertreiber von unholden Geistern. Von Lappland bis nach Kanada werden die jungen Schösslinge als Gemüse gegessen.

Bärentraube *(Arctostaphylos uva-ursi)*

Für die Germanen, Kelten, Sibirier sowie die nordamerikanischen Indianer galt die Bärentraube als Bärenpflanze. Das nicht nur, weil Bären, wie auch Menschen, gern die roten Beeren essen, sondern weil man überzeugt war, dass der Petz ein Meister der Pflanzenheilkunde ist. Abkochungen der Blätter werden universell bei Entzündungen der Harnorgane, bei Blasenentzündung und Tripper getrunken. Die Indianer rauchen das Kraut in ihren Medizinpfeifen – die Pfeifen sind als tragbare Altäre zu verstehen, wobei der Rauch zu den Göttern aufsteigt.

Kalter Beifuß *(Artemisia frigida)*[29]

Diese zarte, aber zähe Beifußart mag es kalt und trocken. Auch sie wächst im breiten Band von Nordeuropa bis Nordamerika. Für die Indianer ist es der »Frauenbeifuß«, der als gynäkologisches Mittel, etwa zur Anregung der Menstruation, verwendet wird. Bei den Cheyenne ist diese Pflanze absolut tabu für Männer, sie dürfen sie weder anschauen noch erwähnen. Ansonsten wird das Kraut, das ähnlich wie Wermut bitter wie Galle schmeckt, bei Gastritis und Verdauungsbeschwerden verwendet.

29 Über den spezifischen Namen *frigida* haben sich tatsächlich einige Radikalfeministen aufgeregt, aber die Bezeichnung hat nichts mit frigider Sexualität zu tun, sondern bedeutet lediglich, dass diese Artemisiaart in der kalten Tundra des hohen Nordens gut zurechtkommt.

Birke (*Betula* spp.)

Die Birke war einer der Erstbesiedler der Tundra nach dem Rückzug der Gletscher. Der lichtliebende Baum war seit der Eiszeit Begleiter und Freund der Menschen, die im zirkumpolaren Raum lebten. Er half ihnen zu überleben. Zum einen konnte die innerste Rinde, wenn das Essen knapp wurde, gekocht und als »Gemüse« gegessen werden. Im Frühling gezapfter Birkensaft wirkt erfrischend und entschlackend. Die Indianer, die dazu die hohlen Röhrchen von Holunderzweigen benutzten, mischen das Getränk manchmal mit dem süßeren Ahornsaft. Kanadische Indianer und Eskimo in Alaska räuchern Fisch und rohes Fleisch im Rauch des langsam brennenden Birkenholzes und dessen glimmendem Laub – es kann gut sein, dass unsere steinzeitlichen Vorfahren es ähnlich machten. Auch benutzten die altsteinzeitlichen Jäger das aus Birkenrinde destillierte Birkenpech, um die Steinklingen an die Speerschäfte zu kleben. Neue Untersuchungen ergaben, dass schon vor mehr als 80 000 Jahren die Neandertaler der Zwischeneiszeit dieses komplizierte Verfahren der Pechherstellung beherrschten.

Ehe es Töpferware gab, stellten die Steinzeitmenschen in der Alten wie auch in der Neuen Welt wasserdichte Behälter und Kochtöpfe aus Birkenrinde her. Gekocht wurde, indem man glühende Steine in die mit Wasser, Fleisch, Wurzeln oder Grünzeug gefüllten Töpfe tat. Auf diese Weise wurde die Suppe von innen her gegart. Auch der jungsteinzeitliche Ötzi, den der schmelzende Gletscher in den Ötztaler Alpen nach über 5000 Jahren freigab, trug zwei Dosen aus Birkenrinde bei sich.

Da Birkenrinde viele ätherische Öle enthält, eignet sie sich, auch bei Regenwetter, zum Anzünden vom Feuer. Für die Steinzeitmenschen der Alten wie auch der Neuen Welt, für Sibirier und Indianer, war und ist die Birke eine wahrhafte Apotheke. Zu den Anwendungen gehören Knospen, Wurzelpulver und Rinde als Abkochung bei Magenschmerzen, Durchfall, Hämorrhoiden und Verdauungsstörungen; Heilsalben aus der Rinde dienten bei Hautpilz, Ausschlägen und zur Wundheilung. Tees aus Rinde oder Blättern werden bei Erkältungen und Lungenerkrankungen getrunken. In den Schwitzbädern werden zerkleinerte Zweige auf die glühenden Steine gelegt, was die Lunge reinigt. Tees helfen bei Nieren- und Blasensteinen. Überhaupt wirkt der Tee aus Rinde und Blättern schmerzstillend, fiebersenkend, krampflösend, harntreibend, blutreinigend, desinfizierend, Gicht mildernd

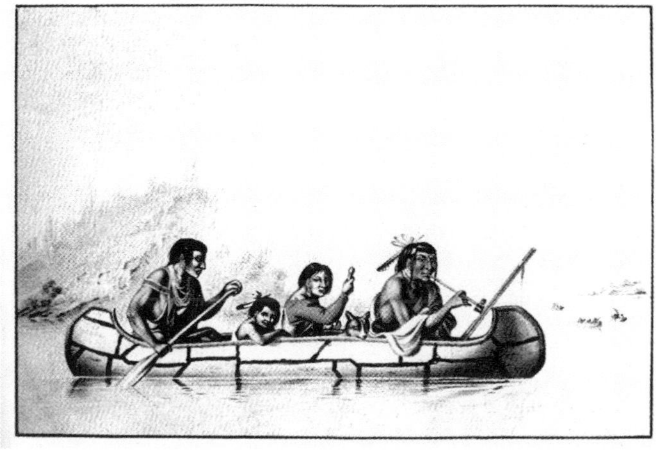

Ojibwa-Familie im Birkenrindenkanu, von Peter Rindisbacher (1806–1834).

und als Wurmmittel[30] (Ruoff 2014:46). Von den Nordgermanen ist bekannt, dass sie gebrochene Arm- oder Beinknochen in frische Birkenrinde wickelten, die dann beim Trocknen erhärtete und als »Gipsverband« diente.

Die Birke wurde überall, wo sie wächst, zum Symbol des Lichtes. Es ist der Baum der Weißen Göttin, der Frühlingsgöttin, der keltischen Brigit wie auch der indischen Sarasvati, der Göttin der Inspiration und des wahren Wortes – die Veden wurden zuallererst auf Birkenrinde aufgeschrieben. Wie die junge Göttin selbst symbolisiert die Birke überall Reinigung und Neuanfang. Mit Besen aus Birkenreisig kehrte man die Stube und sakrale Plätze; bei der alemannischen *Fasnet*, dem archaischen Fest des Durchzugs der Geister im Februar, schieben die »Hexen« noch immer Birkenreisigbesen vor sich her.

Die Ojibwa-Indianer, ein Volk von Jägern und Wildreissammlern vom Oberen See, leben nicht nur in Birkenrinden-Wigwams, sie bauen Kanus aus dieser Rinde, kochen in Birkentöpfen, heilen mit ihrer Rinde und den Blättern und bestatteten auch ihre Toten in Birkenrinde. In diese Rinde gehüllt würden sie Schutz finden wie ihr Kulturbringer Manabozho, der in einer Birke Schutz vor den Donnervögeln fand.

30 Ausführliche und detaillierte Angaben zu den Heilanwendungen der Birke finden sich auch hier: www.smgp.ch/smgp/homeindex/faehigkeitsprogf/zertifikatsarbeiten/RuoffMarianne.pdf

Pilze, die zur Birke gehören

Verschiedene Pilzarten, die mit der Birke in Beziehung stehen, spielten schon in der Steinzeit eine wichtige Rolle für die Menschen. Zum einen gibt es den Birkenporling *(Piptoporus betulinus)*, der nur auf der Birke wächst und der damals ein wichtiger Teil der Erste-Hilfe-Ausrüstung war, da er bei Verletzungen und Verwundungen entzündungshemmend, antibakteriell und zudem auch blutstillend wirkt. Auch der Gletschermann Ötzi trug zwei Stückchen getrockneten Birkenporling bei sich. Darmuntersuchungen ergaben, dass Ötzi an Peitschenwurmbefall litt. Vielleicht benutzte er den Birkenporling also auch, um die Würmer loszuwerden, denn der Pilz tötet die Eier des Wurms. Im ganz jungen Stadium ist er essbar, hat aber einen eher bitteren Geschmack. Der Birkenporling, der auch in Nordamerika wächst, wurde von den Indianern ebenfalls verwendet. Leider gibt es nur wenige amerikanische Ethnomykologen, die sich mit der Anwendung von Pilzen durch die Indianer auskennen.

Ötzi hatte auch etwas Zunderschwamm *(Fomes fomentarius)* in seinem Gepäck. Der getrocknete Zunderschwamm wurde, wie sein Name (Zunder = Zünder) schon andeutet, seit der Steinzeit zum Feuerentzünden verwendet. In der Alten wie in der Neuen Welt wird der Pilz auch als Wundschwamm oder zum Kauterisieren (Ausbrennen) von schwärenden Wunden benutzt. Dazu wird die filzartige Tramaschicht des Pilzgewebes weich und flach geklopft, dann zum Glimmen gebracht und auf die Wunde gelegt. Diese Anwendung kannten die nordamerikanischen Indianer ebenso wie die Sibirier und die alten Europäer. Der Zunderschwamm, der altersschwache Birken sowie Buchen befällt, wurde auch zirkumpolar bei Räucherzeremonien verwendet (Grienke et al 2014:564).

Zu den mit Birken assoziierten Pilzen gehört auch der Schiefe Schillerporling *(Inonotus obliquus)*, der als schwarzer, knolliger, bröckliger Auswuchs an den Stämmen alter Birken wächst. Inzwischen macht der Pilz unter dem Namen Chaga Furore in der alternativen Medizinszene. Er ist nämlich ein Gigant, was seine Heilkraft betrifft. Der Tee oder die Abkochung wird in Russland, im Baltikum wie auch in China innerlich bei Magen-Darm-Entzündung, Tuberkulose, bösartigen Tumoren und vielen anderen Leiden als entgiftendes, entzündungshemmendes, antivirales und antioxidatives Heilmittel verwendet und äußerlich zur schnellen und effektiven Wundheilung. Der Name Chaga kommt aus der Sprache der Chanten (Ostjaken), einem kleinen Stamm von Rentierhirten der westsibirischen Taiga. Sie benutzen den einige Minuten gekochten Tee zum Entgiften der Leber, gegen Darmparasiten, Magenbeschwerden und vieles mehr. Auch die Ainu, die Ureinwohner Nordjapans, und ebenso mehrere kanadische Indianerstämme, wie die Cree oder Gitxsan, tranken die Abkochung und räucherten mit dem Pilz.

Der hübsche rote Fliegenpilz *(Amanita muscaria)* lebt in Symbiose mit der Birke oder auch mit der Fichte. Mindestens seit dem jüngeren Paläolithikum haben die Menschen in Eurasien wie auch in Nordamerika diesen zirkumpolar wachsenden Pilz zur Kommunikation mit den Zwergen, den Göttern und Ahnen, vor allem in den dunklen Nächten der Wintersonnwendzeit verwendet. Der Pilz scheint das Sonnenlicht, das die Birke auffängt, in die finsteren Tiefen zu leiten, auch in die dunkelsten Ecken der Seele. Der Fliegenpilz wirkt sympathikolytisch, das heißt, er entspannt das autonome Nervensystem dermaßen, dass man nach der Einnahme vollkommen entspannt, die Motorik ist gehemmt und der Speichel fließt. Helles Licht stört, denn nun nimmt man das Licht der Anderswelt wahr. Zuerst durchwandert der Schamane die Zwergenwelt – er wird dabei selbst zum Zwerg. Wenn die Trance tief genug ist, dann kommt er in die Welt der Ahnen; er wird selbst zu dem Toten und erfährt dessen Wissen, Weisheit und Weisungen. In diesem profunden Versenkungszustand wird der Schamane Zeuge der mittwinterlichen Wiedergeburt des Lichtes, er gewahrt die Geburt des Sonnenkindes im Schoße der Erdmutter. Die Wintersonnwende ist also die richtige Zeit dieser Kommunion. Ethnologen wie Christian Rätsch sind der Meinung, dass der Weihnachtsmann mit seinem roten, mit weißem Pelz verzierten Mantel eine Personifizierung des rotweißen Fliegenpilzes ist. Auch noch in der heutigen Zeit erscheint gegen Ende der zwölf heiligen Weihnachtstage zum Neujahr der Fliegenpilz als Glückspilz, zusammen mit Darstellungen von Schornsteinfegern (sie putzen den Kamin, den Geistereingang), Marzipanschweinchen (sie erinnern an den goldborstigen Eber Freyrs, der das Jahresrad wieder anschiebt) und dem »keltischen« Kreuz in Gestalt eines grünen Kleeblatts.

Die Germanen erzählten, der Zauberpilz sei der Erde entsprossen, als der Schaum von den Nüstern des achtbeinigen Pferdes Odins herabtropfte. Die Slawen hatten eine ähnliche Mythe; hier war es der Speichel des Rosses des Swantowit, der den Pilz hervorbrachte. Das Ross Odins, mit seinen acht Beinen, ist das metaphorische Bild der Totenbahre – ein passendes Bild, denn in Fliegenpilz-Tieftrance liegt der Schamane wie tot da, während seine Seele weit reist.

Bei den Germanen, Slawen und den paläosibirischen Stämmen – weniger bei den Kelten, die sich als eher mykophob (Pilze fürchtend) erwiesen – war *Amanita muscaria* das wichtigste Entheogen. Sieben bis neun getrocknete Fliegenpilzhüte wurden mit Rentiermilch oder meistens mit Preiselbeer- oder Rauschbeerensaft oder dem Tee des schmalblättrigen Weidenröschens eingenommen (Rosenbohm 1991:143). In den Tundren des hohen Nordens, wo der Pilz nicht wächst, tauschte man ihn gegen Zobel- und Fuchspelze oder auch Rentiere ein – so wertvoll waren sie. Da der Wirkstoff, das Muskarin, unverändert im Harn enthalten blieb, sammelten die Nordsibirier den Urin des Schamanen. Dieser wurde von den anderen Stammesgenossen getrunken, sodass auch sie auf »Reise« gehen konnten.

Für die Missionare mit der neuen Glaubensbotschaft war der Fliegenpilz verfemt, er stand unter Kirchenbann. Die Gottesmänner hatten eine andere Art heilige Kommunion im Sinn. Die Legende, dass der Pilz tödlich giftig sei, geht darauf zurück. Auch hat der Pilz weniger mit dem Vergiften von Fliegen zu tun als mit dem »Fliegen« im Sinne des schamanischen Fluges. Russen, Sibirier und auch Japaner gehen gelassener mit dem Pilz um als die Europäer. Nachdem sie den Fliegenpilz länger einwässern, um die wasserlöslichen Giftstoffe (Ibotensäure) auszulaugen, kommt er auch mit in verschiedene Pilzgerichte. In Russland und Sibirien gilt der *Mukhomor* (Fliegenpilz) als wirksames Krebsmittel, insbesondere bei Magenkrebs; auch in der rheinländischen Volksheilkunde wurde er so verwendet.

Die Fliegenpilztrance bedarf der absoluten Stille der Winternacht. Jedes Geräusch kann die Trance beenden. In der heutigen Welt, wo das Mobiltelefon plötzlich klingelt, der Kühlschrank automatisch anspringt oder ein Flugzeug vorüberfliegt, ist es kaum möglich, sich vom Fliegenpilz mitnehmen zu lassen. Außerdem sollte der Schamane von den Ahnen und Göttern dazu berufen sein, eine solche Reise zu machen. Wer, wie so einige Möchte-gern-Schamanen, sein Ego mitnehmen will, wird sowieso keinen Erfolg haben.

Sumpfdotterblume *(Caltha palustris)*

Die Wurzeln, die jungen Blätter und die noch nicht aufgeblühten Knospen dieses in Sümpfen wachsenden Hahnenfußgewächses werden zirkumpolar im Frühling gegessen. Sie müssen gut gekocht und das Wasser muss weggegossen werden, sonst kommt es zu schweren Schleimhautreizungen. Die Hitze jedoch zerstört die dafür verantwortlichen Protoanemonine. Das Gemüse wird überall, von Finnland bis Nordamerika, mit Vorliebe mit fettigem Fleisch gegessen. Zugleich wird die Wurzel der Pflanze als ein abführender, schweiß- und harntreibender Tee getrunken. Die Irokesen nehmen den Tee als Brechmittel, wenn sie sich von einem unerwünschten Liebeszauber lösen wollen. Die beeindruckenden, fettig glänzenden, goldgelben Blüten werden in Kult und Ritual verwendet.

Doldiges Winterlieb, Wintergrün, Harnkraut *(Chimaphila umbellata, Syn. Pyrola umbellata)*

Dieses hübsche kleine Kraut aus der Familie der Heidekrautgewächse (Unterfamilie Wintergrüngewächse oder *Pyrolacae*) wächst in sandigen Kieferwäldern. Es wurde seit jeher, wie die Bärentraubenblätter, als Abkochung bei Harnblasenentzündung verwendet, bei Prostatabeschwerden und auch bei Rheuma, zudem äußerlich zum Waschen bei Flechten und Ausschlägen. Die amerikanischen Herbalisten haben das Wort Pipsissewa für diese Pflanze von den Algonkin-Indianern übernommen.

Ackerschachtelhalm *(Equisetum arvense)* und Winterschachtelhalm (Zinnkraut; *E. hyemale*)

Die Indianer Nordamerikas benutzen den Ackerschachtelhalm wie auch den Winterschachtelhalm vor allem als Tee oder Abkochung als harntreibendes, durchspülendes und reinigendes Mittel. Es kommt zum Einsatz bei Nierenschmerzen, Gebärmutterblutung, Blut im Urin, Harnverhalten und wird gynäkologisch genutzt, indem die Frau es während der Geburt trinkt. Auch als dermatologisches Mittel wird es eingesetzt zur Waschung und Blutstillung von Schürfwunden und zur Heilung von Hauterkrankungen (Moerman 1999:213–216). Im Frühling werden die blassbeigen Sporentriebe als Gemüse gegessen und auch die Speicherknollen werden wie Kartoffeln zubereitet. Die Knollen sind schwer zu ernten, da sie sich sehr tief in der Erde befinden; daher plündern die Indianer die Nester der Lemminge und anderer

Nagetiere, um an sie zu gelangen. Der Winterschachtelhalm wird ebenfalls als Blutstiller, Hautmittel und Diuretikum verwendet und auf Grundlage der Signatur bei Schmerzen im Rückgrat. Die kieselhaltigen Triebe – fast 90 Prozent Kiesel in der Asche – dienten, wie Schmirgelpapier, zum Scheuern von Speckstein-Pfeifenköpfen, Knochenwerkzeugen, Pfeilschäften und Bögen. In Eurasien wird der Schachtelhalm auf genau dieselbe Art und Weise verwendet. Während die Westeuropäer den Winterschachtelhalm nicht als Heilpflanze verwenden, wird er in Russland und Sibirien genau so angewendet wie in Nordamerika. Das deutet auf ein gemeinsames steinzeitliches Erbe hin. Dass die kieselsäurehaltige Schachtelhalmabkochung auch gut gegen Lungentuberkulose eingesetzt werden kann, geht auf Kräuterpfarrer Kneipp zurück, der sich ja selbst von der Lungenschwindsucht heilen konnte. Auch die Erkenntnis, dass das Trinken der Abkochung gebrochene Knochen schneller heilt, scheint eine spätere Erkenntnis zu sein.

Waldweidenröschen *(Epilobium angustifolium)*

Herrlich rosenrot und stattlich blüht das bis zu zwei Meter hohe Nachtkerzengewächs zur Zeit der Maria Kräuterweihe im August. Wo ein Waldbrand gewütet hat, bedeckt die Pflanze im Nu ganze Flächen, weswegen sie Nordamerika *fire weed* (»Feuerkraut«) genannt wird. Das könnte man als Signatur deuten, denn zirkumpolar wird das Weidenröschen zur Heilung von Brandwunden eingesetzt. Es ist eine gute Gerbstoffdroge, die sich bewährt bei Entzündungen, Durchfall, Uterusblutungen und Harntraktinfektionen; als Gurgelmittel hilft sie bei Zahnfleisch- und Mandelentzündung. Zudem verwenden es die Russen bei Weißfluss und Epilepsie. Die Indianer zerstampfen die geröstete Wurzel, um sie als heiße Wickel bei Furunkeln und Geschwüren aufzulegen. Die jungen Frühlingstriebe werden überall gern als Gemüse gegessen, und in Russland werden die getrockneten weidenähnlichen Blätter zum Genuss als Tee getrunken, sie schmecken ähnlich wie Schwarztee. In Sibirien, wie schon erwähnt, ist der Tee Teil des schamanischen Fliegenpilzrituals. Die wolligen weißen Samenhaare wurden zum Ausstopfen von Kleidung und Kissen verwendet.

Bachnelkenwurz *(Geum rivale)*

Das Blütenköpfchen dieses an Bachufern wachsenden Rosengewächses sieht aus wie ein geronnener Blutstropfen. Man nahm diese Signatur als

Hinweis, dass die Pflanze Blutungen stillen kann. In ganz Eurasien wie auch in Nordamerika wurde die Wurzel aufgekocht und innerlich bei Durchfall, Ruhr, Blutspucken sowie äußerlich zur Behandlung von Wunden verwendet. Tatsächlich ist es eine hervorragende Gerbstoffdroge, die diese Anwendung rechtfertigt.

Wacholder *(Juniperus communis)*

Der Wacholder gehörte, neben Beifuß, Zwergbirke, Krähenbeere, Bärentraube, Sanddorn und anderer lichtliebenden kälteresistenten Tundravegetation, zu den ersten Besiedlern der Kältesteppe, als die Gletscher im Rückzug waren. In anderen Worten: Die kleine zähe Konifere war den Eiszeitjägern wohl bekannt. Sie nutzten die Zweige als Räuchermittel in ihren Zelten und Schwitzhütten. Ein Tee oder eine Abkochung der Beeren wirkt stark harntreibend. Die blauen Beeren enthalten keimtötendes, aromatisches, fettlösliches Öl. In Bärenschmalz gesotten eignen sie sich als Salbe bei Gelenkleiden und Rheuma; gekaut helfen sie bei Sodbrennen und Magen-Darm-Verstimmungen. Beim Aufkochen der Zweige entströmen Düfte, die schleimlösend und antiseptisch bei Lungenentzündung wirken.

Sumpfporst *(Ledum palustre)*

Diese harzige Moorpflanze wächst, wo auch Birken und Kiefern gut gedeihen. Die Indianer Nordamerikas und die Grönländer trinken den aromatischen, schleimlösenden Tee *(Labrador tea)* bei Erkältung und Husten. Die Russen kochen die Blüten in Butter und bereiten daraus eine Salbe für Hautkrankheiten und Rheuma. In weiten Strecken Sibiriens wurden die getrockneten Blätter schamanischen, tranceinduzierenden Räucherstoffen beigemischt. In Nordeuropa wurde der Porst als Bierzusatz in dem berauschenden Grutbier verwendet, lange ehe man auf den Hopfen kam. Die Tanana-Indianer in Alaska verwenden die Zweige als Badequast in ihren Schwitzhütten.

Keulenbärlapp *(Lycopodium clavatum)*

Dieses pflanzliche Fossil, auch Schlangenmoos, Drudenfuß, Wolfsfuß und Hexenmehlkraut genannt, gab es schon vor der Steinkohlezeit. Man findet die moosartige Waldpflanze rund um den Globus. In der Taiga formt sie große geschlossene Decken. Steinzeitvölker, wie auch Sibirier und Indianer noch heute, verwendeten den reichlich anfallenden gelben Sporenstaub als Wundpuder und als Puder für wunde Babypopos; auch streuten sie es auf den Nabel der Neugeborenen, um die Abheilung zu fördern. Wenn man den fettigen, aluminiumhaltigen Sporenstaub ins Feuer wirft, gibt es eine heftige, feurige Explosion. Schamanen, wie auch später Theaterschauspieler, nutzten diesen pyrotechnischen Effekt für dramatische Darstellungen. In Russland trinkt man die Sporen in Kwass (milchsäurevergorener Brottrunk), gemischt als Abführmittel. Abkochungen der Triebe wirken harntreibend oder werden zur Mundspülung genommen. Der Drudenfuß wurde von den Bauern in Europa an die Stalltür genagelt, um Druden und Hexen fernzuhalten.

Nahe verwandt mit dem Keulenbärlapp ist der Tannenbärlapp *(Lycopodium selago; Huperzia selago)*, auch Teufelsklaue genannt. Dieser *Selago*, der den Druiden heilig war und mit einem besonderen Ritual geerntet wurde, ist giftig. Im Polnischen heißt er »Weibertod«, da er zur Abtreibung verwendet wurde. Als Absud gekocht, wurde er als Purgiermittel genutzt und zum Töten von Läusen und anderem Ungeziefer eingesetzt.

Fieberklee, Bitterklee *(Menyanthes trifoliata)*

Der Bitterklee, eine Sumpfpflanze, die in flachen Gewässern wurzelt, ist kein richtiger Klee, sondern gehört zu den Fieberkleegewächsen. Zirkumpolar wird die Wurzel, wie der Enzian, als Bittermittel bei Magenbeschwerden, Stuhlverstopfung und »inneren Krankheiten« verwendet. In Notzeiten essen die Indianer auch die Wurzeln.

Knöterich-Arten *(Polygonoidae)*

Zu den zirkumpolar wachsenden Knötericharten gehört der Vogelknöterich *(Polygonum aviculare)*, der Wasserpfeffer *(P. hydropiper)* und der Schlangenknöterich *(P. bistorta)*. Bei allen dreien handelt es sich um adstringierende Drogen, die bei Durchfällen, Blutungen und zur Wundbehandlung Anwendung finden. Die jungen Blätter dieser Knöteriche sind essbar. Wasserpfeffer ist scharf und dient als Gewürz oder zur Herstellung von Umschlägen (Kataplasmen) bei Schwellungen und Entzündungen, ähnlich einem Senfpflaster. Beim Schlangenknöterich werden auch die Wurzeln verspeist, müssen aber zuvor über Nacht eingewässert werden.

Holunder *(Sambucus nigra)*

Der Holunder, ein stickstoffliebender Strauch, hatte seinen natürlichen Standort rund um die Lagerplätze der Mammuts, Büffel und anderer Großsäuger in den Taigawäldern (Hempel 2009:132). Sicherlich waren die im Herbst reifen Beeren mit ihrem purpurnen Saft für die paläolithischen Wildbeuter eine wichtige Vitaminquelle. Die Beeren enthalten viel Vitamin C (18 Milligramm pro 100 Gramm), sowie Vitamin A, B_{12}, B_2, Kalium, Fluor, Karotinoide und andere Vitalstoffe. Inzwischen weiß man, dass der Holundersaft oder auch die getrockneten Beeren im Herbst, wenn das Wetter umschlägt, die Abwehrkräfte stärken. Der Saft regt die Peristaltik an und reinigt den Darm, der ja bekanntlich ein wichtiges Organ des Immunsystems ist. In der modernen Phytotherapie zeigt der Saft gute Wirkung bei viralen Infektionen und Neuralgien. Bei der Gürtelrose *(Herpes zoster)*, einer Viruserkrankung, ist er ebenfalls angesagt.

Überall werden die weißen Blüten, die zu Mittsommer blühen, als Schwitzmittel bei fiebrigen Erkrankungen angewendet. Der Teeaufguss der Blüten wirkt stark schweißtreibend, harntreibend und stimulierend auf das Immunsystem. Sicherlich war er den Menschen der jüngeren Altsteinzeit schon bekannt, denn bei den Indianern wie auch den Osteuropäern gehörte Holundertee als Getränk mit zum Schwitzhüttenritual oder zur Banja. Heute noch leistet der heiße Holunderblütentee, kombiniert mit einem heißen Bad, gute Dienste, um den Ausbruch einer Erkältung oder Grippe zu verhindern. Auch die geschabte Bastrinde war den Jägern und Sammlerinnen beiderseits der Beringstraße als stark abführendes, schweißtreibendes, Brechreiz erzeugendes und schleim- und harnlösendes, ausleitendes Mittel bekannt. Die Blätter finden in der eurasischen Volksmedizin wie auch bei den Indianern Verwendung bei Prellungen, Quetschungen, Frostbeulen, Verbrennungen, Geschwülsten und rauer, wundgeriebener Haut. Dazu werden sie vorzugsweise in Schweine-, Bären-, Murmeltier- oder Dachsfett zu Salben gekocht.

Seit Ende der jüngeren Altsteinzeit, etwa bei den Rentierjägern (Magdálénien), kannte man eine Bohrtechnik, mit der es möglich war, Geweihe, Holz oder gar Steine zu durchlöchern. Dazu verwendete man hohle Holunderzweigstücke, die durch schnelles Drehen zwischen den Handflächen oder mit einem Fiedelbohrer in Bewegung gesetzt wurden; als Schmiergel diente nasser Feuersteinkies.

Der Ethnobotaniker Bruno Wolters konnte zeigen, dass die vielfältige Anwendung des Holunders bei den amerikanischen Ureinwohnern zu etwa 75 Prozent mit derjenigen der Völker der Alten Welt übereinstimmt (Wolters 2000:15).

Brennnessel *(Urtica dioica)*

Ein Kraut, das so stark brennen kann, ist offensichtlich eine Pflanze der Macht, eine Pflanze, mit der man Zauber betreiben kann. Die Anwendungen als Heil- und Zauberpflanze sind bei den zirkumpolaren Völkern entsprechend vielfältig. Überall, bei den Indianern wie bei den Russen, galt sie als effektiver Blutstiller. Die zu Pulver geriebenen Wurzeln und Blätter wurden auf frische Wunden gestreut; bei inneren Blutungen, etwa der Lunge, oder bei Blutharnen verwendete man den frischen Saft der Blätter. Die Pflanze galt auch als Wurmmittel. Bei Rheuma und Arthritis wurden die betroffenen Körperstellen mit den frischen Trieben gepeitscht. Bei Wassersucht, Harngries, schlechter Haut (Pickel und Ausschläge) und zur »Blutverbesserung« wurde ein Tee, meistens aus der ganzen Pflanze samt Wurzel, getrunken.

Seit der Steinzeit stellte man aus Brennnesselfasern Stricke, Seile, Tragnetze, Fischnetze, Textilien und Schlingen zum Tierfangen her. Wie alt die Verbindung zwischen Nessel (englisch *nettle*) und Worten wie »Netz«, »Nähen« und »Nadel« ist, hat die

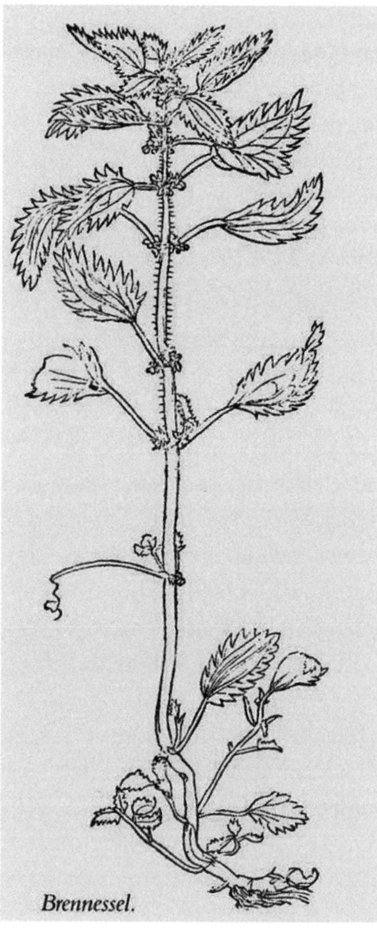

Brennnessel (Otto Brunfels, Herbarium Vivae et Eicones, Straßburg, 1530).

Sprachwissenschaft erschlossen; alle gehen auf das indoeuropäische Wort **ne* zurück. Auch die Indianer nähten mit Nesselfasern, wobei sie Stachelschweinstacheln als Nähnadeln verwendeten. Der Jesuitenmissionar Pater Hennepin berichtet aus dem Jahr 1698, dass die Irokesen Netze aus Brennnesselfasern und Lindenbast, die bis zu 50 Klafter (3000 Meter) lang sind, über die Flüsse wie den Sankt-Lorenz-Strom spannen und bis zu 400 Maränen und einige große Störe damit fangen (Erichsen-Brown 1989:444).

Überall, wo sie wachsen, werden Brennnesseltriebe als Spinatgemüse gegessen und die Samen im Herbst als Nahrungsmittel gesammelt. Das gilt als kräftigend und gesund; in England heißt es noch immer: *Three nettles in May keep diseases away.* (»Drei Nesseln im Mai halten Krankheiten fern.«)

SCHWITZHÜTTE UND BACKOFEN

Ein weiteres Erbe der paläolithischen Großwildjägerkultur ist das Dampfbad. Es ist ein Ort, in dem durch die Begegnung mit den Geistern und magischen Tieren körperliche und seelische Heilung und Erneuerung stattfindet. In der indianischen Schwitzhütte, wie etwa dem Inipi der Lakota oder dem Emaom der Cheyenne, hat sich das archaische Schwitzhüttenritual in seiner reinsten Form erhalten. Das russische Dampfbad (Banja), die skandinavische und finnische Sauna, das baltische Pirts, die heißen japanischen Bäder, das türkische Bad (Hamman), das Türkstämme wahrscheinlich aus der mittelasiatischen Altairegion mitbrachten, das Schwitzhaus der Azteken (Temazcal) und die keltischen Schwitzhäuser (Allus Bothan) im alten Irland sind Weiterentwicklungen der einfachen altsteinzeitlichen Schwitzhütte. Auch die tragbaren Schwitzjurten in den zentralasiatischen Steppen gehören dazu. Die Skythen, die wilden Reiternomaden der osteuropäischen Steppe, benutzten zur Durchführung von Initiationsriten und Totenbegleitritualen tipiartige Zelte, die mit Filzmatten bedeckt waren. Dem Bericht des griechischen Geschichtsschreibers Herodot (440 v. u. Z.) zufolge wurde in diesen Zelten Hanf (Cannabis) auf glühende Steine gestreut. Das Einatmen des Hanfrauchs machte es den Teilnehmern möglich, das Alltagsbewusstsein für eine Weile hinter sich zu lassen und die Verstorbenen eine Wegstrecke in die Anderswelt mit zu begleiten.[31]

Für die Prärieindianer stellt die Schwitzhütte den Bauch eines Bisons[32] dar, dieser wiederum verkörpert die alte Erdmutter, die Großmutter, die Hüterin der Tiere und Pflanzen. Um das Gerüst der niedrigen, runden, kuppelförmigen Hütte zu errichten, werden biegsame Weidenzweige im Kreis in die Erde gerammt und in der Mitte, in einer Nord-Süd-Achse, zusammengebunden. Die gebogenen Zweige repräsentieren die Rippen des Büffels (der Erdmutter) und die Achse ihr Rückgrat. Das Gerüst wird mit Büffelfellen (heute Decken) abgedeckt.[33] Allgemein ist die schmale Öffnung – die Vulva der Erdgöttin – nach Osten gerichtet, denn aus dieser Richtung kommen Licht und Leben.[34] Vor dem Eingang werden runde Wackersteine in einem großen Feuer zum Glühen gebracht, die dann mit Stöcken oder Elchschaufeln in die Grube in der Mitte der Hütte getragen werden. Die Teilnehmer kriechen durch den niedrigen Eingang beziehungsweise durch die Scheide in den Bauch der Erdmutter, wo sie dann im Stockfinsteren, nackt wie Embryos, hocken und schwitzen. Wasser wird immer wieder über die heißglühenden Steine gegossen, wobei sich dichte Dampfschwaden bilden. Die Hitze, die fast unerträglich werden kann, katapultiert die Teilnehmer aus dem gewöhnlichen Bewusstseinszustand heraus, sodass sie die Götter und Tiergeister wahrnehmen und mit ihnen kommunizieren können. Während der Sitzung, die manchmal eine Nacht oder einen Tag und eine Nacht dauern kann, geht das Zeitgefühl verloren; man befindet sich also jenseits der Zeit, in der Traumzeitdimension. Dabei wird gebetet, Medizinlieder werden gesungen und eventuell wird die Medizinpfeife geraucht. Vier Mal verlassen Teilnehmer die Hütte, um in einen kalten Fluss oder Teich zu springen oder sich im Schnee oder im frischen Tau zu rollen, um dann erneut zu schwitzen.

---

31 Für jene, die sich für das Thema Schwitzhütte interessieren, bietet das Buch von Christiane van Schie, *Im Schoß der Erdmutter* (Drachen Verlag, 2010), ausführliche, kompetente Auskünfte.

32 Bei den Athapasken im nördlichen Kanada stellt die Schwitzhütte einen Elch dar.

33 Bei den Waldindianern wurden die Schwitzhütten mit Ulmen- oder Birkenrinde bedeckt. An der pazifischen Küste gab es eher Blockhäuser, die als Schwitzhütten dienten, aber auch als Versammlungshäuser für Männer oder Schlafplätze für unverheiratete Junggesellen (Hultkrantz 1994:276).

34 Bei den Lakota ist die Öffnung der Schwitzhütte ausnahmsweise gen Westen gerichtet.

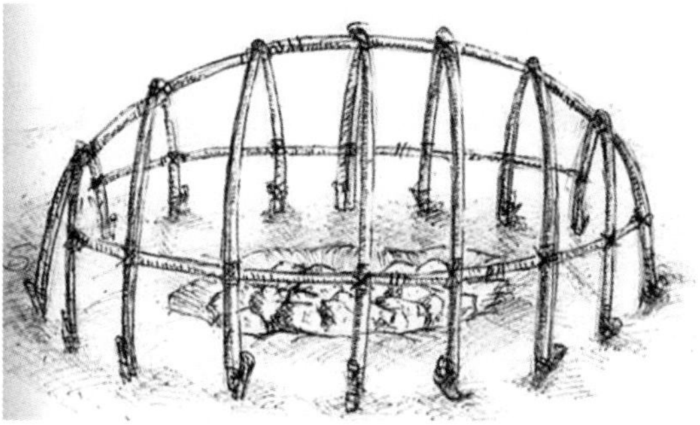

Rahmen der typischen Schwitzhütte. Aus Christiane van Schie, Im Schoß der Erdmutter.

Wenn das Schwitzritual vorüber ist, fühlen sich die Teilnehmer wie neu geboren. Mutter Erde hat sie in ihren heißen Schoß aufgenommen, ausgebrütet und gereinigt und voller Kraft wieder ins Dasein entlassen. Die Cheyenne erzählen, dass sogar Tote durch die Schwitzhüttenzeremonie wiederbelebt worden waren.

Das Ritual ist also eine Rückkehr in den Schoß der Urmutter. Sie ist es, die die Tierseelen wie auch die Samen der Pflanzen aufnimmt, sie hütet und wieder in die äußere Welt entlässt. Da ist es verständlich, dass auch das mittelamerikanische *Temazcal*-Schwitzhaus als der Bauch der Großen Göttin konzipiert wurde. Die russische Banja wurde ebenfalls traditionell mit der »feuchten Mutter Erde«, der zweiten Mutter *(vtoroi mat)* des Menschen, assoziiert. In vorchristlichen Zeiten war das die Göttin Mokosh.

In diesem Zusammenhang ist es ebenfalls verständlich, dass die Schwitzhütte bei vielen Völkern der bevorzugte Ort ist, wo Geburten stattfinden. In Finnland kommt es noch immer vor, dass Hochschwangere den Saunaraum aufsuchen, um zu entbinden. Auch in den ländlichen Regionen Lettlands, wie auch in Russland, werden Kinder noch immer im Dampfbadhaus zur Welt gebracht. Im alten Irland war das ebenfalls so. Der Brauch lässt sich sicherlich bis in die Mammutsteppe der ausgehenden

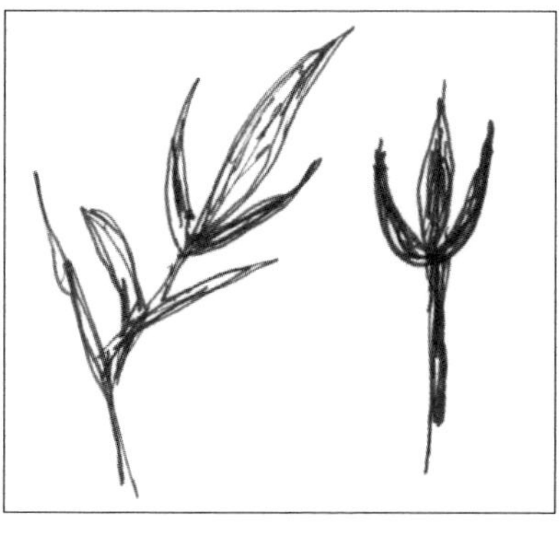

Die Spitze des Beifußblattes ähnelt dem Shiva-Dreizack.

Eiszeit zurückverfolgen. Wo sonst konnte die gebärende Frau in dem kalten, windigen Klima mehr Geborgenheit und Schutz finden als in der warmen, mit dem herb würzigen Beifuß ausgelegten Schwitzhütte (McKee 2007:1).

Auch wenn es unter den vielen verschiedenen Volksgruppen Abweichungen in der Ausführung der Schwitzhütte gibt, so besteht dennoch ein Grundmuster, das den gemeinsamen kulturellen Ursprung erkennen lässt.

- Wasser wird auf glühende Steine gegossen, um Dampf zu erzeugen. Hier begegnet uns übrigens wieder das Motiv der beiden entgegengesetzten Urelemente: Feuer und Wasser.
- Zum Abkühlen wird das Schwitzen immer wieder unterbrochen oder es wird zum Abschluss gebracht, indem die Teilnehmer in einen kalten See, Teich oder Fluss springen oder sich im Schnee oder taufrischen Gras rollen.
- Die Körper der Schwitzenden werden während des Rituals sanft mit Büscheln aus bestimmten aromatischen Kräutern oder Baumzweigen geschlagen. Birkenruten werden allgemein als Wisch oder Quast bevorzugt; manchmal verwendet man die Zweige vom Ginster, von Juniperusarten oder – zum Beispiel in Lettland – von dem angenehm duftenden Gagelstrauch *(Myrica gale)*. Oft werden dem Wisch Beifußtriebe (*Artemisia* spp.) beigemischt. Bei schmerzenden, geschwollenen Gliedern, Arthritis und Rheuma benutzen die Russen gern Besen aus Wermutzweigen *(Artemisia absinthium)*. Mit dem Wermutwisch sanft geschlagen zu werden, soll angeblich auch den Geist klären. Zum selben Zweck verwenden die Athabaskan-Indianer einen Quast aus sogenannten Karibublättern *(Artemisia tilesii)*, die Aleuten wiederum den Kamtschatkabeifuß (*A. vulgaris* var. *kamtschatica*).
- Kräuter mit ätherischen Ölen und heilenden Eigenschaften werden auf die glühenden Steine gestreut oder mit im Aufguss verwendet. Die nordamerikanischen Indianer kennen mindestens 164 Arten, die sich dafür eignen. 55 Prozent davon gehören zu Gattungen, die zirkumpolar zu finden sind und die sie schon seit der jüngeren Altsteinzeit aus Nordostasien kannten. Unter ihnen befinden sich folgende: Schafgarbe, Estragon, Kalter Beifuß *(Artemisia frigida)*, Wintergrün, Wacholder, Minze, Braunelle, Adlerfarn, Roter Holunder, Brennnessel, Kiefer, Fichte, Engelwurz, Kirsche, Nelkenwurz, Gagel, Kalmus.

- Um den Schweiß ordentlich zu treiben, trinkt man vor dem Schwitzen auch große Mengen diaphoretischen Kräutertee. Bei den Indianern der Rocky Mountains, den Cheyenne etwa, wird ein Aufguss der dort wachsenden Monardenminze *(Monarda fistulosa)* getrunken; bei den Irokesen und anderen östlichen Waldindianern, ähnlich wie in Russland, Holunderblütentee.

Inzwischen haben die Mediziner erkannt, dass diese Schwitzkuren tatsächlich stark gesundheitsfördernd wirken:
- Das intensive Schwitzen schwemmt Toxine und metabolische Schlacken aus den Körpergeweben aus.
- Die Erhitzung (Hyperthermie) wirkt wie ein künstliches Fieber. Fieber ist, wie wir heute wissen, eine natürliche immunologische Abwehrreaktion: Es aktiviert die Lymphozyten und hemmt Bakterien, Viren und Pilze.
- Das abwechselnde Schwitzen und Abkühlen reinigt die Haut, öffnet die Poren und regt den Blutkreislauf an, sodass die Gewebe und Muskeln besser mit Sauerstoff versorgt werden (Storl 2015:160ff.).

Das sind natürlich rationelle, empirische Erklärungen, die unserem Weltbild entsprechen. Für die Indianer, Ostsibirier und wahrscheinlich auch für die ehemaligen paläolithischen Völker sind die erfolgten Heilungen das Geschenk jener Geistwesen, die während des Schwitzrituals anwesend sind.

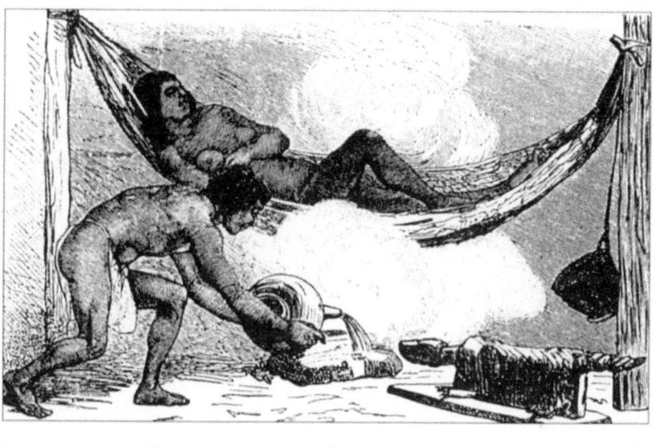

Schwitzbad der Rouquouyennes-Indianer. Nach Creveaux, Braunschweig, 1881.

Beifuß (*Artemisia* spp.)

Wie der Wacholder ist auch der Beifuß eine der ersten Pflanzen, welche die vom Eis freigegebenen Kaltsteppen besiedelten. Die Mammut- und Rentierjäger am Rande der Gletscher kannten das graue, herb würzige Kraut gut. Sicherlich verwendeten sie den Beifuß, wie man es noch immer überall auf der nördlichen Halbkugel tut. Sie räucherten damit, um ungute Geister und negative Einflüsse zu vertreiben; sie benutzten es als Hebammenkraut und Frauenheilpflanze und legten ihre Kultplätze damit aus.

In den Alpen ist der Beifuß Bestandteil der Räuchermischung, mit der in den Weihenächten der Wintersonnwende Haus und Stall ausgeräuchert werden. Bei den Prärieindianern wird bei sakralen Handlungen und Heilséancen mit einer Mischung aus Mariengras *(sweet grass, Hierochloe odorata)*, Wacholder *(red cedar, Juniperus virginiana* oder *Thuja plicata)* und Steppenbeifuß (*Artemisia tridentata*, *A. ludoviciana* und andere Artemisiaarten) geräuchert. Die Indianer sagen, der Beifuß schafft einen sakralen Raum, der »Cedar« schützt diesen, und das süß duftende Gras zieht die guten Geister an. Ähnliche Anwendungen findet man bei den tibetischen Bön-Schamanen und bei den nepalesischen Jhankries. Letztere erkennen in den drei Spitzen des Beifußblattes den Dreizack des Schamanengottes Shiva-Mahadeva, der viele archaische, in der Steinzeit wurzelnde Eigenschaften, als tanzender Schamane, als Herr der Tiere *(Pashupati)* und Ekstatiker besitzt (Storl 2012:42f.). Überhaupt ist der Dreizack nicht nur in Indien, sondern in ganz Sibirien Symbol des Schamanen.

Überall gilt der Beifuß als Vertreiber bösartig gesinnter Geister. Seine Anwendung in der Traditionellen Chinesischen Medizin als Moxakraut, wobei kleine Kügelchen oder Kegel aus Artemisia auf der Haut verbrannt werden, hatte ursprünglich die Funktion, ungute Geister aus dem Körper zu jagen. Die Indianer Kanadas legen das Beifußkraut *(A. vulgaris, A. arguii, A. douglasiana)* unter das Kopfkissen, um luzide Träume zu bekommen; in China wird Beifuß mit ins Kissen gestopft, um einen guten, ruhigen Schlaf zu gewährleisten. In Europa tat man das Gleiche als Hilfe gegen schlechte Träume. Und die Prärieindianer hängen es auf, um Totengeister fernzuhalten.

Noch heute ist der Beifuß eines der wichtigsten Pflanzen der Hebammen.[35] Der zierliche, stark kampferhaltige Kalte Beifuß *(A. frigida)* wird in Ostsibirien und Nordamerika zur Regulierung der Fruchtbarkeit und der Periode bevorzugt. Frauen trinken Abkochungen von dieser und anderen Beifußarten während bestimmten Phasen der Wehen, um die Geburt zu erleichtern oder um den Mutterkuchen zu lösen. Als Frauenkraut wird Beifuß, insbesondere *Artemisia vulgaris*, universell eingesetzt bei Weißfluss, Vaginitis, Irregularitäten der Mensis sowie zur Steigerung der Fruchtbarkeit. Der *Macer floridus* (8. bis 9. Jahrhundert), das Standardwerk der mittelalterlichen Kräuterheilkunde, rühmt die Wirkung des Beifußes, Fehlgeburten zu verhindern. Hebammen wussten einst, wie man mithilfe des Beifußes den ungünstig liegenden Fötus bei Gefahr einer Steißgeburt drehen kann (Madejsky 2008:60). Es gilt als höchstwahrscheinlich, dass diese Heilpflanze schon im Paläolithikum so verwendet wurde. Bei der ländlichen Bevölkerung in China und Nordostasien gehen die Frauen bei den Wehen über einem Beifußdampfbad in die Hocke. Die Schwitzhütte wurde seit der alten Steinzeit bei der Niederkunft der Frau mit dem heiligen Kraut ausgelegt. Bei den Prärieindianern wird noch heute der Boden von zeremoniellen Tipis oder der Sonnentanzplatz mit Steppenbeifuß bedeckt.

Im angelsächsischen Kräutersegen, einem Zeugnis altgermanischer Kräuterkunde, wird der Beifuß als allererste Pflanze erwähnt. Sie wird als *yldost wyrta*, als »älteste der Wurze« (Heilpflanzen) angesprochen. Ihr Name ist *Una* – das ist ein sogenanntes Schüttelwort, eine zwecks magischen Schutzes vorgenommene, anagrammatische Umstellung von *Anu*. Anu oder Ana ist die Ahnin, die Urgöttin, die mit der Frau Holle und der Erdmutter identisch ist. Sie ist die Dea Ana der Indoeuropäer, die Mutter des keltischen Göttergeschlechts, Danu[36], und auch die römische Herrin der Tiere und Wildnis, Diana. Als Ernährerin erscheint diese Göttin als Annapurna in Indien und bei den Latinern als die immer wiederkehrende Anna perenna, eine ehemalige etruski-

35 Nähere Auskunft zum Beifuß als Frauenkraut siehe Vagn J. Brøndegaard, »Artemisia in der gynäkologischen Volksmedizin« in *Ethnobotanik*. Berlin: Verlag Mensch und Leben, 1985, Seite 217–230. Eine Diskussion des homöopathischen Arzneimittelbildes findet man in Frans Vermeulen, *Homöopathische Substanzen – Vom Element zum Arzneimittelbild*. Stuttgart: Sonntag Verlag, 2004, Seite 58–61.

36 Die Donau und der russische Fluss Don tragen ihren Namen.

sche Erdgöttin, die einst die Menschen vor dem Verhungern rettete. Als St. Anna, der Mutter der »Mutter Gottes«, legt sie sich ein christliches Gewand an. Dieser Urgöttin war der Beifuß geweiht. Der Name Artemisia geht auf die griechische Göttin der Wildnis und der Geburt, Artemis, zurück. Sie gilt als die erste Hebamme, denn sie wurde vor ihrem Zwillingsbruder, dem Sonnengott Apollo, geboren und half sogleich, ihn zur Welt zu bringen.

Allgemein denkt man, der Name Beifuß kommt davon, dass man das Kraut an den Fuß band, um beim Wandern nicht müde zu werden. Das ist jedoch nicht der Fall. Dieser Pflanzenname, Hildegard von Bingen nannte sie noch *Biboz*, kommt aus dem althochdeutschen *bózen* (»stoßen«, »schlagen«, »klopfen«), so wie auch der *Amboss*, auf dem geschlagen wird. Es ist also das »Stoßkraut«. Dafür gibt es mehrere Deutungsmöglichkeiten:

- Es ist ein Kraut, das mit dem Stößel zerstoßen wird.
- Da die Pflanze mit Sexualität und Fruchtbarkeit zu tun hat, ist das ein Hinweis auf koitale »Stoßbewegungen«.
- Das Kraut vertreibt Klopf- und Poltergeister, wie etwa den *Butz* oder *Butzemann*.

Beifuß ist zweifelsohne eines der ältesten Schamanenkräuter. Der kampferartige Duft der zerriebenen oder auf Räucherkohle gelegten trockenen Blüten öffnet die Seele und schärft das geistige Wahrnehmen. Die indoeuropäischen Schamanen, wie auch die Schamaninnen der Germanen, die Völvas und Veledas, weihten sich mit dem Kraut, ehe sie an bestimmten Tagen wie Wildgänse in die jenseitigen Welten ausflogen. Auch in den heiligen Tagen der Sonnwenden spielte der Beifuß eine Rolle. Man sprang etwa über das Sonnwendfeuer mit einem Gürtel aus geflochtenem Beifuß und opferte ihn dann in die Lohe.

Es besteht kaum Zweifel, dass die Ureinwohner Mitteleuropas einst auch Schwitzhütten besaßen. Aus der Jungsteinzeit und Bronzezeit sind runde, bienenkorbförmige Steinhütten bekannt, teilweise in die Erde gesetzt, deren Funktion den Archäologen Rätsel aufgibt. Waren es Getreidespeicher oder Kultstätten? Nähere Untersuchungen zeigten Anhäufung von Steinen, die durch Feuer zersplittert waren, und Pollenanalysen des Bodens ließen den Blütenstaub vom Beifuß und anderen aromatischen Kräutern erkennen (McKee 2007:1f.). Ähnliche archäologische Funde gab es in Mecklenburg. In Kilkenny County, Irland, entdeckten Urgeschichtler Umrisse und verkohlte Reste eines bronzezeitlichen Schwitzhüttenplatzes. Die Hütte war, annähernd der ursprünglichen steinzeitlichen Schwitzhüttenform entsprechend, aus Haselstecken errichtet worden (Van Schie 2007:36). Ansonsten kannten die Iren die aus Stein gebauten *sweat houses*, die einer Grabkammer ähnelten und mit Torf beheizt wurden; sie dienten dem Herausschwitzen von Krankheiten.

Durch Kontakt mit der römischen Zivilisation wurden in weiten Teilen Europas die relativ einfachen Dampfbäder durch großartige Badeanstalten ersetzt. Ab dem 12. Jahrhundert gab es wieder Bäder mit Steinöfen und Bänken, die der Sauna ähnlich waren und in denen Kräuter zum Verdampfen auf die Öfen gelegt wurden. Da wurden zum Beispiel Menstrualstockungen und Schmerzen mit Rainfarn, Mutterkraut und Königskerze behandelt (McKee 2007:9). Auch Bilsenkraut wurde auf die Öfen gelegt, was zur Folge hatte, dass es recht lustig in den Bädern zuging und die Anderswelt wieder Einzug hielt. Als dann die Pest kam und noch mehr, als später die Syphilis wütete – Columbus hatte sie aus der Neuen Welt eingeschleppt – wurden überall die Badehäuer geschlossen, und die Badekultur kam praktisch zum Erliegen.

Trotzdem wurde bei Krankheiten – Fieber, »Reißen« (Rheuma, Neuralgien) und anderen Schmerzen, Ausschlag, Warzenbefall – weiterhin therapeutisch geschwitzt, und zwar im langsam abkühlenden, noch heißen Backofen, nachdem die Brote herausgeholt waren. Manchmal bettete man den Kranken dabei in heißen Sand, Asche, Salz oder (in Russland) Lehm. Kränkelnde Kleinkinder wurden hier »nachgebacken« und Wechselbälge zurückgegeben und ausgetauscht.[37] In Un-

37 Bischof Burchard von Worms (10./11. Jahrhundert) spricht von Frauen, die ihre Kinder in den Ofen steckten zur Fieberkur oder zur Kur irgendeiner Krankheit (Herrmann 2006:93).

garn sprach die Hebamme, wenn sie den untergeschobenen Wechselbalg in den Ofen legte: »Hier hast du den Teufel. Gib mir mein rechtes Kind zurück!«

Wir sehen also, der Backofen galt in der bildhaften Vorstellung der Bauern – ähnlich wie die Schwitzhütte bei traditionellen Völkern – als ein

Mutterschoß. Das Herausziehen des fertig gebackenen Brots aus dem heißen Ofen glich der Geburt. Der frische warme Brotlaib ist dem kleinen Leib eines Wickelkindes nicht unähnlich (Storl 2014a:57). Auch die von einer Hexe beschrienen (verzauberten) Kinder konnten hier entzaubert werden. Der Backofen war ein mystischer Ort, in dem sich Ahnengeister oder auch der Hauskobold und die Zwerge aufhielten. Gelegentlich wurden sogar die Toten hineingelegt, um sie eine Weile auszudörren (Bächtold-Stäubli, Bd. I, 1987:783). Wie Feuerstellen (Kamine, Schmiedeöfen) ist der Backofen ein Ort der Transformation – vielleicht lässt sich auch der Hexenofen, wie im Märchen von Hänsel und Gretel, so deuten. Die Kirche verbot diesen Gebrauch der Backöfen.

ERBRECHEN UND PURGIEREN

Ein weiteres Erbe der zirkumpolaren Eiszeitmedizin ist die Anwendung von Abführ- und Brechmitteln (Purgativa und Emetika). Heutzutage würden wir diese zu den »ausleitenden Therapien« rechnen. Für die Naturvölker bedeutete das aber nicht nur die plötzliche Entleerung des Dickdarms und des Mageninhalts, um irgendwelche Toxine oder Schadstoffe loszuwerden. Oft wurde diese Reinigung vor der schamanischen Heilsitzung vorgenommen. Es ging darum, sich eingedrungener Krankheitsgeister oder magischer Gifte (Intrusionen) zu entledigen, die im hellsichtigen Zustand oder in schamanischer Trance wahrgenommen worden waren (Storl 2011:133f.). Gelegentlich war es der Heiler selbst, der sich auf diese Weise auf die Heilséance vorbereitete. Erbrechen und Purgieren waren oft Teil von Einweihungs- und Initiationsritualen. Die Seminol-Indianer in Florida praktizierten rituelles Erbrechen vor ihren Ratssitzungen. Nichts sollte die Teilnehmer belasten, nichts Schlechtes sollten sie in sich tragen; Worte und Gesinnung sollten lauter sein.

Die nordamerikanischen Indianer kannten über 200 Pflanzen, die als Brechmittel in Frage kamen, und rund 150, die als Abführmittel dienten. Viele Emetika, wie die Aufgeblasene Lobelie (Indianertabak; *Lobelia inflata*) sind endemische, nur in Nordamerika auftretende Arten. Viele andere Abführ- und Brechkräuter sind jedoch in der Neuen wie auch in der Alten Welt heimisch.

Eine der wichtigsten Heilpflanzen bei den Waldindianern Nordamerikas, den Sibiriern, Russen und Westeuropäern ist, wie wir sahen, der Holunder oder der Fliederbusch *(Sambucus nigra, S. canadensis)*. Zirkumpolar wird die innere Rinde (Phloem oder Bast) als Brech- und Abführmittel verwendet. Und überall, bei den Russen, den Sibiriern, den alten Preußen, den Oberbayern, den Kelten und sogar in der Schrift *Vegetabilis* des Universalgelehrten Albertus Magnus (12. Jahrhundert) heißt es: Wird die Innenrinde eines jungen Triebes nach oben abgeschabt, dann bewirkt die Abkochung Erbrechen; wird sie nach unten geschabt, dann erfolgt Durchfall. Auch bei den Waldindianern, den Winnebago, Menominee und den Irokesen ist dieses Schaben nach unten oder nach oben Teil der heilkundlichen Überlieferung. In der rumänischen Volksmedizin werden »Würmer« auf diese Weise entweder durch den Mund oder durch den After ausgetrieben. Dass es sich bei diesem übereinstimmenden Analogiezauber nicht um Zufall handelt, sondern um eine kulturelle Praxis, die ihre Wurzeln in der jüngeren Altsteinzeit hat, ist offensichtlich.

Der Holunder also ist der Baum, dessen Rinde man schabt. Die keltisch-gallische Bezeichnung für den Holunder ist *Skobiém*, dessen sprachliche Wurzel *sco* auf »Raspeln« oder »Schaben« hindeutet. Ebenso bezieht sich die schlesische oder obersächsische, aus dem Slawischen entlehnte Dialektform *Schibbeke*, *Schibchen* oder *Zibke* ebenfalls auf das Schaben der Rinde. In der europäischen Volksheilkunde wird die Rinde bei Neumond, am besten im frühen Frühling oder im Spätherbst, abgeschabt. Wie der Gallier Marcellus Empiricus (4./5. Jahrhundert) schrieb, wird eine Menge ungefähr von der Größe einer Haselnuss als Sud gekocht und am frühen Morgen auf nüchternen Magen getrunken (Höfler 2000:24).

Unsere Frage diesbezüglich lautet: Funktioniert das? Wird der Brechreiz tatsächlich angeregt, wenn der Bast nach oben geschabt wird? Erfolgt ein heftiger Stuhlgang, wenn er nach unten geschabt wird? Oder ist das reiner Aberglaube? Die Antwort ist seit mindestens 15 000 Jahren ein eindeutiges: »Ja, es funktioniert.« Da die Holunderrinde, wie auch die Blätter, aufgrund des enthaltenen Blausäure-

Glykosids Sambunigrin leicht giftig ist, will der Körper die Giftstoffe schnellstens ausscheiden; er reagiert mit Schwitzen, Harndrang und, wenn die Dosis zu stark ist, mit Erbrechen oder Durchfall. Das therapeutische Wort des Heilers ist dann der Auslöser der Reaktion. Unter Hinweisung auf die Art und Weise, wie sie geerntet wurde, wird der Psyche des Patienten signalisiert, ob der Ausscheidungsprozess nach unten über den Darm geht oder nach oben über das Erbrechen.

SCHAMANENTUM

Auch etliche Elemente des Schamanismus, die mindestens bis in die jüngere Altsteinzeit zurückreichen, sind und blieben Bestandteil unserer Volksmedizin. Die mit gelbem und rotem Ocker, schwarzer Holzkohle und weißem Kalkstein kolorierten Höhlenmalereien, Ritzungen und Zeichnungen, die man im franko-kantabrischen Raum entdeckt hat, lassen keinen Zweifel daran, dass es damals schon Schamanen gab. Neben den für das Überleben so wichtigen Tieren – Büffel, Rentiere, Auerochsen, Mammuts, Pferde und andere – werden auch merkwürdige Menschenfiguren abgebildet. In der Höhle von Lascaux (a) zum Beispiel sieht man ein vogelköpfiges Männlein, das sich anscheinend in Trance befindet; in der Höhle des Espelugues (b) entdeckte man den »Zauberer von Lourdes«, der ähnlich den tungusischen Schamanen Hirschgeweih und Tierschwanz trägt; im Höhlenkomplex von Trois-Fréres (c) fand man den tanzenden »Hexer« mit Hirschgeweih, Wolfsohren und Bärenpfoten sowie eine tanzende Figur mit Büffelmaske (d); in der Dodogne, Abri Mège (e), fand man einen gehörnten Steinbocktänzer in einen Knochen eingraviert.

Es hat viele Deutungen dieser Höhlenkunst gegeben. Für Kulturanthropologen wie Hans Peter Duerr sind Höhlen Eingänge zur Anderswelt, sie gelten als Gebärmutter der Erdgöttin, der Mutter der Tiere. Hier, tief in der Erde, in ihrem Schoß, reifen die Tierseelen heran, die dann irgendwann von der Göttin in die äußere Welt entlassen werden. Der Schamane, der Vermittler zwischen den Welten, begibt sich in diese dunklen Tiefen, um mit der Göttin zu verhandeln, vielleicht auch um ihr beizuschlafen und den Bestand des Wildes zu sichern (Duerr 1990).

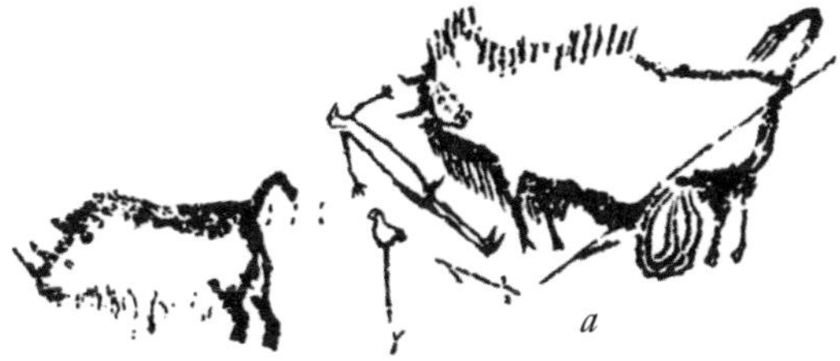

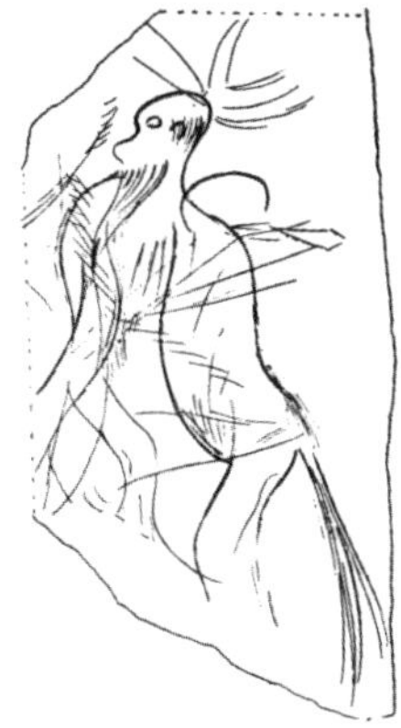

Schamanendarstellungen aus der jüngeren Altsteinzeit.

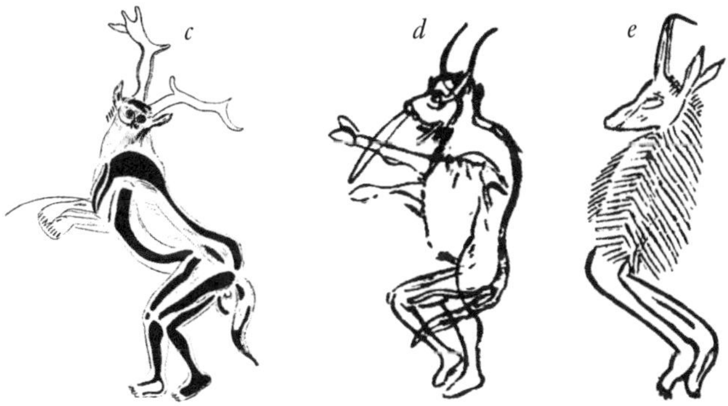

Das ist es also, was den Schamanen ausmacht: Er ist nicht einfach ein Geisterbeschwörer. Er besitzt die Fähigkeit und beherrscht die Technik, auf außerkörperliche Reise zu gehen. Er ist, wie es Mircea Eliade[38] definiert, ein »Meister der Ekstase«. Ekstase (griechisch ékstasis) bedeutet just das: »Aus sich heraustreten«, die eigene Seele auf bewusste Astralreise in die »Innenseite« der Natur, in die anderen Dimensionen des Seins, in die Welten der Geister, Götter und Dämonen zu schicken. Im Gegensatz zu Vertretern spiritistischer Séancen oder des afrikanischen Voodoo werden Schamanen nicht von Geistern oder Gottheiten besessen.

38 Der Religionswissenschaftler Mircea Eliade (1907–1986) hat den von den sibirischen Tungusen (Evenken) übernommenen Begriff »Schamane« im Westen bekannt gemacht. Er definiert den Schamanismus als »archaische Ekstasetechnik«.

Dass es diese metaphysische Seinsebene, diese Welt der Geistwesen gibt, daran haben die Menschen nie gezweifelt – das heißt, außer in unserer gegenwärtigen materialistischen, rationell orientierten Kultur. Wir deuten diese Welten höchstens als psychologische Projektionen. Nicht so die traditionellen Völker, für sie ist die Anderswelt Tatsache. Sie ist auch nicht bloß eine religiöse Glaubenssache, sondern sie wird real erlebt und erfahren. Sie ist weder subjektive Fantasie noch Hirngespinst, sondern wirkt und beeinflusst unser alltägliches Dasein und Befinden.

Was also tut der Schamane in der Stammesgesellschaft? Er benutzt seine Fähigkeiten, um auf der Metaebene, in der Welt der Geister, Dinge zu bewegen und zu ordnen, ehe sie zur konkreten Wirklichkeit werden. Er ist nicht nur auf der waagerechten Achse der alltäglichen Wirklichkeit aktiv, sondern er bewegt sich auch auf der senkrechten Achse, die uns mit den neun oberen und den neun unteren Welten verbindet. Er fliegt oder klettert die Äste des Weltenbaums hinauf oder steigt in dessen Wurzeltiefen hinab. Schamanen wissen, wie man mit den Geistern umgeht, und sie benutzen ihre Fähigkeiten:

- um Krankheiten zu heilen.
- um Seelen oder Seelenteile, die in der Astralwelt verloren gingen oder von Geistwesen geraubt wurden, wiederzufinden und zurückzubringen.
- um herauszufinden, wo sich die Herden und das Wild befindet.
- um die Pflanzen nach ihren Heilkräften und ihrer Hilfe zu fragen.
- um den Toten Geleit in die Geisterwelt zu geben.
- um die Wahrheit herauszufinden.
- um drohendes Unheil abzuwenden, ehe es sich in der materiellen Welt manifestiert.

Was ist nun bezogen auf die Heilverfahren der Unterschied zwischen dem modernen Mediziner und einem Schamanen? Die Diagnose des Mediziners erfolgt auf Grundlage genauster empirischer Untersuchung nach neuestem wissenschaftlichem Stand mithilfe von Techniken, wie Ultraschall, Röntgen, Kernspintomographie, Endoskopie und einem ganzen Bataillon physiologischer, mikroskopischer und biochemischer Testverfahren. Die Behandlung ist rationell und beinhaltet experimentell erprobte pharmazeutische Medikamente, Chirurgie und dergleichen.

Dem Schamanen steht zwar nicht das beeindruckende technische Instrumentarium zur Verfügung, aber auch er beobachtet das Erscheinungsbild des Kranken – Fieber, Schmerzgebaren, Ausscheidungen, Hautfarbe und so weiter – genauestens. Aber er bleibt nicht dabei stehen. Er begibt sich auf die »Innenseite« des Phänomens, in die Trance. Er sieht das Wesen – den »Wurm«, den Alb oder Krankheitsgeist oder auch den Zauberpfeil, die magische Intrusion, die den Kranken getroffen hat. Mit der Kraft und Hilfe seiner verbündeten tierischen Hilfsgeister, mit der Kraft seiner Worte und Zauberlieder vermag er diese Unholde dann zu überwinden und unschädlich zu machen. Er kann »Geisterpfeile«, krankheitsverursachende »Würmer« oder »Schlangen« heraustrommeln, heraussingen, herauslocken, herausräuchern, heraussaugen und sie anschließend entsorgen. All das geschieht auf der Metaebene, in der Dimension des Werdenden, wo alles noch im Fluss ist, und nicht in der Dimension des Gewordenen.

Wenn ein gestandener Mediziner, der sowieso nicht an Geister glaubt, nach einer erfolgten schamanischen Heilsitzung den noch immer fiebernden, hilflos daliegenden, geschwächten Patienten untersucht, dann wird er wahrscheinlich sagen, dass da nichts weiter geschehen ist; der Kranke sei noch immer in einem kritischen Zustand. Der Schamane jedoch wird dem widersprechen: »Nein, er ist auf dem Weg zur Gesundung, denn der Wurm ist raus!« Und dann, um die Ausheilung voranzubringen, wird er dem Patienten die passenden Kräutertees, -abkochungen oder -salben geben und ihm einige Schutzamulette anhängen.

Wie wir sehen werden, wendeten die europäischen Waldvölker diese schamanischen Heilweisen noch lange an. Das Besprechen und Besingen von Kranken, das Herauslocken und Verbannen und von »Würmern«, »Elben«, Krankheitsgeistern, Zauberpfeilen und dergleichen war bis ins frühe 20. Jahrhundert Bestandteil der ländlichen Volksheilkunde. Die auf der Metaebene gesichteten, unholden Wesen wurden vom Patienten auf Käfer, Vögel und Bäume – insbesondere den Hofholunder – übertragen und so »entsorgt«.

Die Kultur der Waldvölker war vor der Bekehrung schamanisch geprägt. Bei den Germanen – von den Skandinaviern im Norden bis zu den Langobarden in Norditalien, von den Angelsachsen im Westen bis zu den Rus (Waräger) an der Wolga – war die Hauptgottheit ein Schamane. Es war Wotan (skandinavisch Odin, südgermanisch Wodan, angelsächsisch Woden, alemannisch Woutis, langobardisch Godan). Erst spät hat der skandinavische Adel den einäugigen – *ein*-sichtigen – Asen zu einem Kriegsgott stilisiert. Er war aber vor allem ein Zauberer. Wölfe und Raben – typische Schamanentiere – waren seine Begleiter. Er kannte die Heilgesänge und war Meister der Heilpflanzen, wie wir es aus dem Merseburger Heilspruch und dem angelsächsischen Kräutersegen erfahren. Hängend am Weltenbaum erfuhr er seine schamanische Initiation und konnte somit die Runenweisheit ins Bewusstsein heben. Woden war Zauberer, Gestaltwechsler, Wanderer zwischen den Welten, Totenbegleiter, Retter des Kessels mit dem Met der Inspiration, Meister der Trance und der Ekstase. Sein Name bezieht sich auf »Wut« im Sinne von schamanischer Raserei und geht auf das indoeuropäische **uat* (»anblasen«, »anhauchen«, »inspirieren«) zurück. Die lateinische Bezeichnung *vātes* (»Seher«) und das altirische *faith* (»Seher«, »Weissager«) sind etymologisch damit verwandt.

Einige Kulturforscher meinen, dass Odin/Wodan eine aus Sibirien eingewanderte Gottheit sei, aber es sind wohl die gemeinsamen paläolithischen schamanischen Wurzeln, die das so erscheinen lassen.

Übrigens heißt es, dass Odin seine Zauberkunst von Freya, der Göttin der Lebenslust und Freude, gelernt habe. Freya entstammt dem Geschlecht der Wanen, der älteren Götter. Sein Zauberwissen wurzelt also im weiblichen Urgrund.

Das schamanische Wissen, das von dem Mythos Wodans und Freyas getragen wurde, stand der Verkündung des »wahren Glaubens an den einen Gott« durch die christlichen Missionare im Wege. Schamanen, mit ihrem unmittelbaren Zugang zur Welt der Geister und

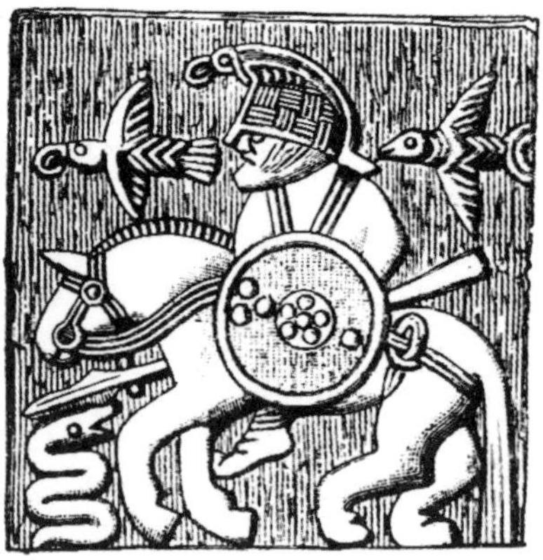

Wodan/Odin.

Götter, sind und waren die Rivalen der Priester und ihrer Buchreligion. Trotzdem haben sich viele schamanische Elemente in der einfachen Volksheilkunde erhalten. Die Träger dieser Heilkunde wurden dann in der Zeit der Inquisition und Hexenverfolgung im 15. und 16. Jahrhundert aufs Schärfste verfolgt (Müller-Ebeling et al 2011), und die Aufklärung versuchte, *tabula rasa* zu machen und die Überreste des schamanischen Bewusstseins völlig zu tilgen.

DIE HEILKUNDE DER NEOLITHISCHEN BAUERN

»Der Mensch der mittleren Steinzeit ging dorthin,
wo er Wintervorräte an Haselnüssen anlegen konnte.
Heute geht der Mensch dorthin, wo er Geld verdient,
um sich Haselnüsse kaufen zu können.
In der Zwischenzeit schuf er die Kulturlandschaft.«

Werner Hempel, sächsischer Botaniker

Die Gletscher waren auf dem Rückzug. Die Tundren wichen und mit ihnen die großen Steppentiere. Gräser und Sträucher, wie Sanddorn, Weiden und Wacholder, besiedelten die Flächen, bis schließlich die Birken, Kiefern, Haseln und andere Bäume kamen. Und dann, im Klimaoptimum *(Atlantikum)* vor 8000 Jahren stieg die Jahrestemperatur – sie war sogar um zwei Grad höher als heute –, sodass sich das Land mit einem Mantel aus Eichen-, Ulmen- und Lindenwäldern bedeckte. Die Jäger und Sammlerinnen im mitteleuropäischen Raum passten sich an; sie sammelten mehr, jagten nun kleineres Wild und Vögel mit Pfeil und Bogen, angelten mit Angelhaken und Harpunen, fischten mit Netzen aus Brennnesselfaser, paddelten Einbaumboote, machten Seile aus Weidenbast und Behälter aus Birkenrinde und lebten ganzjährig in Hütten aus Holz und Schilf.

DIE ERSTEN BAUERN

Während man im Norden (um 5000 v. u. Z.), in den Küstenregionen der Nord- und Ostsee, noch lange von Fischfang, Muschelsammeln und der Jagd lebte, erschienen im Süden entlang der Donau die ersten Bauern, die nach ihren gebrannten Tongefäßen Bandkeramiker genannt werden. Mit der Zeit verbreiteten sie sich bis ins Rheinland und nach Osten bis in die Ukraine. Lange glaubten Archäologen, dass es sich bei diesen neolithischen Bauern ausschließlich um Einwanderer handelte, inzwischen aber weiß man, dass sie zum größten Teil aus der einheimischen mesolithischen Bevölkerung hervorgingen, die diese neue, aus dem Süden kommende Wirtschaftsform übernahmen (Korn 2006:37).

Diese jungsteinzeitlichen Bauern besiedelten vor allem die von Eichen- und Hainbuchen-Mischwäldern bewachsenen fruchtbaren Lössböden. Mit geschliffenen Steinbeilen und Bränden schufen sie Rodungsflächen, auf denen sie Weizen, Einkorn, Dinkel (Spelz), Erbsen, Linsen, Rispenhirse, Ackerbohnen und Flachs anbauten und Weiden für ihre Rinder, Schweine, Schafe und Ziegen schufen. Mitten in den Schwenden, diesen durch Brandrodung urbar gemachten Lichtungen, bauten sie kleine Weiler mit Langhäusern, in denen matrilineare[39] Großfamilien lebten. Die mit Stroh oder Ried gedeckten Häuser – zwanzig bis fünfundvierzig Meter lang und fünf bis acht Meter breit – enthielten Schlaf- und Wohnräume, Werkstätten und Speicher sowie Feuerstelle und Backofen in der Mitte.[40]

Die traditionelle Arbeitsteilung sah vor, dass die Frauen, als Töchter der Erdgöttin und Besitzerinnen des Landes, die Äcker bestellten, einsäten, hackten und ernteten. Die Frauen glichen selbst der Erdgöttin, indem auch sie den Samen empfangen und Leben gebären konnten. Schon in der Alten Steinzeit waren es vor allem Frauengruppen – junge und alte Frauen, Mütter mit ihren Kindern und Säuglingen – die Nahrungspflanzen, Wurzeln und Wildobst sowie Heilpflanzen sammelten; während die Männer jagten. Folgerichtig waren sie es, die sich auch im Neolithikum um die Feldfrüchte kümmerten. Neben der Garten- und Feldarbeit legten sie Vorräte an, mahlten das Korn, buken Fladenbrot und kochten Mus – mit »Zugemüse«, Kräutern, Sellerie, Lauch, Fenchel (später kamen Mohn und Hanfsaat hinzu). Sie spannen und woben Textilien, töpferten, pflegten die Kranken und Verletzten und erzogen die Kinder. Die Männer dagegen rodeten, bauten das Haus, stellten die Steinwerkzeuge her und kümmerten sich um das Vieh. Diese Arbeitsteilung hat sich, mehr oder weniger, bis ins frühe 20. Jahrhundert erhalten.

---

39 Matrilinearität: Erbfolge und Abstammung durch die mütterliche Linie. Diese Deszendenzregel findet man vor allem bei primitiven Hackbauern und Gärtnervölkern, wie etwa den Irokesen, den Hopi und einigen Stämmen in Papua-Neuguinea. Das Land gehört dem Frauenclan, weil die Frauen, als Gebärerinnen und Trägerinnen des Lebens, auch für die Aussaat und Pflege der Nahrungspflanzen zuständig sind.

40 Inzwischen haben Bodenuntersuchungen ergeben, dass sie noch nicht, wie es später bei den Kelten der Fall war, ihre Häuser mit ihrem Vieh teilten.

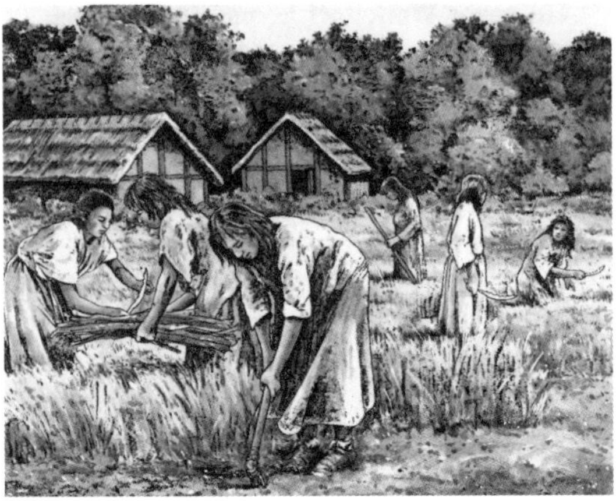

Bäuerinnen der Bandkeramiker bei der Ernte (oben) und brandrodende Bandkeramiker (unten): Illustrationen von Stephan Köhler, aus Ulrich Creutz, Rund um die Steinzeit, Kinderbuchverlag Berlin 1990

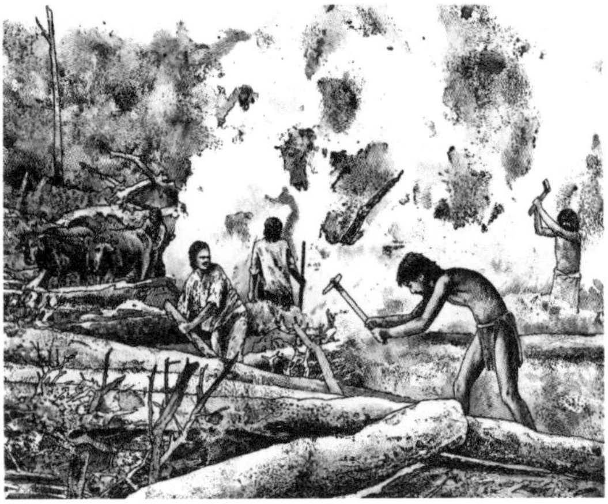

Nach der Ernte gönnte man dem Acker zur Erholung eine Brache und ließ das Vieh darauf weiden. Irgendwann, im Laufe der Zeit, nahm die Bodenfruchtbarkeit ab und die Unkräuter zu. Das war wohl der Hauptgrund, dass die Bauern nach einer Generation, also nach ungefähr einem Vierteljahrhundert, weiterzogen, um ein neues Stück Wald zu roden. Auf der verlassenen Fläche wuchs der Wald wieder nach.

Zwar ergänzten diese Bauern, was sie in der Landwirtschaft erwirtschafteten, durch Jagen und Sammeln von Kräutern und anderen essbaren Wildpflanzen, dennoch hatte ihr Tun, im Vergleich zu den vorhergehenden Jägern und Sammlerinnen, eine viel stärkere Auswirkung auf die Natur. Nicht nur rissen ihre Felder und Weiden Löcher in die einst geschlossene Walddecke, sie verbrauchten zudem Bauholz und viel Brennholz zum Heizen, Backen und Töpfern, sie schnetzelten Zweige als Laubheu, um es an ihre Tiere zu verfüttern; im Herbst trieben sie ihre Schweine in den Wald, um diese mit Wurzeln, Bucheckern und Eicheln zu mästen. Und indem sie die Umwelt veränderten, veränderte sich auch ihr Weltbild.

Dort, wo Wald und Weide aufeinandertreffen, bildet sich ein ganz besonderes Biotop. Die Rinder und Ziegen, die da an den Zweigen knabbern, lassen eine dichtgeschlossene Hecke entstehen. Zum einen, weil der Verbiss die Zweige veranlasst, viele Seitensprosse auszutreiben, zum anderen, weil dadurch das Überleben dorniger und stacheliger Büsche und Sträucher (Brombeeren, Weißdorn, Hundsrose, Schlehe, Berberitze, Sanddorn) sowie giftiger Gehölze (Pfaffenhütchen, Schneeball, Waldrebe, Liguster, Besenginster, Heckenkirschen) begünstigt wird. Für diese Bauern teilte sich also die Welt in zwei Teile: in die Wildnis (Urwald) jenseits der Hecke und in das kultivierte Land diesseits der Hecke. In der Wildnis lauerten wilde Tiere – Bären, Wölfe, Auerochsen – und unberechenbare Waldgeister. Wie eine friedliche Insel verhielten sich dagegen das gepflegte Ackerland, die Weiden und Felder mit dem Bauernhaus in der Mitte. Wildbeutervölker, also Jäger und Sammler, kennen diesen Gegensatz von Natur und Kultur nicht; für sie ist der Wald weder fremd noch gefährlich, sondern das erweiterte »Zuhause« (Descola 2011:59). Der Gedanke eines Midgards – eines friedlichen, von den Göttern geschützten Gartens in der Mitte, der von einer wilden, gefahrenvollen äußern Welt (Utgard) umgeben ist – beruht auf diesem neolithischen Gedankengut.

Selbstverständlich wurde nicht jeder im mitteleuropäischen Raum damals Bauer oder Hirt. In den weiten Wäldern lebten weiterhin noch Jäger und Sammlerinnen.

HEXEN, HIRSCHE UND WALDMENSCHEN

Ökologische Übergangszonen, wie Hecken und Waldränder, weisen eine große biologische Artenfülle auf. Nicht nur sind da viele Gehölzarten vertreten, sondern es wächst dort auch eine Vielfalt an Kräutern: Waldziest, Waldgamander, Fuchsgreiskraut, Dost, Echter Ehrenpreis, Brennnesseln, Hohlzahn, Storchschnabel und Dutzende andere Arten. Schon bei den ersten Bauern waren es wahrscheinlich die alten, weißhaarigen Frauen, die Muhmen[41], deren Kinder erwachsen waren und die nicht mehr auf dem Acker schuften mussten, die sich um das Herdfeuer und um das Heilen kümmerten. Sie waren weise, weil sie in ihrem Leben viel durchgemacht und erfahren hatten. Und da sie nicht mehr in dem aktiven Arbeitsprozess eingebunden waren, konnten sie sich dem Nachsinnen und der geistigen Vertiefung hingeben.

Feuer war Herz und Mittelpunkt (lateinisch *focus* = »Brennpunkt«, »Herd«) des Hauses und der Sippe. Seit es vor mehr als anderthalb Millionen Jahren zu den Frühmenschen *(Homo erectus)* gekommen war und sie zu wahren Menschen gemacht hatte, war das Feuer heilig. Nicht nur gart es die Nahrung, wärmt, heilt und bringt Licht in die Dunkelheit der Nacht, es verbindet auch mit den Göttern und Ahnen. Die alte Clanmutter, die Feuerhüterin, saß an der Feuerstelle und ließ ihre Seele mit dem Rauch durch die Rauchöffnung am Giebel mit hinausfliegen, wie einst der eiszeitliche Schamane, der durch das Rauchloch des Zeltes (Tipi) in die Geisterwelt flog. Durch dieses Rauchloch, dieses »Windauge«, gingen die Geister ein und aus. Bei der Begegnung mit ihnen empfing die Clanmutter Eingebungen, mit denen Not gewendet werden konnte. Das mittelalterliche Bild der Hexe, die auf ihrem Besen durch den Rauchfang hinaus zum Götterberg (Blocksberg) fliegt, um sich mit dem Hörner tragenden Gott (Teufel) zu vereinen, hat kulturgeschichtlich darin seine Wurzeln.

Oft sah man diese Alte beim Sammeln von Heilkräutern und Reisig im Hag, in dem dornigen, wild wachsenden Randbiotop, dem Zwischenbereich zwischen Wald und Feld, zwischen Diesseits und Jenseits. Da ließen sich die besten Heilkräuter und ebenso »neunerlei« Arten Holz finden, mit denen Mensch und Vieh gesund gehalten werden konnten.

Das neunerlei Holz, das die Frauen zusammentrugen, wird heutzutage oft mit Hexen und Zauberei in Verbindung gebracht. Dahinter steckt allerdings die Erkenntnis, dass jedes Holz eine andere Qualität hat, einen anderen Geruch, eine andere Farbe und Festigkeit, und selbstverständlich gibt es jeweils eine andere Hitze von sich. Mit unse-

41 »Muhme« bezeichnet ursprünglich die Schwester der Mutter. Bei matrilokalen Pflanzervölkern, wie den Irokesen und vermutlich auch den neolithischen Bauern, bildeten Mutter, Schwestern und Töchter die Kerngruppe der Siedlung. Unter solchen Umständen spielt die Muhme eine wichtige Rolle.

ren Thermometern können wir den Wärmegrad messen und auf einer nummerierten Skala erfassen. Das ist aber reichlich primitiv, denn es sagt nur etwas über die Menge (Quantität) der Hitze aus, nicht jedoch über die Qualität. Wie mein Lehrer, der Waldeinsiedler Arthur Hermes sagte, man kann die Heilwirkung einer Kräuterabkochung oder eines Kräutertees durch die Verwendung dieser oder jener Feuerholzart verstärken oder sonst wie beeinflussen. Die traditionellen Heilerinnen wussten das aus Erfahrung und Überlieferung.

Der Hirsch

Das Bild der weisen Alten, die in der Hecke sitzt, lebt bis in unsere Zeit in dem Begriff »Hexe« (althochdeutsch *Hagzissa* = »Heckensitzerin«) weiter. Als »Zaunreiterin« (altisländisch *Túnriða*, niederdeutsch *Walriderske*) war sie Vermittlerin zwischen den Welten. Später, in christlichen Zeiten, fürchtete man sie als ein Weib, das mit dem Teufel im Bunde steht und über magische Kräfte verfügt. Dabei sollten wir uns erinnern, dass der gehörnte, bocksfüßige Geselle eigentlich eine Erscheinung des paläolithischen Herrn der Tiere ist. Im europäischen Waldland war er als der Hirschgott (keltisch *Cernunnos*) gegenwärtig. Die Verehrung dieses gehörnten Waldgottes lebt unbewusst weiter in der christlichen Legende des heiligen Hubertus, dem der Heiland als Hirsch erscheint. Das Urbild schwingt unbewusst mit im Bild des röhrenden Hirschs, das in manchem Wohnzimmer über dem Sofa hängt, oder in dem Hirschgeweih am Giebel ländlicher Wirtshäuser. Noch im Mittelalter glaubte man, dass der Hirsch sämtliche Heilpflanzen kennt und heilkräftige Wurzeln sucht, um sich selbst damit zu heilen und jung zu bleiben. Noch immer gibt es Hirschapotheken, die auf die Heilkraft des Hirschs ansprechen. Für die alten Europäer war der Hirsch die Sonne in der Tiefe; sein Geweih ist golden, und er besitzt das Gold der Weisheit. Wenn er mit diesem Geweih eine Quelle berührt, dann wird sie heilkräftig. Wer, wie die Kräuterfrau, Zugang zu diesem Götterwesen hat, wird wahrhaft heilende Inspirationen

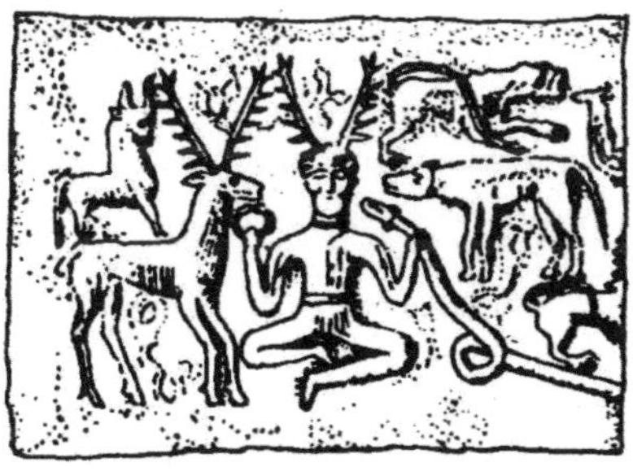

Cernunnos vom Gundestrupp-Kessel.

empfangen. Um die weise Frau, die Begleiterin des Hirschgottes, und ihre Nachfahren soll es später (siehe Seite 188) gehen.

Wilde Menschen

Im Zwischenreich der Hecke, am Rande der Siedlung, trafen die neolithischen Grenzgänger, die »Hexen«, Hirten und Jäger, nicht nur auf Hirsche, Rehe und andere scheue Waldtiere, hier begegneten ihnen auch jene Zwischenwesen – Elfen, Naturgeister oder Zwerge –, denen wir auch sonst in der Dimension zwischen dem Wachen und dem Schlafen begegnen.

Gelegentlich trafen sie dort auch auf die verbliebenen Jäger und Sammlerinnen, die sich tiefer in die Wälder zurückgezogen hatten, und tauschten sich mit ihnen aus. Diese leben in Sagen und Märchen, in der Volkserzählung und in Bräuchen als sogenannte wilde Menschen oder *Silvani* (lateinisch »Waldmenschen«) bis heute weiter. Im Laufe der Zeit hat man die ungezähmten Naturmenschen immer mehr mythologisiert und in die Nähe von Riesen, Ungeheuern und Waldschratten gestellt. Vermutlich aber stecken hinter dem »Wilden Volk«, den Holz- und Moosleuten, den Waldweiblein und Tiroler Fanggen tatsächlich jene Ureinwohner, die den Schritt ins sesshafte Bauerntum verweigerten. In der Sage werden sie so dargestellt: Sie haben lange Zottelhaare, tragen Keulen, kleiden sich in Felle oder gehen mit Vorliebe nackt und reiben sich mit Fett ein, um warm zu bleiben. Sie wohnen »wie Zigeuner« in Höhlen oder Steinklüften. Sie mögen kein Glockenläuten hören; sie sind scheu und meiden die Menschen. Aber wenn sie auf welche treffen, sind sie meist gutmütig und freundlich; nur in den Alpen werden sie eher bedrohlich und wild dargestellt. Sie hüten die wilden Tiere, manchmal lassen sie sich als Sennen einstellen. Sie ernähren sich von Kräutern und Wurzeln, nehmen aber vom Bauern gern Butter, Käse, Brei, Brot, Fett oder Graupen für ihre Dienste. Wie in der *Wolfdietrich-Sage*, in der ein wildes Weib den Ritter minnt, gehen sie manchmal Ehen mit Menschen ein. Eine Tiroler Sage erzählt von einer Sennerin auf der Alp, die sich mit einem zottelhaarigen wilden Mann einließ und ein starkes, wildes Mädchen von ihm bekam, das sich immer nach dem Wald sehnte.

Die wilden Leute können den Bauern das Wetter vorhersagen. Überhaupt sind sie des Wetterzaubers mächtig. Die Tänze der wilden Männer helfen den Winter auszutreiben und bringen dem Land

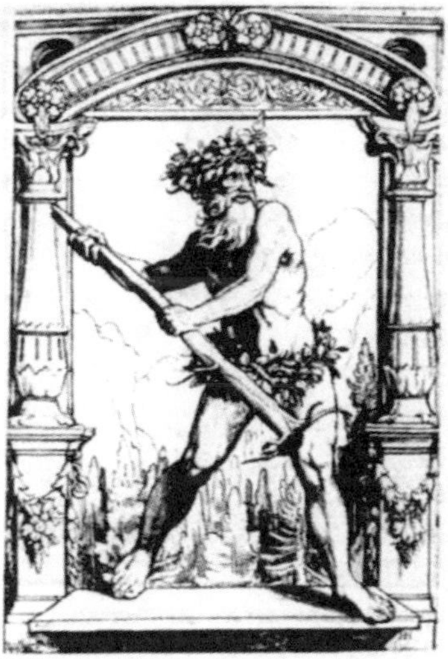

»Wilder Mann«, Federzeichnung Hans Holbein d. J., 16. Jahrhundert.

Fruchtbarkeit. Im alpinen Fastnachtsbrauchtum, etwa dem Wilde-Männdle-Tanz in Obersdorf, lebt die Erinnerung an die Urbevölkerung weiter.

Vor allem aber sind die Wilden Leute heilpflanzenkundig. Der Sage nach verrieten sie den geängstigten Menschen ein Mittel gegen die Pest, nämlich die Engelwurz und Bibernelle – die Wurzeln beider Schirmblütler haben tatsächlich eine immunstärkende, harn- und schweißtreibende, entzündungswidrige Wirkung. Die Schafgarbe, eines der wichtigsten Heilkräuter, heißt auch Wildfräuleinkraut. Aus dem mittelalterlichen *Gudrunlied* erfahren wir, dass der alte Recke Wate ein guter Arzt war und dass er sein Heilwissen einem wilden Weib zu verdanken hatte: *si hæten in langer zîte da vor wol vernomen, daz Wate arzet wære von einem wilden wîbe*. Und aus dem Heldenlied *Der Ecken Ausfahrt* (um 1230) hören wir von einem *wilde vrouwelin* (wilden Fräulein), das eine Wurzel gräbt, sie in der Hand zerreibt und damit den wunden Dietrich von Bern und dessen Ross bestreicht, davon das Weh bei beiden verschwand und alle Müdigkeit wich (Höfler 2000:20).

Es scheint diese wilden Menschen noch lange gegeben zu haben, denn im Mittelalter noch wurden sie von Kirche und Staat verfolgt; Ritter sahen es als Sport an, sie zu jagen und wie Wild zur Strecke zu bringen.

SESSHAFTIGKEIT UND NEUE KRANKHEITEN

Die Heilpflanzenkenntnisse der jungsteinzeitlichen Bauern waren vielfältiger als die der altsteinzeitlichen Jäger und Sammler. Das hat nichts mit Fortschritt zu tun. Eher im Gegenteil. Bauern leben nicht so gesund wie nomadisierende Jäger und Sammler.

Die Arbeit der Bauern ist endlos und anstrengend; sie ist auch eintöniger als das Jagen und Sammeln, welches das Leben der Menschen seit rund drei Millionen Jahren bestimmt hatte. Das harte Schuften auf dem Acker und im Tiergehege zeigte sich zum Beispiel im Knochenverschleiß. An vielen Wirbelsäulen der Jungsteinzeitleute in Mitteleuropa lassen sich degenerative Veränderungen der Wirbelknochen (Spondylosen) und Gelenkverschleiß nachweisen. Die Zähne wurden schlechter. In manchen dieser neolithischen Kulturen litten zwei Drittel der Bevölkerung an nahrungsbedingten Krankheiten. Einseitige Kohlehydraternährung, Mangel an Vitaminen und Spurenelementen wie Eisen sind dafür verantwortlich. Sogar bösartiger Knochenkrebs konnte in einem süddeutschen Gräberfeld mehrfach festgestellt werden (Probst 1999:229). Gegenüber den eiszeitlichen Jägern, die viel Fisch und frische Leber aßen, trat bei den Bauern häufiger Rachitis auf. Die Menschen waren um einige Zentimeter kleiner als ihre paläolithischen Vorfahren, und die Lebenserwartung, insbesondere die der Frauen, war geringer (Porter 2003:18).

Problematisch für einen sesshaften, bäuerlichen Lebensstil war nicht allein die Knochenarbeit, sondern auch das Ansammeln von tierischem und menschlichem Kot und anderen Abfällen. Wenn Exkremente das Wasser verunreinigen, begünstigt das den Befall mit Darmparasiten, Amöben und Würmern. Zudem ziehen Abfälle Fliegen, Gliederfüßler und anderes Ungeziefer an. Die Stubenfliege *(Musca domestica)* gab es in Mitteleuropa während der Altsteinzeit und der Mittelsteinzeit noch nicht; sie wurde mit den Schweinen, Schafen und Rindern der ersten Bauern aus dem Vorderorient eingeschleppt. Bei permanenter Behausung nisten sich leicht Flöhe, Läuse, Milben und Bettwanzen in die Schlaflager ein; eingelagertes Getreide, Dörrfleisch und andere Vorräte ziehen Mäuse, Ratten, Käfer, Zünsler, Motten und andere unwillkommene Mitfresser an, die allesamt Vektoren für ansteckende Krankheiten sein können. Die Fliege zum Beispiel ist an der Übertragung von Typhus, Ruhr, Milzbrand, Cholera und anderen Krankheiten, welche die altsteinzeitlichen Jäger und Sammler nicht kannten, beteiligt.

Infektionskrankheiten, wie Grippe, Pocken, Masern, Aussatz (Lepra), Gallenbrechdurchfall (Cholera) oder Tuberkulose, die man vorher nicht kannte, hatten die Menschen den domestizierten, geknebelten, ausgebeuteten, kastrierten Tieren zu verdanken, mit denen sie nun einen Lebensraum teilten. Viren, Protozoen, Bakterien und Helminthen brauchen eine hohe Populationsdichte, um sich zu verbreiten. Diese gab es bei den Wildbeutern nicht. Erst die Bevölkerungsdichte in den Langhäusern und Dörfern, und noch mehr in den ersten Städten, erlaubte es den pathogenen Keimen, die Artengrenze zu überspringen. Auf diese Weise verdanken wir den Enten und Schweinen die Grippe, den Pferden den Schnupfen, den Kühen die Blattern (Pocken) und Tuberkulose, den Katzen, Hunden, dem Federvieh und den Ratten und Mäusen Bakterien wie die Salmonellen. Die Masern kamen von den Rindern, bei denen der Virus Rinderpest verursacht, oder von den Hunden, wo er sich als Staupe äußert[42] (Porter 2006:16; Diamond 1997:207).

Bei den mitteleuropäischen Bauern waren diese ansteckenden Krankheiten wahrscheinlich noch nicht so ausgeprägt, wie es in den übervölkerten Bewässerungskulturen – Ägypten, Sumer oder China – der Fall war, wo periodische Panepidemien auftraten. Es sind die »biblischen Plagen«, mit denen der zürnende Gott des alten Testaments die altägyptische Sklavengesellschaft züchtigte.

Im Laufe der Jahrtausende verloren viele dieser Krankheiten an Virulenz und entwickelten sich zu Kinderkrankheiten, wie Masern, Ziegenpeter, Röteln, Windpocken oder Scharlach. Bevölkerungen auf abgelegenen pazifischen Inseln oder die Eingeborenen Amerikas hatten jedoch gegen diese europäischen Keime keine Immunität entwickelt: Für sie erwiesen sich diese »Kinderkrankheiten« als tödlich.

Wir können uns fragen: Was waren, trotz der offensichtlichen Probleme, die Vorteile der sesshaften landwirtschaftlichen Lebensweise? Warum verbreitete sie sich über weite Teile der Erde? Die Antwort ist: Landwirtschaft macht es möglich, dass bis zu hundert Mal so viele Menschen pro Fläche überleben können, und eine größere Bevölkerungszahl bedeutet mehr Macht. Die kleinen Wildbeuterverbände können sich dagegen nicht behaupten.

42 Pathogene Keime befallen Tier und Mensch und werden aufeinander übertragen. Das ist besonders heutzutage problematisch, da wir dank massiv angewendeter Antibiotika immer mehr multiresistente Keime in der Massentierhaltung heranzüchten. Wir teilen sechsundzwanzig Krankheiten mit Hühnern und Enten, zweiunddreißig mit Ratten und Mäusen (etwa die Pest), fünfunddreißig mit Pferden, zweiundvierzig mit Schweinen, sechsundvierzig mit Ziegen und Schafen, fünfzig mit Rindern und fünfundsechzig mit Hunden (McNeill 1998:70).

Im Vergleich zu den Bauern, die so viele helfende Hände benötigten wie nur möglich, hatten die Jäger und Sammler eine relativ niedrige Geburtenrate; die Kinder wurden lange gestillt, dazu kam eine hohe Kindersterblichkeit, sodass ein gewisser Einklang der Bevölkerung mit den natürlichen Ressourcen gewährleistet war. Wie es bei vielen Wildbeuterkulturen der Fall ist, kannten die Frauen der paläolithischen Jäger sicherlich eine Anzahl fruchtbarkeitsregulierender Pflanzen, wie etwa den Beifuß, die Samen der wilden Möhre, den Sadebaum, Engelsüßfarn und andere. Bei den Rentierjägern von Lascaux hat man Unmengen von Beifuß gefunden, der in richtiger Dosierung die Monatsblutung auslösen kann (Beckmann 1997:79). Ob diese Höhlenmaler den Korbblütler so verwendeten oder sonst wie als Ritualpflanze, wissen wir nicht. Wahrscheinlich kannten die altsteinzeitlichen Völker, wie heute noch die Shoshonen und andere Indianer, neben Periodemitteln auch östrogenhaltige Kräuter, etwa den Steinsamen *(Lithospermum)*, die den Eisprung verhindern (Seyr 2009:73).

Vielleicht kannten die Frauen auch andere Methoden zur Regelung ihrer Fruchtbarkeit. Es ist typisch für moderne Forscher, immer nach materiellen Ursachen zu suchen. Die Cheyenne – Nachfahren paläolithischer Großwildjäger – erzählten mir, dass sie die Kinderseelen, die sich verkörpern wollen, im Traum oder im Zustand der Hellsichtigkeit schon in der geistigen Dimension wahrnehmen. Wenn die Lage für das Volk schwierig ist, wenn Hunger oder Krieg herrscht, dann sagen sie den Kinderseelen, sie sollen warten. Wenn die Seelen zu zweit in der Vision erscheinen, dann lassen sie diese nicht herein, denn Zwillinge waren diesem nomadischen Jägerstamm unwillkommen.

Jäger und Sammler, wie die traditionellen Cheyenne, sahen sich als Teil der Natur, die Tiere und Pflanzen waren ihre »Verwandten«. Als ihre Brüder und Schwestern waren sie ansprechbar und man musste sie um Erlaubnis bitten, wenn man etwas von ihnen brauchte. Die Bauern dagegen lebten zwar in der Natur, aber sie sahen sich als Herrscher über sie oder als Verwalter. Für sie stand der Mensch über der Natur. Und umso größer ihre Zahl wurde, umso größer war auch ihre Macht, ganz im Sinne der Bibel (Mose I, 1:28):

> *»Und Gott segnete sie und sprach zu ihnen: Seid fruchtbar und mehret euch und füllet die Erde und macht sie euch untertan, und herrschet über Fische im Meer und über Vögel unter dem Himmel und über alles Tier, das auf Erden kreucht.«*

ACKERUNKRÄUTER (SEGETALFLORA)

Mit dem Entstehen neuer Krankheitsbilder erweiterte sich die Heilkunde, insbesondere die Heilpflanzenkenntnisse, über die der vorhergehenden Jäger und Sammler hinaus. Und genau so wie neue Krankheiten auftauchten, so erschienen auch neue Pflanzen, die es vorher nicht gegeben hatte. Dazu gehörten die Ackerunkräuter, die sogenannte Segetalflora (lateinisch *séges*, *ségetis* = »Saatfeld«, »Ackerfeld«), die mit dem Saatgut der neolithischen Bauern aus dem Gebiet des Fruchtbaren Halbmonds, von Kleinasien und dem Mittelmeerraum nach Mitteleuropa gelangte.[43] Diese meist einjährigen Kräuter hatten sich an die landwirtschaftlichen Maßnahmen, an das Pflügen, Hacken und Ernten, perfekt angepasst. Es sind eigentlich die ersten Ackerunkräuter. Dazu gehört die blau blühende Kornblume, die rot blühende Kornrade, der rote wie auch der blaue Ackergauchheil, die echte Kamille wie auch die Hundskamille, der Klatschmohn, das hübsch gelb-orange blühende Leinkraut und andere, die einst die reifenden Korn- und Flachsfelder so schön bunt machten. Über die vielen Jahrhunderte haben sich diese Begleitkräuter einen Platz in den Herzen der Mitteleuropäer erobert. Bis vor Kurzem spielten sie im jahreszeitlichen Brauchtum als Symbolträger eine vorrangige Rolle. Sie wurden in Erntekränze und Haare geflochten, Festtafeln und die Bilder von Göttern (später von Heiligen) wurden mit ihnen geschmückt.

Der Glaube an den Korngeist – die Volkskundler sprechen von dem »Vegetationsdämon« – ist alt. Noch bis ins frühe 20. Jahrhundert kannten die Bauern den Getreidewolf, die Kornmutter oder die Roggenmuhme (keltisch *Cailleach*, slawisch *Baba*), welche die Fruchtbarkeit des Ackers verkörpern. Wenn das reifende Kornfeld im Wind wogte, sah man diesen Geist durch das Getreidefeld ziehen. Gegen August fing das hübsche, sonnig gelb blühende Jakobsgreiskraut *(Senecio jacobaea)* an zu blühen. Das war für die Bauern ein Zeichen, sich auf die Ernte vorzubereiten. Ehe die Erntemaschinen die Felder eroberten, schnitten die Männer mit ihren Sicheln und Sensen das reife Korn, derweil die Frauen hinter ihnen die Garben zusammenbanden. Der Korngeist floh

43 Botaniker bezeichnen diese mit den neolithischen Bauern eingewanderten Pflanzen auch als Archäophyten, im Gegensatz zu den Neophyten, die aus der Neuen Welt und anderswoher nach der Entdeckung Amerikas (1492) kommend die Wiesen, Wälder und Felder Europas besiedeln.

vor den Schnittern und versteckte sich schließlich in der letzten Garbe. Diese wurde dann feierlich mit den bunten Blumen geschmückt und, wie eine Gottheit, im Triumphzug auf dem Erntewagen ins Dorf gefahren, wo Erntetanz und Ernteschmaus stattfanden.

Wegen der Herbizide und der intensiven industriellen Landwirtschaft verloren die alten Ackerbegleitblumen ihren Lebensraum. Sie landeten schließlich auf den Roten Listen der Umweltschützer. Die Felder der Industrielandschaft sind eintönig grün geworden (Storl 2006:128f.).

Selbstverständlich wurden diese Archäophyten, diese »pflanzlichen Alteinwanderer«, von der ländlichen Bevölkerung als Heilmittel verwendet. Auch wenn wir nicht im Einzelnen wissen, wie sie genau von den neolithischen Bauern verwendet wurden, sind sie noch immer Bestandteil der Volksheilkunde der europäischen Waldvölker. Schauen wir uns einige von ihnen an:

- **Kornrade** *(Agrostemma githago)*: Die getreidekorngroßen Samen dieses selten gewordenen Begleitkrauts in den Kornfeldern sind giftig und machen das Brot bitter. Als Heilpflanze wurde es gegen Würmer, Hautkrankheiten, Geschwüre und Gelbsucht verwendet. Hildegard von Bingen erstellte eine Gichtsalbe aus den Samen mit Bärenschmalz und Baumöl (Riethe 2007:466).
- **Ackergauchheil** *(Anagallis arvensis)*: Das kleine, leicht giftige Schlüsselblumengewächs mit ziegelroten, sternförmigen Blüten wird heute kaum mehr in der Phytotherapie verwendet. Wenn man aber sieht, für wie viele Leiden und Krankheiten es vom Landvolk verwendet wurde, dann weiß man, dass es einst eine wichtige Rolle spielte. Man trug das Kraut als Amulett gegen Nasenbluten, Fallsucht und jene angezauberten Krankheiten, die einen zwicken und zwacken und die man »Gichter« nannte. Am Hofeingang wurde es aufgehängt, weil es »allerlei Gauch[44] und Gespenst vertreibt«, wie es beim alten Kräuterkundigen Leonhart Fuchs heißt. Das bitter schmeckende Pulver oder ein Tee wurde bei Melancholie und Narrheit verabreicht. Angeblich hilft der Ackergauchheil bei Stockungen im Unterleib, Augenkrankheiten, Leberverhärtung, Was-

44 Als Gauch oder Gauk bezeichnete man einst den Kuckuck, den Narr, den Gaukler, den Possentreiber oder auch den betrogenen Ehemann.

sersucht, Schwindsucht und anderem. Der Dekokt wurde zur Beförderung der Nachgeburt verwendet.

- **Gemeiner Ackerfrauenmantel** *(Aphanes arvensis)*: Dieses kaum beachtete winzige Ackerunkraut ist nicht zu verwechseln mit dem echten Frauenmantel. Das Kräutlein ist essbar als Salatzutat; als Aufguss kommt es bei Blasen- und Nierensteinen oder bei Darmentzündung zur Anwendung.
- **Hirtentäschel** *(Capsella bursa-pastoris)*: Der kleine Kreuzblütler galt seit jeher als Blutstiller. Der Tee wurde zum Beispiel bei Unterleibsblutungen verwendet.
- **Kornblume** *(Centaurea cyanus)*: Heute werden die blauen Blüten getrocknet und vor allem zur Verschönung von Kräutermischungen beigemengt. Einst galt das Kraut als Augenheilpflanze. Hildegard von Bingen legte die zerstoßenen Blüten als kühlendes Mittel auf errötete Augen und auf andere hitzige Gebrechen.
- **Feld-Rittersporn** *(Consolida regalis)*: Diese hübsche blau blühende Feldblume wird heute als giftig und ohne Heilwirkung beschrieben. In der Bauernheilkunde gab es jedoch vielerlei Anwendungen. Unter anderem wurde der Tee zum Waschen von Wunden, als Augenmittel, zum Harntreiben und als Wurmmittel verwendet.
- **Erdrauch** *(Fumaria officinalis)*: Das hübsche Blümchen aus der Mohnfamilie ist giftig. Das hielt die Kräuterfrauen dennoch nicht davon ab, aus dem trockenen Kraut einen Tee zu brauen, der bei Krämpfen im Verdauungstrakt, bei Verstopfung und Krätze (»Grindkraut«) hilft. Der Tee fördert den Gallenfluss.
- **Echtes Leinkraut** *(Linaria vulgaris)*: Der gelb und orange blühende Rachenblütler, auch Dorant oder Frauenflachs genannt, war ein beliebtes Heilkraut. Verwendung als Tee zur Waschung von Wunden und als Umschlag bei Fisteln und schlecht heilenden Geschwüren. Es war Bestandteil von Hämorrhoidalsalben und diuretischen Tees.
- **Echte Kamille** *(Matricaria recutita, M. chamomilla)*: Der sonnige, Licht liebende Korbblütler ist noch heute die wahre Königin der Heilpflanzen. Kamillentee wirkt wunderbar krampflösend, entzündungshemmend, wundheilend, antimykotisch (gegen Verpilzung). Eingesetzt wird der Tee aus den Blüten bei Magen-Darm-Beschwerden aller Art, Menstruationsbeschwerden, als Sitzbad bei Entzündungen oder Candidabefall im Anal- oder Genitalbereich, als Dampf zum Einatmen bei Bronchitis und vielem mehr.

- **Ackerwachtelweizen** *(Melampyrum arvense)*: Ob oder wie der vom Aussterben bedrohte Ackerwachtelweizen als Heilpflanze verwendet wurde, ist nicht bekannt.
- **Klatschmohn** *(Papaver rhoeas)*: Diese Ackerbegleitpflanze hat vor allem symbolischen Wert. Das Rot gilt vielerorts als das Blut von Gefallenen oder Märtyrern. Die jungen Blätter sind essbar im Salat, die Blüten kommen mit in Beruhigungstees oder Hustentees – heute als Schmuckdroge in Kräutertees –, und die Samen sind ebenfalls essbar.
- **Wegrauke, Raukensenf** oder **Apothekerhederich** *(Sisymbrium officinale)*: Diesen gelb blühenden Kreuzblütler sieht man noch öfters. Die jungen Blätter sind essbar und schmecken wie Kresse; die Samen dienen als senfartiges Gewürz. Die Pflanze heißt im Volksmund auch Sängerkraut, da der Tee als Gurgelwasser bei Heiserkeit, Stimmbänder- oder Kehlkopfentzündung hilft. Im Hustentee wirkt die Wegrauke schleimlösend.
- **Kohl-Gänsedistel** *(Sonchus oleraceus)*: Wenn ein Kraut »Kohl« heißt, dann bedeutet das, dass es essbar ist. Diese Gemüse-Gänsedistel, die als Wildpflanze nicht gefährdet ist, lässt sich zu einem vitamin- und mineralreichen Gemüse zubereiten. Als Heilpflanze kommt sie weniger in Betracht. In der Volksmedizin wird der Milchsaft bei diversen Unannehmlichkeiten wie Leberbeschwerden, Sodbrennen oder Kurzatmigkeit eingenommen.

HEIMATLOS GEWORDENE GESELLEN

Neben diesen Ackerbegleitkräutern aus dem mediterran-orientalischen Raum gab es auch einheimische Arten der späteiszeitlichen Offenlandvegetation, die nun im Neolithikum Nischen zum Überleben am Feldrand, in brachliegenden Äckern oder an Wegrändern fanden. Botaniker bezeichnen diese »heimatlos gewordenen Arten« als Apophyten. Unter ihnen befinden sich unsere besten und beliebtesten Heilkräuter und Wildgemüse. Noch heute finden sie Anwendung. Zu ihnen gehören die folgenden allgemein bekannten Arten (Hempel 2009:132). Übrigens zählt auch der Holunder, der die Nähe der menschlichen Siedlungen sucht, wie auch der gewöhnliche Wacholder zu diesen sogenannten *Apophyten*. Weitere sind:

- **Gänsefuß-**, **Melden-** und **Ampferarten**, die alle im Frühling als vitaminreiche Suppengemüse Verwendung finden können.
- **Klette** *(Arctium lappa, A. minus)* – ein Leber-Galle-Tonikum, Lymphmittel und Wildgemüse.
- **Brennnessel** *(Urtica dioica)* – ein Wildgemüse und ein entschlackendes, harntreibendes, blutbildendes Heilmittel.
- **Wegmalve** *(Malva neglecta)* und Wilde Malve *(M. sylvestris)* – ebenfalls Wildgemüse und erweichendes, schleimhaltiges, wundheilendes Heilmittel.
- **Wegwarte** *(Cichorium intybus)* – ausleitendes Leberheilmittel und Wildgemüse.
- **Kleinblütige Königskerze** *(Verbascum thapsus)* – erweichendes, expektorierendes Lungenmittel.
- **Gänsefingerkraut** *(Potentilla anserina)* – ein krampflösendes Frauenkraut, auch adstringierendes Wundheilkraut.
- **Wilde Möhre** *(Daucus carota)* – Wildgemüse; die Samen wirken harntreibend, milchbildend und blähungswidrig; die Blätter wundheilend.
- **Seifenkraut** *(Saponaria officinalis)* – die Wurzel wirkt auswurffördernd, harntreibend, galletreibend und abführend.
- **Schwarzer Nachtschatten** *(Solanum nigrum)* – die schwarzen Beeren sind vollreif gut essbar.

DIE GANZ ZÄHEN WEGBESIEDLER

Auf den Dorfplätzen der neolithischen Siedlungen, auf den Wegen und in den Tierpferchen war der Boden festgetrampelt und verdichtet. Da konnten nur die allerzähesten Arten überleben, wie der Breitwegerich *(Plantago major)*, der Vogelknöterich *(Polygonum aviculare)* und einige wenige Grasarten. Das Getrampel der Huftiere, das Rollen kruder Wagenräder und das ständige Hin- und Herlaufen der Menschen machte diesen Kräutern nichts aus. Im Gegenteil, es gab ihnen einen Überlebensvorteil gegenüber zarteren Pflanzen, da das Treten, Trampeln und Stampfen die potenzielle Konkurrenzvegetation zunichte machte. Auch erzeugten diese Arten Samen, die bei Regen und Feuchtigkeit klebrig wurden und an den Fußsohlen, Hufen und Pfoten kleben blieben. Auf diese Weise nutzten sie ihren Standort, um sich besser zu vermehren und auszubreiten. Der lateinische Name des Wegerichs, *Plantago*, geht ja auch auf *planta*, »Fußsohle« zurück. Überall, wo europäische Siedler sich in gemäßigten Zonen niederließen, in Nordamerika oder Neuseeland, bezeichneten die Eingeborenen die miteingewanderte Pflanze als »Fußstapfen des Weißen Mannes«.

Pollenanalysen zeigen, dass Pflanzen der sogenannten Trittrasengesellschaft im Neolithikum stark vermehrt auftraten. In der Altsteinzeit waren sie eher selten. Die kleinen, schwarzen Samen des Breitwegerichs sind ein schmackhaftes, vitamin- und eiweißreiches Nahrungsmittel. Im Herbst, wenn sie reif sind, kann man die Samen leicht zwischen Zeigefinger und Daumen von den Samenständen abstreifen und in größeren Mengen ernten. Diese kleinen Körnchen gehörten in der Jungsteinzeit mit zu den »Getreiden« (althochdeutsch *gitregidi* = »Zusammengetragenes«) und wurden mit im Brei gekocht oder ins Brot gebacken. Wegerichblätter, wie auch die grünen Triebe des Vogelknöterichs, eignen sich als Gemüse. »Gemüse« bedeutet etwas, was man mit im Mus kocht.

Vor allem aber waren diese »Trittpflanzen« wertvolle Heilpflanzen. In dem bildhaften Denken der damaligen Menschen wohnt den Kräutern, die unbeschadet Trampeln und Treten aushalten, sicherlich eine besondere Kraft inne. Beide, der Breitwegerich wie der in Norddeutschland als »Unvertritt« bezeichnete Vogelknöterich, gelten als starke Blutstiller. Der Römer Plinius nannte den Vogelknöterich *sanguinaria* (»Blutkraut«). In der Volksmedizin wird der Vogelknöterich jetzt noch gegen Lungenleiden, Gicht und Hämorrhoiden gebraucht (Marzell 2002:86).

Breitwegerich, Hünengräber und Totenwege

Heute, im Zeitalter der globalen Handelsabhängigkeiten, werden Nahrungsmittel von einem Erdteil zum anderen verschoben. In der Welt der jungsteinzeitlichen Bauern dagegen war jedes Dorf autark und selbstversorgend. Was gehandelt wurde – Salz, Bernstein, Feuersteinklingen, Muscheln – konnte gut auf Fußpfaden auf dem Rücken oder in Booten entlang der Flüsse transportiert werden. Straßen und feste Wege waren unnötig. Dennoch gab es sie in der Zeit der Megalithkulturen und Großsteingräber. Es waren Kultstraßen, die vom Dorf der Lebenden zu den mit Grabkammern versehenen Hügelgräbern führten, in denen die verstorbenen Ahnen lebten. Die Großsteingräber, im Volksmund »Hünengräber« genannt, waren zugleich der Zugang zur Anderswelt, wo auch die Erdgöttin, die neolithische Muttergottheit, wohnte. In Irland nennt man diese Hügelgräber *Síd* (plural *Sidhe*; aus dem altirischen *Sid* = »Wohnsitz«). Nach irischer Sage haben sich die Tuatha de Danann, das »Volk der Göttin Ana«, die einst auf der Erde lebten, dorthin zurückgezogen. Dana, die Dea (Göttin) Ana, ist die Ahnin, die Urgöttin, die bei den Römern später als Diana, Göttin der Wildnis, wie auch in der Anna Perenna, der Ernährerin wiedererscheint; sie ist die Erdgöttin, die Frau Holle, die die Seelen der Toten wie auch die Samen der Pflanzen im Winter in ihrem unterirdischen Reich hütet. In der Vision der alten Schotten erscheint die Banshee, »die Frau in dem Sídhügel« (gälisch *Síodach*), als eine Waschfrau, die die blutige Kleidung desjenigen wäscht, der vom Schicksal für den Tod bestimmt ist.

Eine schnurgerade Straße verband den Grabhügel mit dem neolithischen Dorf. In feierlichen Prozessionen wurden die Verstorbenen auf einem Wagen mit Vollholzrädern (Baumstammscheiben) oder auf einem Schlitten in das Totenreich gebracht. Die Wagen wurden von Rindern, eventuell auch von einem zahmen Hirsch gezogen. Noch lange glaubten die britischen Kelten, dass sich an besonderen Tagen, in den »Zwischenzeiträumen«, im Zwielicht der Dämmerung, diese Hügel öffnen und die Andersweltlichen, die Elfen, Feen und Totengeister umgehen. Das geschieht vor allem am Jahresende beim Totenfest im November (Samhain), an den Maifeiertagen (Beltaine), wenn die Sonne sich mit der blumengeschmückten Vegetationsgöttin vermählt, und im Mittsommer zur Sommersonnwende.

Nicht nur kamen die Elfen und Verstorbenen an besonderen Tagen zum Vorschein, auch die Göttin bestieg den Kultwagen, um das Menschendorf zu besuchen. Der römische »Völkerkundler« Tacitus beschrieb, wie die Erdgöttin Nerthus (Hertha, Erda) in einem von Kühen gezogenen Wagen ihr Waldheiligtum verlässt, um den Menschen einen Besuch abzustatten. Wahrscheinlich fuhren auch die Erntewagen, die das Getreide – die der Sichel zum Opfer gefallenen Kinder der Göttin – trugen, auf diesen sakralen Wegen.[45]

Diese Götter- und Ahnenwege mussten selbstverständlich peinlich sauber gehalten werden. Wahrscheinlich wurden sie fleißig mit Birkenreisigbesen gefegt – Birkenreisig wurde ja schon in der jüngeren Altsteinzeit verwendet, um unreine Geister wegzufegen. Kein Kraut sollte auf dieser sakralen Straße wachsen. Dennoch machten sich immer wieder der zähe Breitwegerich und der Vogelknöterich darauf breit. Folglich weihte man beide der Göttin, die in dem Moundhügel lebte. Die Römer haben später beiden Kräutern den Namen *Herba Proserpinaca*, »Kraut der Proserpina«, gegeben. Proserpina, die Tochter der Demeter, ist – wie die griechische Persephone – das jungfräuliche Blumenmädchen, das von Hades (Pluto), dem schwarzen Gott der Unterwelt, geraubt und zur Herrin der Verstorbenen gemacht wurde.

Wer also schwer verwundet ist und zu verbluten droht, wer innerliche Blutungen oder einen Blutsturz erleidet, der ist – nach der Anschauung der damaligen Zeit – auf dem Weg zur Totengöttin, zur Persephone oder zur Banshee. Doch auf diesem Weg wächst der Wegerich, dessen wichtigste Heilanzeige das Blutstillen ist.

Der Wegerich *(Plantago major)* ist König des Weges, des Hellweges, der ins unterirdische Reich der Totengöttin Hel (Holle) führt. Die Nachsilbe »-rich« (keltisch **rig*, lateinisch *rex*) bedeutet »Herrscher«, »König«, »Oberhaupt«. Dieser König hat also die Macht, den Gang in die Anderswelt, das Versinken in den Orkus, abzuwenden. Deswegen wurde der Wegerich hoch verehrt. Und zwar so sehr, dass

45 Es gibt noch Orte in Mitteleuropa, wo alte Wege vom Dorf unmittelbar bis zum Friedhof führen und dort enden. Sie sind als Totenwege (niederländisch *Doodwegen*) bekannt, und der Volksaberglaube erzählt von Geisterzügen, die sich an besonderen Tagen darauf bewegen (Devereux 2001:130).

die alten Germanen ihn als Läkeblad oder Læknisgras[46] bezeichneten, das heißt, er ist das Heilblatt an sich. Das mittelhochdeutsche Wort *Lâchen* bedeutet »Heilmittel«, und der *Lâchenaere* (altgermanisch **Lekjas*, angelsächsisch *Laece*) ist der Besprecher, Zauberer, Arzt.

So wichtig war der Wegerich, dass die Angelsachsen ihn nach dem Beifuß als zweite der neun Pflanzen des Neunkräutersegens (11. Jahrhundert) anführten und wie folgt ansprachen:

»Und du, Wegbreite, Mutter der Wurze (Heilpflanzen),
Offen nach Osten, mächtig im Innern,
Über dich karrten Wagen, über dich ritten Frauen,
Über dich schrien Bräute, über dich schnaubten Farren (junge Stiere).
Allen widerstandest du und setztest dich entgegen;
So widerstehe auch du dem Gift und der Ansteckung
Und dem Übel, das über das Land dahinfährt.«

Die Angelsachsen machten aus dem Wegerich, zusammen mit Kamille, Ampfer und anderen Zutaten, eine Salbe gegen »fliegendes Gift«. Aus dem 11. Jahrhundert ist ein in lateinischer Sprache von einem Pfaffen gesprochener Blutsegen für eine blutflüssige Frau überliefert, der eine Wegerichpflanze in die Hand gegeben wurde: »Kräutlein der Proserpina! Tochter des Unterweltkönigs Orkus! Wie du das Maultier unfruchtbar gemacht hast, so verschließe auch die Blutwelle aus dem Leibe dieses Weibes!«[47]

Dioskurides, der griechische Feldarzt zu Kaiser Neros Zeiten, der das erste Kräuterkompendium in der westlichen Welt geschrieben hat, widmete dem Gewächs ein ganzes Kapitel. Er rühmte die zusammenziehenden, austrocknenden Qualitäten und empfahl die Pflanze bei

46 Namen des Wegerichs in Bezug auf seine Heilwirkung: dänisch *Laegebald*; schwedisch *Läkeblad, Läkesbläder;* angelsächsisch *laecewyrt*; englisch *leechwort*. In Mecklenburg heißt der Wegerich noch *Lägenblatt, Lugi* in Grindelwald und *Lugenebletter* in Davos. In Tirol nennt man ihn *Lugenblattl*, daraus wurde anderswo in Österreich, Ostdeutschland und Deutschböhmen das verballhornte *Lügenblatt*. Dieses wird im volkstümlichen Kinderspiel verwendet, indem man ein Blatt abzupft und dann die am Stiel heraushängenden Fäden (Gefäßbündel) zählt: So viele Lügen hat man an dem Tag schon erzählt; so viele Kinder wird man haben; so viele andere Mädchen hat der Freund geküsst ...

47 *Wiener akad. Sitzungsberichte*, 91. Band, Seite 528. o. J.; zitiert in De Vries, 1989:247.

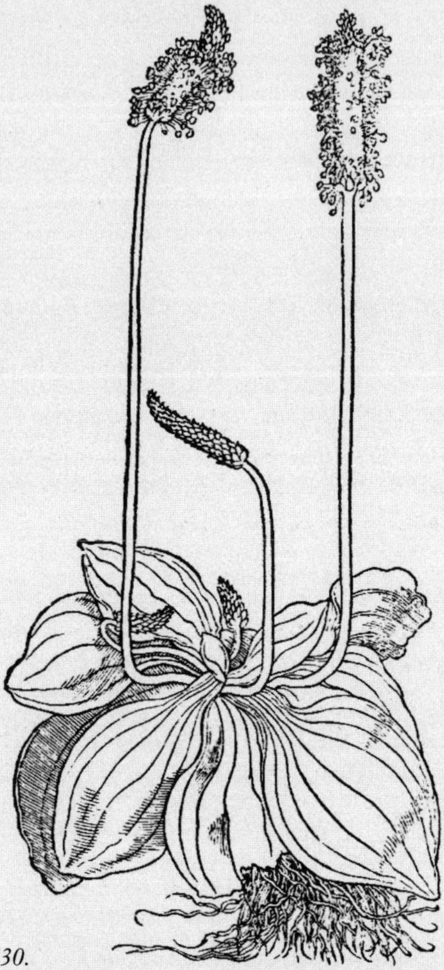

Wegerich; Brunfels, 1530.

Blutungen und Geschwüren aller Art, bei Drüsenschwellung, Brandwunden, Dysenterie, Magenkrankheiten, Epilepsie, Asthma, Gebärmutterleiden, Hundebiss, Wechselfieber und vielem mehr. So wurde es im ganzen Mittelalter verwendet. Hildegard von Bingen empfahl es zusätzlich als ein Mittel, das von angezauberter Liebe befreie und vor Zauberworten schütze (Müller 2008:198).

Auch in der Volksmedizin der Russen, in der Mongolei, in China und in den Himalajagebieten finden Wegerichwurzeln, Samen und Blätter breitgefächerte medizinische und magische Anwendungsmöglichkeiten. Sie alle zu beschreiben, würde ein dickes Buch füllen.

INDOEUROPÄISCHE WURZELN

»Ergreife Besitz von diesem Zauber, der auf Unsterblichkeit zielt,
möge dein Leben bis ins hohe Alter nicht gewaltsam beendet werden!
Ich bringe dir neuen Atem und neues Leben:
Gehe nicht in den Nebel und in die Dunkelheit, sieche nicht dahin!
Vom Winde habe ich deinen Atem erhalten, von der Sonne dein Auge;
ich halte deine Seele in dir fest:
Sei in deinen Gliedern, sprich, indem du mit deiner Zunge
artikulierst.
Mit dem Atem der zweifüßigen und der vierfüßigen
Geschöpfe blase ich dich an,
wie Agni (das Feuer), wenn er geboren wird.«

Heilspruch aus der Atharvaveda

»Als von dem Himmel herab
die Kräuter kamen, sprachen sie:
wen wir noch lebend treffen an,
der Mann soll bleiben unversehrt.«

Aus der Rigveda, »Das Lied des Arztes«

Die Jungsteinzeit nahm ihren Lauf. Im Norden breitete sich die Kultur der Megalithbauern aus, die wahrscheinlich eher matriarchalisch organisiert war: Die mütterliche Vererbungslinie besaß das Land, die Clanälteste hatte das meiste Sagen; die alles nährende und ewig gebärende Mutter Erde war wahrscheinlich die Hauptgöttin. Nicht alle, jedoch die, die in den großen Waldgebieten lebten, waren Bauern, es gab aber noch immer Jäger, Sammler und Fischer. Allmählich wurden die Bauerndörfer und Gemeinden größer; man begann, die Verstorbenen in Großsteingräbern zu bestatten. Astronomisch ausgerichtete Großsteinbauten (Megalithzentren) dienten als Kultplätze für die verstreuten Siedlungen. Unter anderem dienten sie kalendarischen Zwecken, um das landwirtschaftliche Jahr, die Saat- und Erntezeiten korrekt zu bestimmen.

DAS ERSCHEINEN DER STEPPENNOMADEN

Um 2000 v. u. Z. kam in Mitteleuropa allmählich Bronze in Gebrauch, und die Jungsteinzeit ging ihrem Ende zu. Die Wärmezeit, das sogenannte Atlantikum, das die ersten Bauern begünstigt hatte, war längst vorüber. Gegen Ende der Bronzezeit wurde das Klima zunehmend kühler und unstabiler. Die Ernteerträge wurden geringer, es kam zu mehr kriegerischen Auseinandersetzungen, Palisadenburgen wurden gebaut und Opferkulte nahmen zu.

Die Klimaverschlechterung wirkte sich zugleich in den Gras- und Waldsteppen Westasiens (Südrussland und Ukraine) so aus, dass die endlos weiten Weideflächen, von denen die Herden der Großviehhirten abhingen, immer trockener und magerer wurden. Das veranlasste die Nomadenstämme, auf der Suche nach neuen saftigeren Weidegründen umherzuziehen. Mit ihren vierrädrigen, von Ochsen oder Pferden gezogenen Planwagen, ihren Rössern, Rinder- und Schafherden zogen sie in alle Richtungen, bis weit über die Ränder der Steppen hinaus, bis nach Iran und Nordindien, bis ins Zwischenstromland und nach Osten bis an die Grenzen Chinas. Im Auf und Ab der periodischen Klimaschwankungen sickerten diese sogenannten Kurgan-Völkerschaften[48] in mehreren Wellen auch in das grüne, bewaldete Europa ein. Die dort ansässigen bronzezeitlichen Bauern konnten ihnen kaum effektiven Widerstand leisten, denn die Hirtenvölkerschaften waren beritten und hatten bessere Waffen. Irgendwann in ihrer Geschichte hatten diese indoeuropäische Sprachen sprechenden Steppenbewohner Wildpferde gezähmt und ihnen Trense und Zaumzeug angelegt, um sie zu reiten oder vor zweirädrige Streitwagen zu spannen. Andere Völker kannten Pferde nur als Jagdwild. Das Pferd gab den Steppenvölkern eine ungeheure Überlegenheit. Und einige Jahrhunderte später waren auch sie es, die im Besitz der ersten Eisenwaffen waren.

Die Ernährung dieser Viehhalter, die aus reichlich tierischem Eiweiß bestand, passte zu ihrem kriegerischen Leben. Die Fleischdiät machte diese Menschen kräftiger, energetischer und angriffslustiger, ähnlich den Cowboys, die den Wilden Westen nach dem Motto »Erst schießen, dann fragen« auf dem Rücken ihrer Pferde eroberten. In In-

48 *Kurgan*, slawisch für »Grabhügel«, da sie ihre Toten unter solchen Hügeln bestatteten.

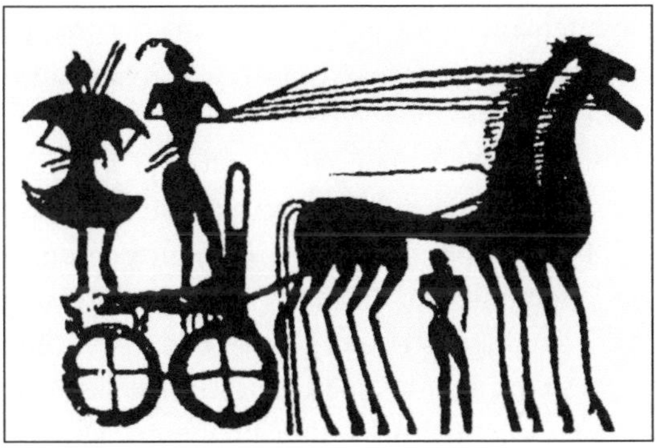

Indoeuropäischer Streitwagen. Mykenisch, 2. Jahrtausend v. u. Z.

dien ist es noch immer so, dass das Essen von Fleisch sowie das Trinken von Alkohol das Vorrecht der Kshatrya, der Mitglieder der von den indoeuropäischen Steppenreitern abstammenden Kriegerkaste, ist.

Hirtenvölker, die ihre Herden zu immer neuen Weideplätzen führen müssen, sind von Natur aus kriegerisch und hart im Nehmen. Sie müssen die Herden bei Wind und Wetter treiben und vor Diebstahl und Raubtieren schützen. Sie sind gezwungen, andere Nomaden, die ihnen das Grasland streitig machen wollen, gnadenlos zu vertreiben. All das ist Männersache. Das Überleben in der Steppe bedarf zäher blutsverwandter Krieger – Vater, Söhne, Brüder, Onkel, Neffen, Vettern –, bei denen sich einer auf den anderen bedingungslos verlassen kann. Ebenso wichtig für diese Viehhirtenstämme sind die **Reg* genannten, charismatischen Stammesführer, die fähig sein müssen, geschickte, schnelle Entscheidungen zu treffen. Der Reg (lateinisch *Rex*, gallisch *Rix*, irisch *Rig*, Sanskrit *Raj*) ist der *Reg*ierende, der König, der an Rindern *Reiche*, der die Dinge *richtet*, *regelt* und *zurecht* rückt, der sich im Einklang mit dem kosmischen *Recht* (Sanskrit *Ritam*) befindet und den Be*reich* (lateinisch *regnum*) seines Stammes verteidigt. Die Macht dieses *Reg*enten war jedoch nicht absolut; sie wurde bei den indoeuropäischen Stämmen von einem Ältestenrat (dem Senat; von *senex* = »alt«) gezügelt.

Die Gesellschaft der Steppennomaden war patriarchal geprägt. Der Reichtum, die Herden, war Besitz der männlichen Erblinie. Der Mann war Herr, die Frauen dienten; ihre Arbeit bestand im Melken der Rinder und Schafe, im Käsemachen und Buttern, im Kochen und Nähen, im Pflegen der Kinder und der Kranken. Bei anderen nomadischen, Viehzucht betreibenden Völkern, etwa den alten Hebräern, Arabern, Berbern, Mongolen und Turkvölkern, ist das ebenso der Fall.

Zwei Welten stießen aufeinander, als diese Reiter aus der Steppe im westlichen Zipfel der eurasischen Landmasse eintrafen. Zwar kannten auch die Kurgan-Großviehhirten den Ackerbau, aber er spielte eine absolut untergeordnete Rolle. Die selbstbewussten, stolzen Kurgan-Krieger hatten nur Verachtung übrig für die mutterrechtlichen Bauern, die da wie Schweine in der Erde wühlten. In der dreigliedrigen indoeuropäischen Gesellschaft fanden sich die Bauern auf der untersten Rangstufe wieder, unterhalb der Händler und Handwerker, während der Kriegeradel, die Rinderbesitzer, aber auch die Priester, die das Verhältnis zu den Göttern regelten, die höchste Stufe einnahmen. Die Berittenen machten Eindruck und forderten Respekt; noch immer gilt der Ritter, der spanische Caballero, der französische Chevalier oder der italienische Cavaliere als Edelmann, als besserer Mensch – all diese Bezeichnungen beziehen sich auf das Pferd (lateinisch *caballus*).

Die wichtigsten göttlichen Mächte waren nun weniger die Erdmutter und ihr sterbender/wiederauferstehender Sohn und Geliebter, sondern himmlische Mächte und Naturgewalten, wie der Gott-Vater, der **Dyeu Peter* (griechisch *Zeus Pater*; Sanskrit *Diaus Pita*, lateinisch *Deus*, baltisch *Dievs*), das Feuer *(Agni, Ignis)*, das in den Opferritualen eine zentrale Rolle spielte, der Donnergott mit dem Blitzkeil und ebenfalls die göttlichen Pferde.

Im Laufe der Zeit vermischten sich die die Kurgan-Leute mit den Alteinwohnern. Die Einwanderer aus den Grassteppen des Ostens, wo der Himmel von Horizont zu Horizont reichte, mussten sich an das Waldland und deren *genii loci*, das heißt, an die da anwesenden Geister und Gottheiten – oder wie wir heute sagen würden: an das gegebene morphogenetische Feld – anpassen. Ob geduldet oder tabuisiert (wie etwa in Indien), es kam zu Vermählungen mit einheimischen Frauen. Auf diese Weise vermischten sich Sitte und Brauch, Gesellschaftsformen, Götterwelten und die jeweilige Art der Heilkunde. Schließlich kam die Synthese zustande, welche die europäische Kultur bis in die Neuzeit prägt. Die Kelten stellen das gelungene Amalgam dieser beiden Traditionen dar. Der Göttinkult lebte nun verwandelt weiter in der Verehrung der Demeter, Hestia, Freya, Šiva[49], Saule[50] und den zahllosen anderen indigenen Göttinnen, die dann oft ebenfalls mit indoeu-

49 Šiva, slawische Göttin des Lebens und des Getreides.

50 Saule, baltische Sonnengöttin, »Frau Sonne«.

ropäischen Göttern vermählt wurden. Auch Maria, die vom Deus, dem Himmelsvater, geschwängert wurde, um den Heiland zu gebären, gehört dazu. Aber auch der Hirschgott, der Götterbär und andere Waldgötter blieben erhalten. Die Alteuropäer nahmen die indoeuropäische Sprache der stolzen Eindringlinge an, ähnlich wie die afrikanischen und amerikanischen Kolonialvölker die Sprache ihrer Eroberer annahmen. Dennoch blieben viele Worte sowie Sprachrhythmus und Aussprache in den neu entstandenen Sprachen erhalten. Fast 30 Prozent des Wortschatzes der germanischen Sprachen ist nicht indoeuropäisch, sondern entstammt der älteren Grundschicht der Ureinwohner.

Es ist kaum möglich, von einer exklusiven reinen indoeuropäischen Heilkunde zu sprechen. Auch die indoeuropäischen Steppennomaden gingen aus der schamanisch geprägten, nacheiszeitlichen Jäger-und-Sammler-Kultur der jüngeren Altsteinzeit hervor. Zugleich haben sich Heilmethoden der indoeuropäischen Rinderhirten mit denen der Eingeborenen dermaßen vermischt, dass sie schwer auseinanderzuhalten sind. Am Indus und im Gangestal versuchten die Indoeuropäer, die sich selbst *Arya* (die »Edlen«; die »Freien«) nannten, ihre Sprache (Sanskrit), ihre Rituale und ihre Heilkunde *(Ayurveda)* rein zu halten. Dennoch sickerten über die Jahrhunderte viele Elemente der dravidischen Urbevölkerung des indischen Subkontinents in die vedisch-arische Kultur. Auch in Europa vermischten sich die beiden kulturellen Strömungen, die der Alteuropäer und die der Steppennomaden, sodass sie kaum zu entwirren sind. Die therapeutischen Verfahren beider Strömungen gehören mit zu den Wurzeln unserer indigenen Volksheilkunde.

Hier nun werden wir versuchen, die Gemeinsamkeiten der verschiedenen indoeuropäischen Völker, insbesondere die der vedischen Inder, hervorzuheben und zu sehen, wie sie die Heilkunde der Waldvölker beeinflussten.

KRANKHEIT IST EIN BÖSER ZAUBER

Die heutigen Mediziner sehen Krankheiten als Abwehrreaktionen des Organismus auf Bakterien, Viren, Toxine und andere externe, schädigende Einflüsse oder als Störung der – eher mechanistisch gedachten – normalen somatischen oder psychischen Funktionen. Die indoeuropäischen Heiler – egal ob Kelten, Germanen, Balten oder vedische Inder – sahen das anders. Für sie galt Krankheit vor allem als Auswirkung eines bösen Zaubers, als Verzauberung oder Verhexung. Sie beruht auf einem falschen, abgespaltenen Bewusstsein.

Das protogermanische Wort **spellam* ist der Schlüssel, um dies zu verstehen. Es bedeutet »mit Worten Vorstellungen erzeugen«; der Begriff ist verwandt mit »spalten«, aber auch mit »spielen« (altenglisch *spelian*) oder dem Bei*spiel*. Das Spiel ist nicht die Wirklichkeit an sich, sondern ein »als ob«. Ein meisterhafter Spielmann vermag es, mit Lautenspiel und Gesang den ganzen Hof zu verzaubern; er kann die Zuhörer zum Lachen oder zum Weinen bringen. Das englische Wort *spell* verdeutlicht den Begriff am besten: Der Todeszauber ist der *death spell*; wer von einem Zauber gefesselt ist, ist *spellbound*; ein Wetterzauber ist ein *spell of weather*. Hexen und Hexer »weben« ihren Zauber *(weave a witches spell)* mit Zaubergesang und magischen Worten; oder sie brüten ihn aus, indem sie Zauberworte murmelnd Kräuter in ihrem Hexenkessel rühren. Ein guter, positiver Zauber ist ein *good spell* – daher kommt das englische Wort *Gospel*, damit bezeichneten die christlichen Missionare den guten Zauber des Evangeliums. Das englische Verb *to spell* heißt »buchstabieren« und geht auf die germanische Praxis zurück, mit Buchenstäben Runenzauber zu betreiben.

Wenn also Krankheit und Siechtum von Verzauberung oder Verhexung herrührt, dann muss der Heilzauber stärker sein als der Krankheitszauber. Der Heiler muss spirituelle Macht besitzen, die Macht der Wahrheit, denn diese ist immer stärker als die von Lug und Trug. Er muss die Illusion durchschauen können und die Rituale und Gesänge beherrschen, die das Kranksein zum Heilsein wenden können.[51] Ihm ist diese magische Kraft gegeben, indem er in Verbindung mit den Göttern und den kosmischen Mächten steht. Diese geistige Stärke ist notwendig, denn das Heilritual ist ein magischer Kampf mit feindlich gesinnten Wesenheiten.

Wenn zum Beispiel bei den Letten Verhexung oder Verzauberung vorlag, wendete man sich an den *Atbureis*, der entzaubern *(atburt)* oder zurückzaubern konnte, oder an den *Atkodejs*, der den schädlichen Zau-

---

51 In diesem Sinn ähnelt der indoeuropäische Heiler dem indianischen Medizinmann oder der Medizinfrau. Für die Indianer ist »Medizin« nicht eine materielle, pharmakologische Substanz, sondern bedeutet lediglich spirituelle Kraft *(medicine power)*.

ber rächen konnte (*adkost* = »durch Gegenbiss einen Biss unschädlich machen«), oder den Fürbitter *(aisluhdseijs)* und ähnliche Menschen im Besitz geistiger Potenz (Kurtz 1937:22).

KRANKHEITSVERMITTLER UND KRANKHEITSURSACHEN

Krankheiten können den Menschen nur befallen, wenn ein Boden dafür besteht. Dieser Boden ist gegeben durch untugendhaftes Verhalten, etwa Selbstsucht, Geiz, Ungerechtigkeit, Respektlosigkeit, Unwahrhaftigkeit und andere Schwächen. Dann erscheinen diese Dämonen, angezogen wie Fliegen vom Dreck. Sie kommen wie die Erinnyen oder Furien der griechisch-römischen Mythologie. In den Haaren dieser Göttinnen der Vergeltung hängen Giftnattern, ihre Augen triefen vor Blut und ihr Atem ist feuerheiß. In diesen Imaginationen ist der Gedanke des Karmas vorgegeben: Wie man in den Wald ruft, so kommt das Echo zurück.

Wenn die Haustiere, die Hunde, Kühe oder Pferde siech wurden, dann nahm man als Ursache an, dass sie aus Gründen des Neids oder der Rache verflucht oder verhext wurden oder dass sie an der lieblosen Gleichgültigkeit oder Unachtsamkeit ihrer Besitzer litten, im Sinne des Sprichworts »Pastors Kinder, Müllers Vieh, gedeihen selten oder nie.«

Der Heiler muss einen klaren Geist haben, um zu erkennen, welche Geistwesen, Götter oder Dämonen oder welcher negative Zauber hinter der Krankheit stecken. Das erfordert genaue empirische Beobachtung der Symptome und äußeren Umstände sowie innere Vision. Der »Seelenspiegel«, der die Innenseite der Phänomene wahrnimmt, muss glatt und sauber sein. Die Seele ist wie die See: Wenn sie ruhig ist, dann spiegeln sich selbst die fernsten Sterne darin. Wenn die Seele jedoch durch Leidenschaft und Gier aufgewühlt ist, dann kann sie nichts spiegeln, nichts wahrnehmen.

Wir wollen in diesem Zusammenhang noch einmal hervorheben, dass das Vorhandensein solcher Krankheitsverursacher für diese Völker keine Glaubensangelegenheit war – oder modern ausgedrückt: keine kulturelle Konstruktion –, sondern dass sie »gesehen« wurden. Im hellsichtigen, visionären Zustand, im luziden Traum, in Trance. Bei einigen Ethnien wurden sie mithilfe entheogener Pflanzensubstanzen wahrgenommen. Da sie nicht zur objektiven Welt »da draußen« gehören, son-

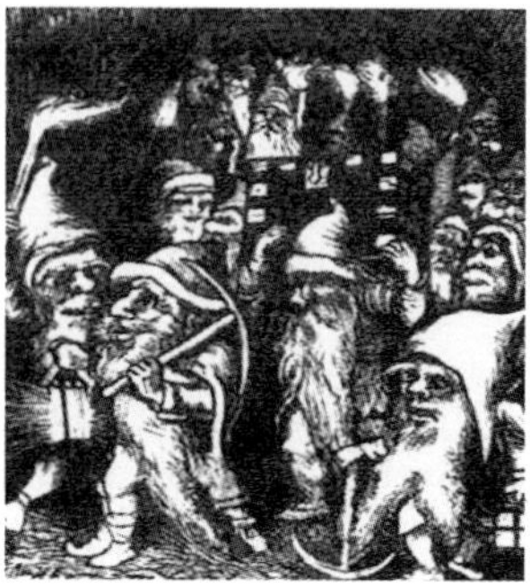

Gnome unter der Erde. G. MacDonalds, 19. Jahrhundert.

dern zur »Zwischenwelt« – zur *twilight zone*, wie die Engländer sagen –, werden ihre Erscheinungen von den inneren Bildern, die Menschen in sich tragen, mitgeprägt. Diese inneren Bilder, diese *Imagines*, werden von den Inhalten der kulturellen Tradition sowie von der umliegenden Natur mitgestaltet. Deswegen haben die Engel im christlichen Raum große weiße Flügel, ähnlich einer Taube, um ihre Flugfähigkeit darzustellen. Andere Kulturen stellen diese göttlichen Boten anders dar, schwebend oder mit Libellenflügeln. Deswegen tragen die Zwerge und Gnome in Mitteleuropa Zipfelmützen, denn die gehörten einst zur Tracht der keltischen Knappen, die in der Hallstattzeit unter der Erde Erze und Steinsalze hämmerten und abbauten.

Bei diesen Bildern handelt es sich also keineswegs um subjektive psychologische Projektionen, mit der eine an sich leere, seelenlose Natur eingekleidet wird, sondern um kulturell geprägte Wahrnehmungen von metaphysischen (griechisch *metá physikós* = »jenseits des Physischen«) Wirklichkeiten. Ähnliche oder verwandte Kulturen teilen ähnliche Bilder und Mythologien, so wie sie auch ähnliche Sprachen sprechen. Die indoeuropäischen Völker teilen also Bilder von jenen metaphysischen Wesenheiten, die mit Krankheit und Seuche zu tun haben.

Hier nun übersinnliche Krankheitsverursacher, wie sie im indoeuropäischen Raum wahrgenommen wurden:

Dämonen (Sanskrit *Yakshmas, Rakshas*)

Bei den vedischen Indern gab es viele Kategorien von Krankheitsdämonen, Totengeistern und Vampiren, die Fieber, Schmerzen und Zerfall bringen. Insbesondere die Yakshmas schleichen sich in den Körper ein und verursachen Schwindsucht und schwere innere Krankheiten. Sünde und Tabubrüche ziehen sie an (Zysk 1996:15f.).

Diese Dämonen, Elfen, Alben (Elben) und Totengeister sind auch den indoeuropäischen Vettern im Abendland nicht fremd. Der Alb (auch Alp, Trud, Schratt oder Doggi) kann den Menschen mit Hieb, Stich, Schlag oder Schuss siech machen, die Mahr (altenglisch *mare*, polnisch *Mora*, wendisch *Murawa*, russisch *Kikimora*; irisch *morīgain*) kann ihn nachts als drückendes Nachtgespenst wie ein Pferd reiten, sodass er erschöpft und schweißgebadet aufwacht, oder ihm schreckliche Alpträume (französisch *cauchemar*, englisch *nightmare*) schicken oder als Albdruck auf ihm sitzen, sodass er kaum atmen kann. Alben und Elfen können den Menschen mit krankmachenden und sogar todbringenden Zauberpfeilen (»Elfenschüsse«, angelsächsisch *ylfa gescot*; norwegisch *alfskud*) zur Strecke bringen; sie können ihn mit ihrem Atem (*Alf-Gust*, *Elfblæst*) anhauchen und ihn siech machen oder mit ihrem boshaften Schlag, wie in der dänischen Sage vom Elfenkönig *(Ellerkonge)*, einen Schlaganfall verursachen.[52]

Würmer (Sanskrit *Krími*)

Die Krankheitsdämonen nehmen oftmals die Gestalt von Würmern, Egeln, Krebsen, Wiebeln[53] (Käfer) oder Schlangen an. In den Veden lesen wir, es gibt Krími, die man sieht, und solche, die man nicht sieht; es gibt schwarze, braune, rote und weiße; es gibt dunkelbraune mit Ohren, schwarze mit weißen Gliedern, gefleckte, weißliche mit drei Köpfen und Hörnern, solche, die Geiern oder Wölfen ähneln; es gibt männliche und weibliche Würmer (Zysk 1996:64ff.). Die europäischen Waldvölker kannten diese »Würmlein klein, ohne Haut und Bein, ohne Körper und Substanz« (Paracelsus), ihnen waren eine große Zahl dieser Elbenwürmer bekannt: Da gab es die nagenden, beißenden Würmer; die stechenden, bohrenden, klopfenden, saugenden Würmer;

52 Da lädt die Elfe den Herrn Oloff zum Tanze ein, er weigert sich jedoch. Da sagt die Tochter des Elfenkönigs:
»Und will Herr Oloff nicht tanzen mit mir,
Soll Seuch und Krankheit folgen dir!«
Sie tut einen Schlag ihm auf sein Herz:
»O weh, wie wird mir vor Angst und Schmerz!«
Da hob sie ihn bleichend auf sein Pferd:
»Reit hin und grüße dein Bräutlein wert!«
Gottfried Herder, »Erlkönig«, in *Des Knaben Wunderhorn*, 1778/79

53 Der Wiebel (englisch *weevil*; althochdeutsch *wibil*, litauisch *vabalas*) ist der schnell sich bewegende, »hin und her webende« Käfer, der Krankheiten bringt.

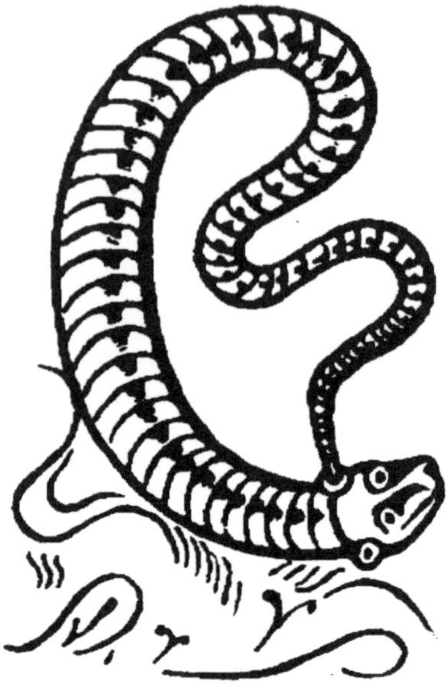

Wurm, altgermanische Darstellung.

da gab es den Haarwurm, den Zahnwurm, der in faulenden Zähnen lebt, den Hirnwurm, den Herzwurm, der hirschähnliche Hörner auf dem Kopf hat, den Magenwurm (englisch *mawworm*), den Nösch (Bandwurm), den Nesselwurm (laufende Gicht), den Gähwurm (Heißhunger), den Gnatzwurm (Schorf), den Handwurm (Krätze), den Knochenwurm, den Markwurm, den Sterzwurm, der den Kühen ihre Schwänze faulen lässt, und viele, viele andere. Das norwegische Landvolk kennt den *Hvidorm* (Weißwurm), dessen böser Blick wahnsinnig macht, und den Blaswurm, der es vermag, sein Gift durch sieben Kirchenmauern zu blasen. Die meisten von diesen Bösewichten waren, wie die in der vedischen Vision, von schwarzer, brauner, roter oder weißer Farbe (Storl 2005:115-125).

In der keltischen und germanischen Mythologie wurde das erste Menschenpaar aus Bäumen geschaffen. Die elbischen Würmer können also beide, Mensch und Baum, befallen. Oft nisten sie unter der Borke der Waldbäume, fliegen aus und nisten sich als Krankheiten im Menschen ein. Deswegen konnte der schamanische Heiler den Vorgang umkehren und die Krankheiten wieder in die Bäume hineinpfropfen (Mannhardt 1875:12).

Magische Intrusionen, Zauberpfeile, elbische Geschosse

Das sind die von Geistern oder Zauberern geschickten sichtbaren oder auch unsichtbaren Fremdkörper – Knochensplitter, spitzen Steine, Dornen, Strohhalme, Krallen und so weiter.

Vergifteter Tank und Speise

Hierzu zählt etwa der vergiftete Apfel, den die böse Königin dem Schneewittchen gab.

Verfluchung und falsche Worte

Worte waren für die alten Völker keine leeren, willkürlich von den Menschen erschaffenen Laute, keine beliebigen Symbole.[54] Sie galten als Wesen, die die Kraft haben, Dinge zu bewirken. Deswegen wirken Zaubersprüche, Heilgesänge, Mantras und eben auch Flüche. Bei den alten Indern war daher der Fluch eines Asketen, heiligen Einsiedlers oder Wandermönchs, in dem die spirituelle Macht geballt war, sehr gefürchtet. Beim Gespräch sollen die Worte wahr sein, sie sollen mit der Wirklichkeit übereinstimmen. Sinnloses Geschwätz ist schädlich, denn es schafft ein ätherisches Kleid für die krankmachenden Geister der Unwahrheit. Es hieß, ein Mensch sei so gut wie sein Wort – das war, auch in unserer Kultur, bis vor Kurzem die Überzeugung.

Zorn der Götter und Ahnen

Nicht nur Dämonen können gefährlich sein, sondern auch die Ahnen, wenn man sie nicht ehrt. Wenn man sich ihrer nicht erinnert und ihnen nicht immer wieder Speise und Trank opfert, dann fällt es den Verstorbenen schwer, ihren Nachkommen Segen und Schutz zukommen zu lassen. Besonders die gefallenen Krieger, die ihr junges Leben für die Gemeinschaft geopfert haben und deswegen keine Söhne zeugen konnten, die für sie das Totenritual durchführen können, verdienen das Gedenken. Bei den Indern wird deswegen im täglichen *Puja* (Ritual) für die Ahnen und Verstorbenen Wasser gen Westen – die Richtung der untergehenden Sonne, der die Toten folgen – gegossen. Auch in der europäischen Kultur gab es periodische Anlässe, in denen man die Toten speiste: Bei den Kelten geschah das am »heiligen Abend« (Halloween) des Samhain-Festes im November; bei den Balten wurden die Toten ebenfalls im Spätherbst, oft im Badehaus, zum Festmahl eingeladen; bei den Germanen und Slawen wurden die Toten zur Wintersonnwende mit Hirse- und Hanfsaat gespeist. Wie wir schon sahen, wurde in der Stille der Wintersonnwendzeit mithilfe des heiligen Fliegenpilzes tiefe Verbindung mit den Vorfahren aufgenommen.

Die Götter sind mächtig, voller Zauberkraft und – wie der Wechsel der Jahreszeiten, wie Tag und Nacht, Ebbe und Flut – unerbittlich.

---

54 Die vedischen Inder glaubten zum Beispiel, dass sich ein Mensch nicht nur physisch verkörpert, wenn er auf Erden geboren wird, sondern dass sein wahrer Name sich als Bestandteil seines Wesens mitinkarniert.

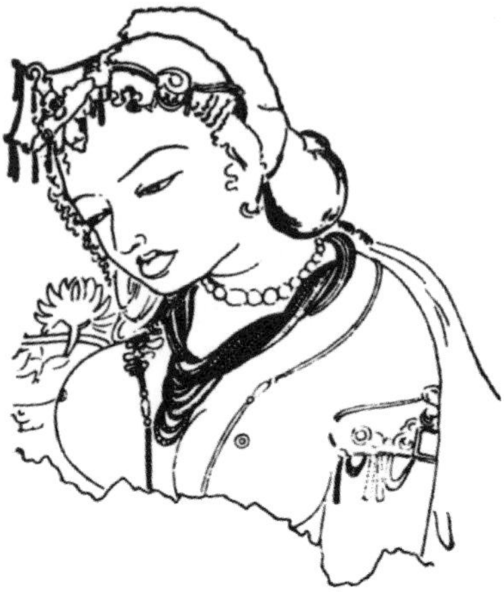

Apsarasa, verführerische himmlische Tänzerin.

Mit ihnen ist nicht zu spaßen. Zwar führen und schützen sie die Menschen, sie können sie aber auch strafen oder ihnen schaden. Der hyperboreische Sonnengott Apollo, der sonst als Heiler auftritt, kann mit seinem Bogen Pfeile der Seuche und des Todes verschießen. Auch der vedische Sturmgott Rudra, ansonsten ein Meister der Heilkräuter und Spender heilenden Harns, verschießt seine Pfeile und bringt die Menschen, selbst tugendhafte arische Priester, wie flüchtige Rehe zur Strecke. Wenn willensstarke Asketen durch ihre entsagende Lebensführung, Buße und Selbstopferung zu viel spirituelle Macht erlangen, dann kann es für sie gefährlich werden. Das beunruhigt den vedischen Donnergott Indra, denn sie könnten ihn herausfordern und seinen Thron einnehmen. Um dem vorzubeugen, straft der eifersüchtige Gott sie mit Krankheit oder Wahnsinn. Oder er schickt den Büßern eine bezaubernde himmlische Nymphe *(Apsarasa)*, um sie in sinnliche Leidenschaft zu verstricken und so um den Lohn ihrer Askese zu prellen. Die Germanen kannten, neben Elfengeschossen *(Ylfa gescot)* und Hexenschüssen *(Haegtessan gescot)*, ebenfalls die Siechtum bringenden »Asen- oder Götterschüsse« *(Asa gescot)*.

Natürliche Ursachen

Nicht alle Leiden hatten übersinnliche Ursachen. Auch anderen Auslösern, wie Unfällen, Verwundungen, Schlangenbissen, Skorpionstichen und Ähnlichem, wurde Platz eingeräumt. Der Schamane, Bhishàj, Lachsner, Burwis oder wie auch immer man die hellsichtigen Heiler nannte, konnten die Ursache herausfinden.

HEILKÜNSTE UND HEILGÖTTER

Es ist nicht einfach, die verschiedenen Heiler und Heilweisen bei indoeuropäischen Völkern auf einen einheitlichen Nenner zu bringen. Dennoch gibt es genügend Gemeinsamkeiten. Für den berufenen Heiler war nicht nur das Erlernen von Zaubergesängen und Ritualen notwendig, sondern er musste – wie wir sahen – auch die spirituelle Kraft besitzen, die Krankheit zu bannen und das, was nicht richtig war, wieder zu richten.

Zweitens war es wesentlich, den Krankheitsdämon, der sich in die Körpertiefen eingenistet hatte und das Licht des Tages scheute, nicht nur zu lokalisieren, sondern seinen Namen zu kennen und ihn zu benennen. Denn wie bereits geschildert ist der Name immer ein Teil des Wesens. Ganz wie im Märchen *Rumpelstilzchen* – »Wie gut, dass niemand weiß, dass ich Rumpelstilzchen heiß!« – versucht der üble Wurm seinen Namen geheim zu halten. Der Name gibt nämlich dem Heiler eine Handhabe, sodass der Unhold seine magische Potenz verliert. So heißt es im St. Galler Haussegen (10. Jahrhundert):

> *»Wohlan Wicht, du sollst wissen, dass ich weiß, das du Wicht heißest, damit du nicht weist noch verstehst zu sagen: Chnospinci.«*

In der *Atharvaveda*, einer Sammlung magischer Rituale (1500 bis 1000 v. u. Z.), beschwört und vertreibt der Heiler den Geist der Gelbsucht durch Räuchern mit der aromatischen *Kúshta*-Pflanze[55]. Da wird dem Dämon *Takmán*, der besonders in der schwülheißen Monsunzeit die Menschen mit Fieber und Gelbsucht plagt, zuerst gehuldigt und geschmeichelt, denn er ist ein mächtiges Wesen. Dann wird er mit seinem geheimen Namen Hrúdu angesprochen. »Seiest du Flamme oder heißes Glühen, ... du, o Gott des Gelben, bist bei Namen Hrúdu!

---

55 Ethnobotaniker identifizieren die Pflanze als Balsamkraut oder Marienblatt *(Tanacetum balsamita)* oder die Indische Kostuswurzel *(Saussurea lappa)*, die im Mittelalter nach Europa eingeführt wurde, scharfe, bittere und süße Eigenschaften besitzt und als Räuchermittel, Wurmtreiber, Umstimmungsmittel, Aphrodisiakum, Emmenagogum und bei Brustschmerzen, Leberbeschwerden, Gelbsucht, Verdauungsproblemen und Hauterkrankungen eingesetzt wurde (De Vries 1989:345). Wahrscheinlich aber ist Kúshta kein spezifisches Kraut, sondern ganz allgemein der Gott der aromatischen Pflanzen (Findly 2008:5). Die *Rigveda* nennt Kúshta, im hohen Himalaja wachsend, wo die Adler geboren werden, Somas Bruder.

O Takmán, du alles Wissender, gehe über uns schadlos hinweg« (Atharvaveda, 1.25). Er soll lieber in die Lurche schlüpfen oder mit den gelbgefiederten Vögeln fortfliegen. Hrúdu hatte vermutlich Wurmgestalt, der Name erinnert auf jeden Fall an das lateinische Wort *Hirudo* (»Blutegel«) – vielleicht besteht da eine etymologische Verbindung.

Drittens musste der Heiler auch wissen, wie er die guten Geister und Heilgötter zu Hilfe rufen kann. Hier sind die wichtigsten der vedisch-arischen Heilgötter, deren Entsprechungen man bei anderen indoeuropäischen Völkern finden kann:

Agni

Sein Name ist mit lateinisch *Ignis* (»Feuer«) verwandt, er ist der vedisch-arische Gott des Feuers. Die Slawen kannten ihn als Ogoni oder Agoni. Er ist rein und reinigt alles, was er konsumiert. Er ist im Kochfeuer anwesend, mit dem die Kräuteraufgüsse und -abkochungen hergestellt werden; er wirkt im heißen therapeutischen Bad und in der mit brennenden Kuhfladen erhitzten Grube, in denen die Patienten ihre Krankheiten herausschwitzen. Man opferte ihm Butter und Getreide in den lohenden Flammen. Er selbst ist das Opferfeuer, in dessen heißhungrigen Schlund die Opfergaben an die Himmelsgötter vermittelt werden, und er ist im Scheiterhaufen, in dem der Mensch, wenn er gestorben ist, ebenfalls seinen Leib opfert.

Vayu

Vayu ist der vedische Windgott, der in einem von einem Hirsch gezogenen Streitwagen durch die Lüfte fährt. In jedem atmenden Lebewesen ist er der Lebensatem. Indem der Heiler während des Heilrituals die Krankheit von dem Patienten hinwegbläst, benutzt er die Kraft Vayus. Wenn der Heilpriester das Feuer anfacht und anbläst, benutzt er den Wind, der den Lungen entströmt, »sodass Agni geboren werden kann«.

Surya

Surya oder der goldhändige Savitri ist der von den Indoeuropäern verehrte Sonnengott, der in einem von sieben Rossen gezogenen, goldenen Streitwagen über den Himmelbögen fährt und die Dunkelheit besiegt.

Ashwins

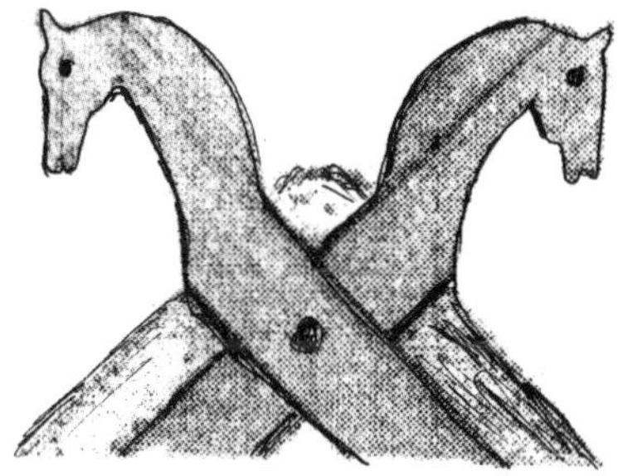

Gekreuzte Pferdeköpfe am Giebel.

Die beiden Ashwins (Sanskrit »Pferdelenker«; *ashva* = »Pferd«) sind stattliche Jünglinge, Zwillinge, deren Vater die Sonne und deren Mutter eine Stute war. Sie gelten als die heilkräuterkundigen Spender der Heilmittel und Wiederhersteller der Jugend. Das junge Ärztegötterpaar erscheint jeden Morgen, noch vor dem Aufgang der Sonne, mit einem goldenen Wagen, gezogen von Pferden und Vögeln. Es ist in dieser heiligen Dämmerstunde, wenn die Vögel ihr Morgenkonzert anfangen und überall die Kräutersammler ihre Heilpflanzen und Wurzeln holen, denn dann erfahren sie den Segen von diesen beiden Ärzten der Götter.

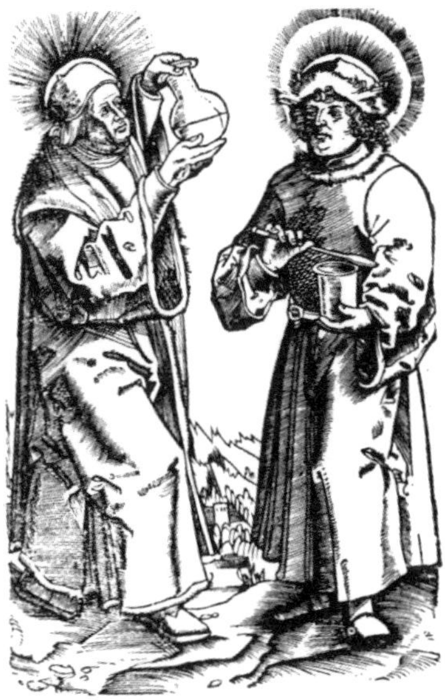

Kosmas und Damian. Holzschnitt H. v. Gersdorff, Feldtbuch der Wundarztney, Straßburg, 1526.

Im ganzen indoeuropäischen Raum wurden sie verehrt. Sie erschienen den Hellenen als die beiden Dioskuren (griechisch *dio* = »des Gottes«; *kóres* = »Söhne«, »Jünglinge«), jenen Rossbändigern und Wagenlenkern, die als Helfer der Menschen galten und die, in den Nachthimmel versetzt, nun als Kastor und Pollux vom Sternbild Zwillinge *(Gemini)* auf die Erde herableuchten. In der baltischen Mythologie erscheinen sie als die *Ašvieniai* (litauisch *ašva* = »Pferd«); sie sind die Wagenführer der Sonnengöttin Saule und werden, wie *Hengis* und *Horsa* (Hengst und Ross) in Norddeutschland, Dänemark und Holland, als zwei gekreuzte Pferdeköpfe auf die Giebel der baltischen Bauernhäuser gesetzt.[56] (Wir alle kennen sie vom Logo der Raiffeisen-Banken.)

In ihrer christlichen Metamorphose leben diese Heilgötter weiter als Kosmas und Damian, die als Schutzpatrone der Ärzte, Ammen und Apotheker verehrt werden. Auch werden diese beiden heilkundigen Heiligen bei Pferdekrankheiten angerufen. In der Heiligenlegende heißt es, sie heilten die Kranken unentgeltlich, um sie zum Christentum zu bekehren.

Arundhati

Sie wird mit dem Morgenstern assoziiert und in den Veden als die gütige, milde »Königin der Heilkräuter« erwähnt. Sie offenbart sich in verschiedenen Heilpflanzen und auch im *Laksha* oder *Lac*, jenem roten Saft oder Heilmittel aus rotem Harz, mit dem der Heiler die Wunden und Knochenbrüche des Menschen oder seiner Tiere behandelt und versiegelt (Zysk 1996:74f.). Arundhati ist womöglich eine Göttin der Draviden, der vorarischen Bewohner Nordindiens. Die lokalen, meist subtropischen Pflanzen waren diesen indoeuropäischen Eroberern ja unbekannt, und sie mussten diese erst von der lokalen Bevölkerung kennenlernen, ehe sie sie in ihre Heilrituale einbauen konnten.

Soma

Soma, der Mondgott, ist der in den Veden höchst gepriesene Herr des Lebenswassers, der Pflanzensäfte und des gleichnamigen psychedelischen Rauschgetränks, das die Götter unsterblich macht und Sänger und Fürsten inspiriert. Soma ist auch *Oshadhi-Pati*, der Hüter oder Herr der Heilkräuter. Der Mondgott, der siebenundzwanzig Ehefrauen hat (Tage der Lunation), ist immer begattungsbereit und schenkt Fruchtbarkeit; der Hase – man sieht sein Bild im Vollmond – ist sein Tier.

---

56 Auch sind die germanischen *Alcis* oder *Alken*, die Tacitus (*Germania* 43:3) mit Kastor und Pollux gleichsetzt, Erscheinungsformen dieser menschenfreundlichen Zwillingsgottheiten. In der angelsächsischen Mythologie gelten Hengis und Horsa als die beiden Häuptlinge, die um 445 Britannien eroberten. In Lettland werden die pferdekopfähnlichen Giebelbalken auch als gekreuzte Roggenähren gedeutet und symbolisieren den Erntegott Jumis.

Dhatr

Der »Setzer«, der »Bildner« oder »Ordner« wurde bei Knochenbrüchen angerufen. Er ist ein vedischer Herr der Tiere, der auch die Hufe der Pferde heilt.

Damit kommen wir zu den Heilritualen. Da es ein ganzes Buch füllen würde, die verschiedenen Heiler und die Heilmethoden der unterschiedlichen indoeuropäischen Völker zu beschreiben oder auch ihre Überlieferungen von denen der einheimischen Völker, unter denen sie siedelten, säuberlich zu trennen, werden wir uns vor allem auf die Heilkundigen im alten Indien, die *Bhishajs*, und auf die germanischen *Lachsner* beschränken. Auf diese Weise spannen wir den weiten Bogen der indogermanisch sprechenden Völker. Dieser reicht von Island im äußersten Westen bis nach Bengalen im Osten.

Die Heilrituale der Bhishajs

Der Bhishaj war oft auch ein *Vipra*, ein Schüttler (von Sanskrit *vip* = »schütteln», »drehen«, verwandt mit unseren Wörtern »vibrieren«, »wippen«), das heißt, er war auch tanzender, singender Schamane, der sich – ähnlich den amerikanischen Shakers – durch anhaltendes heftiges Schütteln in einen anderen Bewusstseinszustand versetzte. Oft handelte es sich bei diesem Heiler um einen wandernden Asketen – ähnlich den heutigen *Sadhus* (Wandermönchen) –, der Heilkräuter und wirkkräftige Zaubergesänge kannte. Er heilte, wie der Lachsner, mit Wort (Machtspruch, Zaubergesang) und Wurz (Heilpflanze) sowie mit Wasser und Feuer. Dabei nannte er die Dämonen bei Namen, lockte sie heraus und – da man Geistwesen nicht töten kann – übertrug sie auf Tiere (Vögel, Frösche) oder auf Feinde. Hier einige wesentliche Elemente der Heilséance des Bhishaj:

- Der Kranke wurde vor der Séance mit aromatischen Kräutern beräuchert, also gereinigt. Die Heilpflanzen selbst wurden angerufen, besungen und gesegnet. Da Pflanzen mächtige Wesen sind, Erscheinungen der Göttinnen, hilft allein schon ihre Gegenwart.
- Der Heiler wedelte einen Heilkräuterbüschel über den Kranken oder strich – ähnlich wie bei der mexikanischen *Limpia* – damit über dessen Körper. Er strich von oben nach unten über den Körper, sodass die Krankheit im Erdboden verschwand.

- Derweil wurde der Kranke mit Zaubergesängen (Mantras) besungen.
- Der Heiler sprenkelte Wasser (oder Harn von einer Kuh) auf die Wunden und erkrankten Stellen.
- Der Patient wurde am Kopf, an Ohren, Augen, Kinn, Nasenlöchern oder schmerzenden Stellen mit rituell hergestellter Butter oder Butterschmalz *(Ghee)*, in dem Kräuter gesotten waren, berührt. Butter und Butterschmalz, das Edelste, was das heilige Rind den Menschen schenkt, spielte in der Heilkunde aller Indoeuropäer eine wichtige Rolle. Auch mit roter Farbe, mit Laksha oder auch Ocker, wurde der Kranke betupft. Ocker gilt bei traditionellen Völkern als »Blut der Erde«; Blut ist der Lebenssaft; mit Ocker oder Laksha wird Lebenskraft auf den Kranken übertragen. Die Assoziation ist uralt; schon die Neandertaler bestrichen ihre Körper, auch die der Gestorbenen, mit der roten eisenhaltigen Erde.
- Mit Büscheln des heiligen Dharbagrases oder Kushagrases, (Hundszahngras, *Desmostachya bipinnata; Cynodon dactylon*) wurde Heilwasser auf den Kranken gesprengt. Gras ist selbstverständlich eine besonders kraftvolle Pflanze für Hirtenvölker, denn es ist das Futter für Ross und Rind. Mit dem heiligen Hundszahngras wurden bei den vedischen Opferritualen die Sitze der Götter ausgelegt; und als Gautama Siddharta unter dem heiligen Feigenbaum *(Ficus religiosa)* die Erleuchtung erlangte, soll er auf einer Matte Dharbagras gesessen haben. Die indische Sage erzählt, dass die Schlangen gespaltene Zungen haben, weil sie an den scharfen Rändern des Grashalms geleckt haben.
- Der Krankheitsgeist wurde gezwungen, den Leidenden zu verlassen. Er fuhr durch die Körperöffnungen hinaus durch Erbrechen, Niesen oder auch in der Form eines Darmwindes (Zysk 1996:97).
- Der Heiler gab dem Kranken Milch mit Butter zu trinken und salbte die Wunde mit einer Abkochung aus Butterschmalz und Laksha. Zum Ausheilen konnten Heilkräuter in Form eines Pulvers, eines Aufgusses, einer Abkochung oder Salbe verabreicht werden. Oft wurden sie als Amulett getragen, als Umschlag oder einfach auf den Körper gelegt. Auch bei der Anwendung dieser Heilmittel sprach der Bhishaj Mantras, um die Kräuter aufzuladen.

Zu Beginn des Heilrituals wurde die Umgebung gesäubert und der Boden mit Grasbesen oder Reisigbündeln gefegt. Als beste Zeit für das Ritual galt die Morgendämmerung, wenn die Sterne am Schwinden sind, oder auch die Abenddämmerung. Es wurde auch auf die Stellung der Planeten und auf Konstellationen am Himmel geachtet (Zysk 1996:9).

Das Heilen bestand nicht nur aus dem, was wir heute aufgrund unseres Unverständnisses als »magische Rituale« bezeichnen, sondern bediente sich auch sachlicher Verfahren: Bei Urinstau wurden Katheter aus Rohr verwendet, Eiterbeulen wurden lanciert, Wunden wurden kauterisiert, mit adstringierenden Harzen wurde Blut gestillt und die angewendeten Heilpflanzen hatten – auch nach heutigen chemisch-analytischen Kriterien beurteilt – empirische Wirkung.

Die Heilrituale der Lachsner

Die Heiler der Waldvölker gingen mit ähnlichen Mitteln und Methoden zur Sache. Auch sie sangen, räucherten und lockten den Krankheitswurm heraus, entsorgten ihn und verwendeten Heilpflanzen, die ihre Verbündeten waren, zum Ausheilen.

Bei den germanischen Völkern hieß der Heiler oder die Heilerin *Lachner* oder *Lachsner*, beziehungsweise *Lachsnerin*.[57, 58] Wie schon in der Besprechung des blutstillenden Wegerichs, dem Laekeblad oder Lachsnerblatt, hat der Name mit der roten Farbe, mit dem Lebenssaft Blut zu tun. Das indoeuropäische Urwort *lak bedeutet einerseits »sprenkeln«, »tupfen«, »markieren«, aber auch »rot«. Der Lachs, der Zauberfisch, der für die Kelten die Weisheit symbolisiert, ist der Fisch mit rotem Fleisch; die indische Göttin Lakshmi, die weibliche Seite des Weltenerhalters Vishnu, ist die rote Göttin. Und der Gralsritter Lancelot du Lac, ist nicht etwa der Lancelot vom See, sondern der Lanze-

57 Im Altnordischen heißt der Heiler *Læknir*, im Althochdeutschen *Lachnar*, im Angelsächsischen *Laece*, im Mittelenglischen *Leche*, und noch immer ist das eigentliche englische Wort für einen Arzt oder Doktor *Leech*.

58 Der germanische Medizinmann – mutmaßt der Kulturgeschichtler Hannsferdinand Döbler – trug wohl Maske und Gürtel; er mag wie die Lappen die Trommel benutzt haben, um die Geister zu rufen, und tauchte den Finger in rotes Opferblut des Tieres, dann markierte er mit dem Daumen, dem »Wodansfinger« das Mal (Döbler 1975:311). Andere Kulturanthropologen identifizieren den Lachnerfinger oder Arztfinger (englisch *leech finger*, nordisch *læknisfingr*) mit dem Ringfinger der linken Hand; das geht auf die Annahme der klassischen Antike zurück, welche besagt, dass dieser *digitus medicalis* durch einen Nerv oder eine Vene direkt mit dem Herzen verbunden ist.

lot der Blutlache, also jener, der im roten Blut des Drachen, den er erschlug, badete (Gardner 2006:51).

Rudolf Schmitz, Gründer des Instituts für Geschichte der Pharmazie in Marburg, schreibt: »Ursprünglich bezeichnete *Lach*, wie auch das gemeingermanische *Taufra* (Ocker), das zum Zauber verwendet wurde, ein mit Mennigfarbe aufgetragenes Mal, mit dem der Medizinmann unter Besprechungsformeln die Stelle markierte, an der der Krankheitsdämon eingedrungen war« (Schmitz 1998:85).

Hier nun, wie im angelsächsischen *Lacnunga* angedeutet[59], einige Elemente des Heilrituals:

- Der Heiler (oder die Heilerin) ruft die vier Himmelsrichtungen an.
- Er macht die schmerzende Stelle aus, wo der »Wurm« sitzt oder eingedrungen ist, berührt sie mit dem Lachnerfinger, markiert sie mit Ocker oder Opferblut und haucht oder bläst sie an.
- Er besingt den Kranken, wie auch den »Wurm«, mit zauberischem Gesang *(Galdor)*.
- Er besingt unmittelbar den ganzen Körper und die Körperöffnungen des Kranken. Er singt über dem Gesicht, dem Mund, in das rechte und in das linke Ohr und über die Wunde.
- Der Wurm oder Wiebel wird mit Zaubergesang oder Kraftworten herausgelockt.
- Er bläst die Krankheit wieder zurück in die Richtung, aus der sie kam.
- Der Krankheitsgeist, der Wurm, kann auch in Bäume gepfropft, in den Hofholunder gebannt oder auf einer Pfeilspitze ins Nimmerland geschossen werden.
- Der böse Zauber kann auch mithilfe gesottener »Beruf- oder Beschreikräuter« weggewaschen werden.
- Anschließend wird eine, meistens in Butter gesottene, Kräutersalbe aufgetragen. Amulette werden angefertigt, und zum endgültigen Ausheilen wird eine Kur mit Heilpflanzen verordnet.

59 www.galdorcraeft.de

VERNICHTUNG DER KRANKHEITSBRINGENDEN »WÜRMER«

Die Krankheitsgeister zeigen sich in der visionären Schau in vielen Gestaltungen. Oft erscheinen sie als verhärmte, unglückliche, verschrobene, leidende Wesen, als dürre, bleiche, gekrümmte Gestalten, als Krüppel oder buckelige, hässliche Alte. Man merkt, es fehlt ihnen was – nämlich, die Fülle des Lebens, die Liebe; sie sind nicht heil, sie hungern und dürsten nach dem, was ihnen fehlt. Manchmal jedoch kommen sie als verführerisch schöne Jünglinge oder Jungfrauen daher; wer aber ihrem Charme erliegt und sich von ihnen küssen lässt, den belegen sie mit Seuche und Schmerz. Meistens jedoch kommen diese dämonischen Wesenheiten in der Form von Würmern, Schlangen, Nattern, Krebstieren oder auch drachenartigen Kaltblütlern. Diese Erscheinungen als wurmartige Kreaturen sind fast universal, deswegen gibt es in beinahe allen traditionellen Kulturen die sogenannten saugenden Schamanen, die darauf spezialisiert sind, diese Wesen mit ihrem Mund herauszusaugen und anschließend zu entsorgen.

Man kann gut verstehen, dass sich die Imagination von krankmachenden Würmern als Denkmodell anbot, da unzählige wimmelnde Maden wie aus dem Nichts schwärende Wunden oder auch Leichname besetzen können, oder wie plötzlich Spulwürmer und Fluken im Stuhl erscheinen, Holzwürmer unter der Borke der Bäume nagen, blutsaugende Egel in stillen Gewässern lauern und Nattern mit giftigem Bisswerkzeug durch das Gras schleichen. Sie sind die Vorgabe für Bilder, die sich die Seele von den krankmachenden Wesenheiten macht, die sich auf der nichtmateriellen Ebene, der Anderswelt oder Astralwelt, tummeln. An sich haben Krankheiten ja keine Schlangen- oder Wurmgestalt – es sei denn, auf mikroskopischer Ebene, die Schraubenbakterien (Spirochäten). Diese imaginäre Form jedoch entspricht dem heimtückischen, schleichenden, unsichtbaren, lebensfeindlichen Wesen der Krankheit am ehesten.

Diese Vorstellung hat sich bis zum heutigen Tag in der Sprache niedergeschlagen. Noch immer sagt man »etwas wurmt einen«, »da ist der Wurm drin«, »ein Wurm ist ihm über die Leber gekrochen«, »einen Wurm im Kopf haben« (blöde Gedanken haben) und so weiter. Noch immer spricht man vom Hasswurm oder Neidwurm, der die Seele befallen und kränken kann. In Frankreich sagt man von jemanden, der ständig krank ist, »Er hat den Wurm« *(Toujours malade, il a le ver!)* oder auch «Jeder hat seinen Wurm« *(Chacun à son ver coquin.)*

Bei den Indoeuropäern überwältigte man die Dämonenwürmer mit magischer Kraft. Man sang sie mit Zaubergesängen und Sprüchen aus ihren tierischen oder menschlichen Opfern heraus. Dazu rief man die höheren Mächte, die *Devas* (indogermanisch **div* = »strahlendes himmlisches Wesen«; lateinisch *divus* = »Gottheit«), vor allem den Blitz und Donnerkeil tragenden Himmelsgott, zu Hilfe. Die Lichtgötter sind allesamt Feinde der in feuchten, dunklen Orten herumkriechenden Wurm- und Schlangenbrut. Indras Blitzkeil *(Vajra)* zerschmettert den schlangenförmigen Vrita, der das Wasser des Lebens blockiert, ebenso wie er die Krankheitsdämonen zerschlägt; Donar (Thunar, Thor) steht mit seinem Blitzhammer im Kampf mit der Midgardschlange und anderen Würmern; der Hirsch, den die Alteuropäer als die »Sonne in der Tiefe« verehrten, wie auch der Himmelsadler, galten als Feinde des krankheitsbringenden, erbarmungslosen Gewürms. Und im angelsächsischen Kräutersegen aus dem 11. Jahrhundert erfahren wir von *Woden* (Wotan), dem schamanischen Zaubergott, wie er mit drei Mal drei mächtigen Heilpflanzen den Krankheitswurm besiegt:

»Eine Schlange kam geschlichen,
zu verderben den Menschen.
Da nahm Woden neun Kräuter (Zweige)
und schlug den Wurm
bis er zerstob.«

In den vedisch-arischen Heilgesängen im alten Indien werden diese Würmer rituell zermahlen, zerstampft, unter schweren Steinen begraben oder verbrannt. Von dem weisen Rishi (Seher) Agastya, dem Vater der Siddha-Medizin, wird berichtet, dass er in der Morgendämmerung die Würmer mit Zaubergesängen vertrieb. Solch ein Gesang ist zum Beispiel in der Sammlung von Zaubertexten, der *Atharvaveda*, aufgezeichnet:

»Der große Mahlstein Indras, Zerquetscher eines jeglichen Wurms, mit diesem zerstampfe ich die Würmer wie mit dem Mahlstein die Kichererbsen.

Den sichtbaren und auch den unsichtbaren Wurm habe ich zerquetscht, auch den Kururu. Alle Algandus, die Salunas, die Würmer zermahlen wir mit dem Zauberwort. Ich töte die Algandus mit einer großen Waffe; verbrannt oder unverbrannt werden sie saftlos. Die restlichen und die nichtrestlichen zwinge ich durch das Zauberwort nieder; damit nicht einer von den Würmern übrigbleibt.
Den in den Eingeweiden, im Kopf und in den Rippen befindlichen Wurm, den Avaskava, den Vyadhvara, die Würmer zermalmen wir durch das Zauberwort.
Die Würmer im Gebirge, in den Wäldern, in den Pflanzen, in den Tieren, in den Wassern, die in unseren Körper eingedrungen sind – dieses ganze Geschlecht der Würmer töte ich.« (Atharvaveda 2.31)

Ein weiteres typisches Beispiel:

»Himmel und Erde rief ich an; die Göttin Sarasvati[60]*, Indra* (Donnergott und Himmelskönig) *und Agni* (Gott des Feuers) *rief ich an und sagte: Lasst diese zwei den Wurm zerdrücken.*
Alle Feinde wurden durch meinen Zaubergesang zerstört; zerstöre, o Indra, Herr des Reichtums, auch die Würmer in diesem Jungen.
Wir zerdrücken den Wurm, der um die Augen kriecht, der um die Nase kriecht, der zwischen den Zähnen kriecht.
Die zwei Würmer, die gleich aussehen, die zwei, die anders aussehen, die zwei schwarzen, die zwei roten, den dunkelbraunen und den mit dunkelbraunen Ohren, den, der dem Geier ähnelt, und den, der dem Wolf ähnelt – alle wurden zerstört ...
Im Osten geht die Sonne auf, die Alles Sehende, die Zerstörerin des Ungesehenen. Sie zerstört beide, die gesehenen und die ungesehenen Würmer, und zerdrückt sie ...« (Atharvaveda 5.23)

Bei den Waldvölkern ging man auf gleiche Art und Weise gegen die dämonischen Würmer vor. Ein gutes Beispiel ist der Tegernseer Spruch, *Gang us Nesso* (»Geh hinaus, Wurm«) aus dem 9. Jahrhundert:

60 Sarasvati, die jungfräuliche Weiße Göttin mit dem Schwan, die Göttin des Neuanfangs, des Frühlings und der Birke, ist die Begleiterin des Schöpfers Brahma. Sie ist das Urwort. Allen Wesen, die Brahma in seiner Meditation hervorbringt, gibt sie einen Namen. Wie ihre keltische Entsprechung, die Brigit, bringt sie alles ins Fließen, die natürlichen Gewässer, den Gedankenfluss, den Redefluss des inspirierten Poeten oder Heilers.

»Geh hinaus, Wurm, mit neun Würmchen,
hinaus aus dem Marke in die Adern,
aus den Adern in das Fleisch,
aus dem Fleische in die Haut,
aus der Haut in diese Pfeilspitze.
Ebenso [bete] drei Vaterunser.«

Der Heiler singt also den Wurm schrittweise vom Knochenmark, dem innersten Kern, heraus, bis über die Haut auf einen Pfeil. Dieser Pfeil wird abgeschossen, zurück in die Jenseitswelt, in die astrale Welt. Diese Praxis des Wegschießens der Krankheit trifft man bei den Waldvölkern immer wieder an. Auch die Indianer Nordamerikas sind mit dieser Ausübung bekannt (Storl 2010a:172).

Eine Anweisung und ein Spruch *(Galdor)*, »Gegen einen Wurm«, aufgezeichnet in Nordengland kurz nach der Bekehrung, führt die altheidnische Überlieferung ebenfalls weiter:

»Falls ein Mensch oder Vieh einen Wurm verschluckt:
Wenn es männlich ist, singe dieses Lied ins rechte Ohr,
wenn es weiblich ist, singe in das linke Ohr:
Ich verwunde das Tier (Wurm), ich schlage das Tier, ich töte das Tier ...
Neun Mal singe in das Ohr diesen Spruch und das Vaterunser einmal.
Diesen gleichen Spruch kann man singen gegen einen eindringenden Wurm. Singe ihr oft in die Wunden und mit deinem Speichel beschmiere sie und nehme grene curmellan (Tausendgüldenkraut?), zerstoße es, lege es auf die Wunde und bestreiche sie mit warmem Kuhdung.« (Harley 585, Britisches Museum)

Ein weiterer typischer Bannspruch aus dem Mittelalter lautet wie folgt:

»Jesus und Petrus ackerten auf einem Acker,
ackerten auf drei Furchen,
ackerten drei Würmer:
Der eine ist weiß,
der andere schwarz,
der dritte rot.
Da sind alle Würmer tot.
Im Namen ...«

In den älteren heidnischen Bannsprüchen traten anstelle von Jesus und Petrus sicherlich Wodan und Freyr, die Göttin Freya oder andere auf Erden wandelnde Heilgottheiten auf. Es sind Götter, die sich den Menschen – wenn sie übermüdet waren oder sich im Zustand der Entrückung befanden – immer wieder zeigten. Das Wort Acker – wie auch das Sanskritwort *Kshetra*, (»Acker«, »Feld«) – ist Metapher für den menschlichen Körper, aus dem die Krankheit herausgeackert wird. Die Farben der Würmer, Weiß, Rot und Schwarz, sind, wie wir später sehen werden, zugleich die Farben der Erdgöttin, denn auch diese kriechenden Kreaturen sind ihre Kinder. Sie nisten im mütterlichen Erdboden wie auch in den Bäumen und den Menschen.

Ähnlich ist ein altschwäbischer Spruch, der sich auf den »Wurmacker« bezieht:

»Gott der Herr fart gen Akher;
er akhert gar wakher; er akhert drei Würm aus,
einer weiß, der andere schwarz, der dritte rot,
hier liegen alle würm todt.«

Wenn im französischen Sprachraum ein böser Wurm ein Menschenkind befiel, beschwor man den heiligen Médard: »St. Médard, der du alle Macht besitzest, nimm die Würmer von diesem Kind. Es sind Mitbewohner, die stets darauf aus sind, es zu erwürgen. Sie kommen aus dem Nichts; du kannst sie wieder dahin zurückschicken« (Loux 1980: 222).

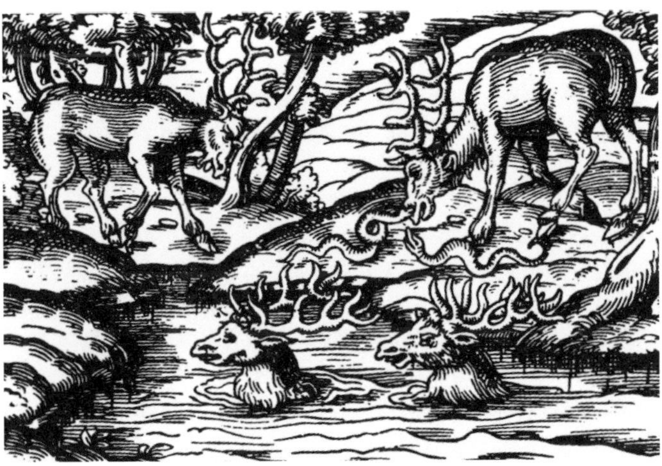

Heilkundige Hirsche vernichten »Würmer«. Anonymer Holzschnitt, 1582.

Wurmmittel der Volksmedizin

Die Volksmedizin kennt viele Wurmmittel (Anthelminthika) und Wurmkuren mit einheimischen Kräutern. Einige davon, wie Rainfarn und Wurmfarn, wirken zwar, aber sind eher giftig. Ein Auszug aus der Wurmfarnwurzel *(Dryopteris filix-mas)* ist wirkungslos gegen Spulwürmer, kann aber den Bandwurm lähmen, sodass er bei gleichzeitiger Gabe eines Abführmittels ausgeschieden werden kann. Die Dosierung ist jedoch schwierig zu ermitteln. Zu hohe Dosen können die Leber angreifen und eine starke Gelbsucht zur Folge haben, auch der Sehnerv kann geschädigt werden. Ähnliches kann man vom Rainfarn *(Tanacetum vulgare)* sagen, der zwar Maden- und Spulwürmer austreibt, aber abortiv wirkt und in hohen Dosierungen wegen dem Thujongehalt sogar tödliche Vergiftungen verursachen kann. Wermut (englisch *wormwood*), mundartlich »Wurmtod« genannt, enthält ebenfalls Thujon, das die Eingeweidewürmer zwar nicht tötet, aber lähmt, sodass sie ausgeschieden werden können. Milder wirken Kamillentee, Alant, Bärlauch, Knoblauch, aufgebrühte Walnussblätter, Engelsüßfarn und Pfefferminztee. Noch in meiner Kindheit raspelten die Mütter Karotten und gaben sie den Kindern, wenn diese von Würmern befallen waren.

Neben diesen einigermaßen effektiven Wurmmitteln bietet die Volksmedizin ein ganzes Arsenal von wurmtötenden, wurmvertreibenden Kräutern an. Einer wissenschaftlich-pharmazeutischen Analyse halten sie jedoch nicht stand. Die meisten dieser Wurmmittel stellen sich als vollkommen wirkungslos heraus. Nun ja – mag der Wissenschaftler verständnisvoll schmunzeln –, damals, in dem dunklen Zeitalter, hatte man ja weder das analytische Rüstzeug, noch kannte man die Physiologie der Helminthen. Aber darum ging es der Volksheilkunde ursprünglich nicht. Nicht allein die sichtbaren Darmbewohner waren ihr im Visier, sondern vor allem die unsichtbaren, dämonischen »Würmlein klein, ohne Haut und Bein«; diese wollte man mit den »Wurmkräutern« vertreiben. So wurde auch der Knoblauch – vor allem in slawischen Ländern – angewendet: Er hält einem blutsaugende Vampire und anderes »Gewürm« vom Leibe.

Nebenbei bemerkt sollte man wissen, dass ein Befall mit Eingeweidewürmern keine Krankheit ist. Die sichtbaren Würmer, die Spul- und Madenwürmer, haben seit über hundert Millionen Jahren unsere Gedärme bewohnt. Wir leben in ko-evolutiver Lebensgemeinschaft mit ihnen. Dasselbe gilt für die Würmer, die man im Kot von Rindern,

Pferden und Hunden findet. Untersuchungen haben ergeben, dass diese unwillkommenen Gäste das Immunsystem der Säugetiere trainieren und anregen. Wer als Kind immer wieder mal von Darmwürmern befallen war, leidet später weniger an Allergien und anderen Autoimmunkrankheiten und hat ein geringeres Risiko, chronisch-entzündliche Darmerkrankungen *(Morbus Crohn, Colitis ulcerosa)* oder Darmkrebs zu bekommen (Zuk 2008:37f.). Auch weiß man, dass die Maden der Schmeißfliegen, die im Nu gangränöse Fleischwunden bei Mensch und Tier befallen, das faulende Gewebe besser wegputzen, als es der beste Chirurg vermag, und dass sie zugleich in ihrem Kot den wundheilenden Wirkstoff Allantoin ausscheiden. Allantoin ist übrigens auch in der stark wirksamen wund- und knochenheilenden Beinwellwurzel vorhanden.

Heraussingen und Entsorgen der Krankheiten

Die Brahmanen der vedischen Arier, wie auch die keltischen Druiden, gaben sich alle Mühe, die langen magischen Beschwörungen und heiligen Gesänge mit sorgfältiger Genauigkeit vom Meister zum Schüler mündlich zu überliefern. Das Geheimwissen – darunter auch die Heilgesänge – musste auswendig gelernt werden, es musste von Herzen kommen. Erst relativ spät, als man Sorge hatte, dass sich Veränderungen in die Rezitationen einschleichen könnten, wurden sie in Indien als Veden (*Vedas* = »Weisheitslehren«) niedergeschrieben. Die magische Kraft der Lieder beruht darauf, dass sie exakt wiedergegeben werden.

Auch die Zauber- und Heilgesänge der Germanen, die Galsterlieder (althochdeutsch *galen* = »singen«, »behexen«; altnordisch *galdr*; angelsächsisch *gealdor*) verlangten genaue Rezitation. Sie wurden im Zauberton und als Stabreime gesungen. Wodan, der Schamanengott, galt als der Meister dieser Gesänge, als *Galders Fadir*, »Vater des Zaubergesangs«. Der zweite Merseburger Zauberspruch aus dem 9. Jahrhundert zeugt davon:

»Phol[61] und Wodan begaben sich in den Wald
Da wurde dem Fohlen des Herren (balderes) sein Fuß verrenkt
Da besang ihn Sinthgunt, die Schwester der Sunna[62],
Da besang ihn Frija, die Schwester der Volla.
Da besang ihn Wodan, wie er es wohl konnte.
So Beinrenkung, so Blutrenkung,
so Gliedrenkung:
Bein zu Beine, Blut zu Blute,
Glied zu Gliedern, wie wenn sie geleimt wären.«

Im Mittelalter waren es nicht mehr Phol und Wotan, sondern Christus und St. Stephan, die mit Sprüchen Pferde heilten: *»Es kam Christus und St. Stephan zur Burg zu Salonae. Da ward St. Stephans Pferd verfangen. Wie Christus dem Pferde St. Stephans das Verfangensein heilte, so heile ich es mit Christi Hilfe diesem Pferd.«* (Ström/Bieszais 1975:91)

Eine mehr oder weniger deckungsgleiche Heilformel wie im Merseburger Zauberspruch finden wir in der Atharvaveda (4.12):

»Ein Wachser bist du, ein Wachser, (bezieht sich
auf die angesprochene Heilpflanze),
ein Zuwachser des gebrochenen Knochens,
lass ihn zuwachsen, o Arundhati!
Wenn dir zerrissen, dir zerbrochen ein Knochen im Leibe ist,
das leg' zum Heile wieder, Dhtar, zusammen Glied an Glied!
Zusammen sei mit Mark dein Mark,
zusammen sei mit Glied dein Glied!
Zusammen wachs' dein altes Fleisch
und auch der Knochen wachs' dazu!

61 *Fol (Vol, Pfol)* ist wahrscheinlich nicht, wie man oft liest, ein anderer Name für Baldur, sondern für *Fro (Freyr)*. Vol wird anderswo immer zusammen mit Vulla erwähnt; Vol und Vulla sind keine anderen als Freyr und Freya, das fruchtbarkeitsbringende Götterpaar aus dem Geschlecht der Wanen. Balderes bedeutet in diesem Fall »Herr« und nicht Baldur. Wodan ist der Reiter des Pferdes (Mettke 1979:85). Baldur ist der skandinavische Name des wahrscheinlich in der Eisenzeit von den Kelten übernommenen Sonnengottes *(Bel, Belenos)*, denn ursprünglich war die Sonne bei den nordeuropäischen Eingeborenen weiblich; es war die liebe »Frau Sonne«.

62 Sinthgunt, die »Nachtgehende«, ist wahrscheinlich eine Mondgöttin, und Sunna die Sonnengöttin (Ström/Biezais 1975:92).

Zusammen füg' sich Mark mit Mark,
und mit der Haut verwachs' die Haut!
So wachs' dein Blut und auch das Bein,
das Fleisch verwachse mit dem Fleisch!
Das Haar verein' sich mit dem Haar,
die Haut verein' sich mit der Haut!
So wachs' dein Blut und auch das Bein,
zusammen leg' Zerbrochenes, o Kraut!«

Die elbischen Würmer, Schlangen und Gliedertiere, die vom Schamanen, vom germanischen Galsterer, vom vedischen Bhishaj, vom baltischen Burwis (Zauberer) oder Wahrdotjs (Segenssprecher) und anderen Heilkundigen herausgesungen werden, können nicht getötet werden, da sie geistige Entitäten sind, die keine physischen Körper haben. Man muss sie, wie Paracelsus (1493–1541) noch sagte, auf ein passendes Medium übertragen.

In der vedischen Heilkunde werden Krankheiten auf die Feinde – dunkelhäutige Dasas, Eingeborene, die die arischen Opferrituale verachten – gezaubert. Die Gelbsucht wird beschworen, sich auf gelbe Vögel zu setzen und wegzufliegen oder in die gelbe Sonne zu gehen. Heißes Fieber wird auf die kühlen feuchten Frösche übertragen. Andere Krankheiten zauberte man in fließendes Wasser, sodass sie wegschwammen:

»Lass deine Herzschmerzen und gelbe Farbe zur Sonne fliegen!
Wir hüllen dich in die Farbe des roten Stiers!
Wir umgeben dich mit Rot, damit du leben mögest, ohne Gelb zu sein.
Wir umgeben dich mit Rot, wir umstellen dich mit Kühen, deren Gottheit die Rote (Rohini) ist und die selber rot sind.
Wir setzen dein Gelb auf die Papageien, auf die Drosseln und die gelben Haridravavögel.« (Atharvaveda 1.22)

Takmán, der Dämon, der während der Regenzeit verderbliche Blitzpfeile schießt, die Gliederschmerzen und Fieber bringen, wird vom Heiler tief unter den Erdboden geschickt, dorthin, wo er herkommt. Die Erde leitet magische Potenz ab und entlädt sie. Ähnlich der Medizinmann der Cheyenne: In Pausen zwischen der Behandlung des Kranken beräuchert er seine Hände und berührt den Erdboden, um die negative Energie zu entsorgen. Noch bis in die Neuzeit berührten die

Sieger die Erde mit den Fahnen und Standarten des geschlagenen feindlichen Heeres, um diese ihrer Kraft zu »entladen«.

Auch Bäume nehmen nach alter indischer Überzeugung den Menschen Leid und Krankheit ab. Das gilt nicht nur für erhabene Baumriesen im Wald, sondern insbesondere für jene Bäume, die in der Nähe des Hauses stehen und das Energiefeld mit den Menschen teilen.

In indischen oder nepalesischen Dörfern trifft man gelegentlich auf Bäume, die mit Blumengirlanden geschmückt sind. Der Grund dafür ist meistens folgender: Wenn der Astrologe beim Vergleichen der Horoskope eines verlobten Paares entdeckt, dass die Braut, aus irgendwelchen dunklen karmischen Gründen, ihrem Mann oder den Schwiegereltern Unglück bringen könnte, dann verheiratet man sie zuerst in einer aufwendigen Hochzeitszeremonie mit einem Baum, der wie ein typischer Bräutigam geschmückt wird. Der Baumgatte nimmt dem Mädchen alles Schlechte ab. Später wird sie dann zu ihrem menschlichen Ehemann ziehen. Auf diese Weise sind Glück und Hausfrieden gesichert (Mehta 1998:190).

Anhängen und Durchziehen

Um Plagegeister loszuwerden, kann man sie den Bäumen übergeben. Bei den abendländischen Waldvölkern war das im ländlichen Raum bis in die Neuzeit gang und gäbe. Man bohrte ein Loch in den Stamm und pflöckte sie darin ein. Fieber knüpfte man mit einem Knoten in einen Weidenzweig und sprach dabei: »Liebe Weide, ich klage dir, siebenundsiebzig Fieber plagen mir!«

Die üblen Geister kommen daher wie Gäste, die man nicht haben will. Also nimmt man Brot und Salz und geht zu einem Baum, damit dieser sie bewirte und dann mit den Vögeln fortschicke. Dazu sagt man dem Baum (Mannhardt 2002:21):

»Bôm, Bôm öck schödder di,
Dât kôle Féber bring öck di.
De êrscht Vagel, der räwerflücht,
Dat de dat Fêber kriege mücht.«
(»Baum, Baum, ich schüttle dich,
das kalte Fieber bring ich dir.
Der erste Vogel, der rüberfliegt,
möge das Fieber bekommen.«)

Kranke wurden auch durch Bäume – junge Eichen, Eschen oder Obstbäume –, deren Stämme man in der Mitte gespalten hatte, oder durch den hervorragenden Bogen einer Wurzel gezogen, sodass sie die Krankheit abstreifen konnten.

Es ist nicht allzu lange her, dass man in England Kinder mit Bruch oder Rachitis heilte, indem man einen jungen Eschenstamm spaltete und das kranke Kind drei Mal nackt, mit dem Kopf in Richtung aufgehender Sonne, durchzog. So wie der mit Ton bestrichene und verbundene Baum wieder zusammenwächst, so würde auch das Kind heilen. Wenn der Baum aber nicht wieder zusammenheilte, dann blieb das Kind krank (Chamberlain 2006:149). Die Esche war, ebenso wie die Eiche, für die heidnischen Angelsachsen heilig. Sie war dem Schamanengott und Heiler Woden (Wodan) geweiht. Noch lange legten die Engländer bei der Geburt ein Stück Eschenholz ins Geburtslager, und das Neugeborene bekam einen Tropfen Eschensaft auf die Zunge. Ansonsten wird in der Volksmedizin die bitter schmeckende, harn- und stuhltreibende Abkochung der Rinde und der Blätter bei Fieber und Rheuma verabreicht. Ein weiteres typisches Zaubermittel gegen Schüttelfrost war es, diesen auf eine Spitzmaus zu übertragen, dann ein Loch in eine Esche bohren, das arme Tier hineinzustecken und das Loch zuzupfropfen. »Wenn die Spitzmaus stirbt, ist auch der Schüttelfrost vorbei« (Chamberlain 2006:146).

Noch bis ins frühe 20. Jahrhundert übertrugen Bauern in Mitteleuropa ihre Leiden mit einem Spruch auf Bäume – vor allem auf eine Fichte oder auf den Hofholunder. Im Frankenwald hing man aus diesem Grund weiße Strümpfe von einem Beinkranken an einen Weißdornbusch. Wenn man von einem Fieber befallen war, konnte man in der Nacht bei abnehmendem Mond zu einem alten Fliederbusch (Holunder) gehen, um mit einem Bindfaden die Krankheit daran anzubinden. In Brandenburg sprach man dabei:

»Guten Morgen, Flieder,
Ich bring dir mein Fieber,
Ich binde es an,
Nun gehe ich in Gottes Namen davon.«

In Mecklenburg ging man drei Tage hintereinander vor Sonnenaufgang zum Flieder (Holunder) und sprach (Marzell 2002:249):

»Flieder, ich hab die Gicht,
Du hast sie nicht. Nimm sie mir auf,
So hab ich sie nicht.«

Bei Zahnweh trat man vor Sonnenaufgang vor den Holunder, schnitt einen Splitter Holz von unter der Rinde, stocherte damit im Zahnfleisch, bis es blutig wurde und sprach:

»Meine Zähne tun mir weh,
Ein schwarzer, ein roter, ein weißer Wurm.
Ich wollte, dass sie sich verbluten,
Im Namen des Vaters ...«

Die bekannte Ethnobotanikerin Miriam Wiegele erzählte mir, dass es bei den Bergbauern in Österreich noch immer Warzenwender (»Wender« = Heiler) gibt, die mit einem Spruch Papillen auf Holunderzweige ritzen und diese anschließend ins Wasser werfen oder im Boden vergraben. Für die Schulmedizin ist es ein Rätsel, dass diese Handlung zum Erfolg führt.

Im alemannischen Raum gibt es noch immer die sogenannten Besenkapellen. Sie werden so genannt, weil die Kranken zu ihnen pilgern, um ihre Krankheit auf den Schmerzensmann Jesus Christus zu übertragen. Dabei opfern sie einen Besen aus Birkenzweigen, den ein Nachbar für sie gebunden hat. Die Birke symbolisiert ja bekanntlich Reinigung und Neuanfang. Interessanterweise wächst neben diesen Kapellen häufig ein alter Holunder. Ursprünglich wurden die Krankheiten an den Holunder gehängt. Es ist so, als ob das unbewusst in der Urerinnerung der Bauern geblieben ist. Falls der Heiland sie nicht will, dann entsorgt eben die alte Frau Holle die Krankheit.

Holunder

Der Kräutermann Hieronymus Bock schreibt in seinem *Kreütter-Buch* (Straßburg 1539): »In Teutscher Nation ist freilich der Holder jederman bekannt / darumb nit von nötten viler wort / wie / wa oder wann derselbig wachse / sintemal ein jeder zuvor den Holder kennt.« Jeder kennt ihn – und kennt ihn doch nicht, den schwarzen Holunder, dessen Name mit der Holle, der archaischen Großmutter unter der Erde, der Erdgöttin, verbindet und mit den Hollen und Hollinnen, dem verhohlenen (verborgenen) Völkchen, den Tarnkappen tragenden Zwergen. Der Hofholunder ist das Tor zu unterirdischen Reichen; es ist ein Schwellenbaum. René Strassmann, ein Schweizer Drogist und Sensitiver, der weit in diese Welten gewandert ist, sagt, der Holunder schützt die Wesen, die auf der Erde leben, vor Übergriffen der Wesen, die in der Erde leben. Der Holunder zeichnet die Grenze zwischen der Unterwelt und der Mittelwelt (Strassmann 1994:153). Holunder – Holz, Rinde, Wurzel, Blüte – eignet sich als Räucherung zur bewussten Kontaktaufnahme mit der Schattenwelt, sagt er. Tatsächlich ist es so, wenn man unter dem Holunder meditiert, hat man das Gefühl, nach unten gezogen zu werden. Bei der Meditation unter der Birke erlebt man gerade das Gegenteil, es ist, als würde man nach oben ins Licht gehoben werden. Wenn man gar so waghalsig ist, unter dem Holunder zu schlafen, dann spürt man das ständige Kommen und Gehen von Gnomen, Kobolden und Zwergen. Das kleine Volk, deren Königin die Frau Holle ist, kann gut gelaunt und zu Späßen aufgelegt sein, aber es kann auch als böswillige Plagegeister auftreten. Unter dem Holunder kann man auch den Hölderlin, den Hollabiru antreffen – das ist ein Name des »Teufels«, des paläolithischen, Hörner tragenden Naturgottes, der der Gefährte der Holundermutter (dänisch *Hyldemoer* oder *Hillefro*) ist. Im Mittelalter mutierte die alte Erdgöttin zu des »Teufels Großmutter«, die da noch immer, unter den Wurzeln des Baums, in ihrem brodelnden Kessel rührt. Diese Verknüpfung kann man als Hinweis auf die heidnische Verehrung des Baumes deuten. Bis ins 20. Jahrhundert opferten die Landfrauen noch immer unter dem Holunder. In Ostfriesland zum Beispiel legte man, wenn Kinder oder auch Erwachsene im Haus krank waren, Brot und Wolle unter die Zweige des Hofholunders. Anderswo waren es Bier und Brot.

Genauso wie er bei der Meditation die Seele nach unten zu ziehen scheint, zieht der Holunder alles Negative und Kranke an und leitet es in die Erde hinab, in den Kessel der alten Göttin. Er zieht nach ländlichem Glauben die Negativität vom gesamten Hof, von Haus und Stall ab. Deswegen hing man eitrige Verbandslappen, ausgefallene Zähne und dergleichen in den Holunder. Das Hemd eines »beschienenen« (durch Zauber krank gemachten) Kindes konnte man unter dem Bäumchen begraben, denn es würde »das Böse verbrauchen«. Dieser Brauch ist auch einer der Gründe, warum man den Holunder nicht stutzen oder schneiden durfte. Denn die Krankheiten könnten zurückspringen oder man bekommt ein Jahr lang Zahnschmerzen (Siebenbürgen) oder die Pferde gehen ein (Altmark) oder man stirbt demnächst sogar.[63] Wenn es aber doch nicht anderes ging, wenn der Holunder etwa den Eingang zuzuwuchern drohte, dann ging man bei Vollmond zum Baum, opferte etwas Bier, Mehl und Milch und sagte: »Frau Holle, gib mir von deinem Holz und ich gebe dir von meinem, wenn es wächst im Wald.« Das Holz in diesem, meinem Wald war jedoch nichts anderes als die eigenen Totengebeine; das geht aus der englischen Fassung des Spruchs hervor: »Altes Mädel, gib mir etwas von deinem Holz und ich gebe dir meine Knochen, wenn ich tot bin.«[64] (Tatsächlich war es hier und da, etwa bei den alten Friesen, Brauch, die Verstorbenen unter dem Hofholunder zu bestatten.)

Die Sage, dass sich Judas aus Scham und Reue an einem Holunder erhängte, nachdem er den Heiland für schäbige dreißig Silberlinge verraten hatte, illustriert, dass der Holunder das Böse anzieht. Als Beweis zeigte man auf den beigebraunen, glibberigen, ohrförmigen Holunderschwamm *(Auricularia judae)*, der auf alten Holunderbäumen schmarotzt und dem Ohr einer Leiche ähnelt. Dieses »Judasohr« sei im Geäst hängen geblieben, als der Verräter nach unten in die Hölle fuhr.

63 Bei den Westslawen, den Sorben, heißt es: Wenn man Holunderholz zum Feuermachen verwendet, dann kommt die »Wehklage« (Boža losć) in der Mitternachtsstunde und schreit »Běda wam! Běda wam!« (»Weh euch! Weh euch!«)

64 Ursprüngliche Fassung: *Old Gal, give me of thy wood, and I will give my bones when I am dead.*

Will man ein Fieber loswerden, kann man zum Holder gehen und sagen:

»O Fliederbaum, du Lieber,
Mich quält das kalte Fieber,
Weil Judas sich an dir erhängt,
sei das Fieber dir geschenkt.«

Der Holunder ist heilkräftig, hat aber auch eine giftige Seite; er blüht sahnig weiß, aber seine Beeren sind schwarz-purpurn. Er hat wie die Holle zwei Seiten; sie ist nicht nur die Göttin des Lebens, sondern auch des Todes. Deswegen war es vielerorts Brauch, dass der Sargschreiner mit einem Holunderstab Maß nahm oder dass der Leichenkutscher die Rosse mit einer Holundergerte antrieb.

Der Holunder spielte auch im natürlichen Kalender des Jahreslaufs eine Rolle. Hier einige Beispiele: In Westfalen tanzten die Frauen am Lichtmesstag – einst der Frühlingsgöttin Brigit geweiht – im Freien und trugen Holundergerten in den Händen, mit denen sie auf die Männer, die sich dem Tanz näherten, einschlugen (Aigremont 1910:42). In Thüringen steckte man unkeuschen Mädchen zu Pfingsten einen Holunderzweig ins Fenster.

In Mitteldeutschland hieß es zur Sommersonnwende:

»Um Johanni blüht der Holler,
da wird die Liebe noch toller!«

Auch konnte ein Mädchen in Kärnten in der Johannisnacht den Baum schütteln und dabei den Vers sprechen:

»Hollerbam, i schüttl di,
Heiliger Johannes, i bitt di,
Lass mir im Tram erschein,
Welcher mein Mon wird sein.«

Die Holle, als Göttin des wiederkehrenden Lebens, regt die Lust an und schickt die Kinderseelen ins Dasein. Wie es im Ringel-Reihe-Zauberlied heißt, tanzen die kleinen Seelen unter dem Holunderbusch:

»Ringel, Ringel, Reihe,
wir sind der Kinder dreie,
sitzen unterm Holunderbusch,
machen alle husch, husch, husch.«

Noch immer werden in der Mittsommerzeit, wenn der Holunder blüht, die Blütendolden in Eierkuchenteig gebacken und beim Sonnwendfeuer verzehrt. In der bäuerlichen Kultur hieß es einst, wer viel davon isst, wird hoch über das Feuer springen können, und dann werden auch der Flachs und das Getreide hoch wachsen.

Wenn die Holunderbeeren im Herbst schwarz wurden, dann war das ein Zeichen dafür, dass nun das Wintergetreide ausgesät werden sollte. Ansonsten war die purpurne Suppe aus den Beeren eine Kultspeise, die die Hausgenossen gegen Wintererkältung feien und auf die dunkle Jahreszeit vorbereiten sollte.

In England und Teilen Norddeutschlands nennt man den Holunder Elder oder Ellhorn, und die Holunderfrau ist dort als *Elder-* oder *Ellermutter* (englisch *Mother Elder*) bekannt. Sie stehe, glaubte man, den gebärenden Frauen in ihrer schweren Stunde hilfreich zur Seite. Vom nördlichen Ostdeutschland bis nach Holland ist der Baum als Flieder bekannt. Der Name wurde jedoch auf den aus der Türkei stammenden und im 16. Jahrhundert eingeführten lila blühenden Strauch (*Syringa vulgaris*, »türkischer Flieder«) übertragen. Dennoch spricht die Volksmedizin vom Holunderblütentee als »Fliedertee«. Das ist wichtig zu wissen, denn ein Tee aus den Syringablüten ist eher giftig.

Bei den Balten war man ebenfalls davon überzeugt, dass Krankheiten auf andere Lebewesen – Mensch, Tier und Pflanze – übertragen werden konnten. Darüber berichtete zum Beispiel ein wenig begeisterter Pfarrer in Lettland in seinen Aufzeichnungen aus dem Jahr 1825. Er schrieb von einem Heiler, einem »Bläser« *(Puhschlotajs)*, der beim Patienten die kranke Stelle anhauchte, dann über Salz, Wasser oder Bier blies und den Heilspruch sprach: »... *von dem kranken Menschen (oder Tier) sollen alle unreinen Geister abstehen und sollen auf dichte Bäume, weite Feldraine und auf große Hügel gehen, in die Unwetter, Meere und Sturmwinde, 3 mal 9 Männer sollen mit gleicher Kraft kommen, und, gleiche Worte sprechend, werden sie niederhauen; 3 mal 9 Gewitter werden kommen und alle unreinen Geister zerschmettern, auf dass sie sich von diesem Menschen lösen und auf dichte Bäume, Ebereschen, Espen und Wurzeln gehen, sich zu recken und zu häuten und sich zu entfernen, von diesem kranken Menschen (oder Vieh), damit dieser dann gesund werde.*» Das Ritual wurde dann mit einem dreimaligen Vaterunser-Gebet beendet (Kurtz 1937:33).

In anderen lettischen Heilsprüchen, die dreimal gesagt werden müssen, heißt es: »*Falle in den Baumstumpf! Dort schwillt es nicht, dort schmerzt es nicht. Falle in den Stein! Dort schwillt es nicht, dort schmerzt es nicht! Falle in der heiligen Mahra*[65] *Kirche! Im Namen ...*«

Oder: »*Gehet fort zum Meer, naget im Meere weiße Steine, naget nicht meinen Leib! Möge alles Unheil verschwinden, wie Nebel, wie Rauch, wie Morgenreif in der Sonne, wie der alte Mond! Meine Gesundheit möge strahlen, wie die Sonne im Himmel!*

Eine weiße Schlange schwimmt durch das Meer, Kiesel nagend. Das Feuer schwillt, das Wasser strömt über, der Schaden schwillt nicht mehr. Im Namen ...« (Kurtz 1937:48).

Marienkäfer und Maikäfer

Nicht nur konnten mit dem richtigen Spruch Krankheiten auf Bäume übertragen oder sieche Kinder durch gespaltene Stämme gezogen werden, um die Krankheit abzustreifen, man konnte das Leiden auch auf Tiere übertragen.

65 Mahra, die Jungfrau Maria, ist, kaum verhüllt, keine andere als die geliebte Schicksalsgöttin Laima, die Herrin des Schwitzbades. Mahra »trägt Wasser in diamantenen Schalen«, um es auf die heißen Steine zu gießen: »*Die liebe Mahra heizte die Badestube, auf Göttersöhne wartend*« (Biezais 1994:171).

Im nördlichen Europa wurden sie oft einem Käfer angehängt, insbesondere dem Marienkäfer, Maikäfer oder Goldkäfer. Diese hübschen Kerbtierchen krabbelten den Zeigefinger hoch, während man einen Spruch aufsagte, dann hoben sie ab und trugen den Fluch oder das Leiden in die Jenseitswelt. Auch hier, in diesen Sprüchen, die in einem beschwörenden Zauberton gesungen wurden, hat sich altes Kulturgut in der Kinderkultur erhalten. Einer der bekanntesten Sprüche ist:

»*Maikäfer* (oft ist der Marienkäfer gemeint) *flieg,*
der Vater ist im Krieg,
die Mutter ist im Pommerland (oder Engelland),
Pommerland ist abgebrannt,
Maikäfer flieg.«

Pommerland ist dabei nicht Pommern an der Ostsee, und Engelland ist nicht England, sondern die Anderswelt, das »Pulverland«, das Land der Engel, der Elfen. Im Plattdeutschen heißt es:

»*Himmelkindken, fleig up,*
fleig tom haugen Hiamel rup.«
(»Himmelkind, flieg hinauf in den hohen Himmel.«)

In den englischsprachigen Ländern singt man:

»*Lady bug, lady bug, fly away home*
your house is on fire,
your children are gone.«
(»Frauenkäfer, flieg nach Hause,
dein Haus brennt, deine Kinder sind fort.«)

Und in Frankreich sagt man dem Käfer:

»*Vole au ciel, ton père te demande!*«
(»Flieg in den Himmel, dein Vater ruft dich.«)

Der hübsche Marienkäfer, mit seinen sieben schwarzen Punkten auf den roten Flügeln und dem weißen Schildchen, war besonders heilig, da er wie der Schwan oder der Klapperstorch die drei Farben der Urgöttin, der Holle, trug. Sie ist es, in deren Schoß, deren Kessel, die Krankheitsgeister, die verkörperten Geistwesen überhaupt, zurückkehren, wenn sie die Welt verlassen. Sie ist es auch, die die Kinder in die Welt schickt. Der Storch bringt die Kinderseelen von der Anderswelt in diese Welt, lässt sie durch den Schornstein in das Haus ein, wo die werdende Mutter sie empfängt. Und genauso wie der Storch kann auch der Marienkäfer – das Sonnenkind, Sonnenküken, Mutter-Gottes-Käferl, Marienkälbchen, Unsrer lieben Frau Kühlein, Jungfernkäfer und so weiter – die Kinderseelen bringen. Ein alter Kinderreim besagt das:

»Herrgottsmoggele, flieg auf,
Flieg mir in den Himmel nauf,
Bring a goldis Schüssla runder,
Und a goldis Wickelkindla drunder.«

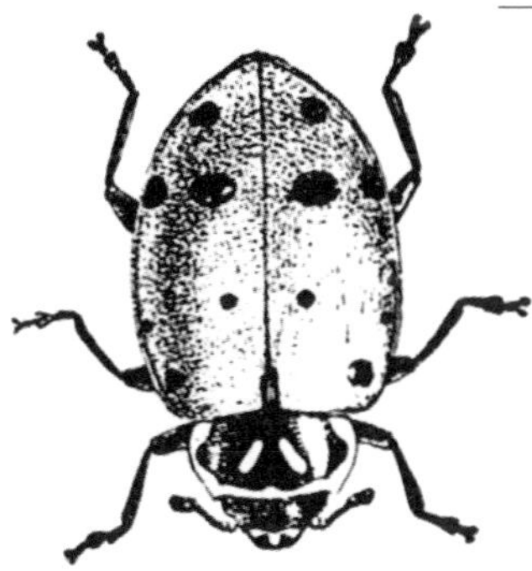

Marienkäfer.

Andere Käfer kamen auch in Frage. Wenn man an Bauchgrimmen *(wambe-wærce)* litt, konnte man die Schmerzen auf den schwarz glänzenden Mistkäfer *(tordwifel)* übertragen, wie wir aus dem angelsächsischen *Balds Leechbook*[66] erfahren. Dazu musste man den Dungkäfer samt Erde, wenn er gerade darin wühlt, mit beiden Händen aufheben, schütteln und dreimal den Spruch sagen: *Remedium facio ad ventris dolerem* (»Ich bin das Mittel gegen Bauchschmerzen«). Dann musste man den Käfer hinter den Rücken werfen, ohne ihm nachzuschauen, und sich danach mit beiden Händen den Bauch halten. Interessant ist, dass der Zauberspruch nicht im einheimischen Angelsächsisch, sondern im Latein der Kirche, gesprochen wurde. Für das einfache Volk hatte die unverständliche Sprache der Priester und später der Schulärzte eine Aura des Geheimnisvollen und Magischen.

VOM WESEN DER HEILPFLANZEN

Pflanzen sind nach heutiger Ansicht seelen- und geistlose Organismen, die sich durch Chloroplasten auszeichnen und aus anorganischen Stoffen organische aufzubauen vermögen (Schubert/Wagner 2000:417). Da ist nichts Mystisches dran, die Wachstums- und Fortpflanzungspro-

66 Dieses »Buch der Lachsner«, geschrieben von dem Gelehrten Bald, entstand im 9. Jahrhundert, als Alfred der Große Herrscher Englands war.

zesse lassen sich als komplizierte chemisch-mechanische Abläufe und Reaktionen verstehen.

Weder die alten Indoeuropäer noch die archaischen Waldvölker kämen mit dieser Definition zurecht. Ihrem hellsichtigen Bewusstsein erschienen Pflanzen, insbesondere die Heilkräuter, als hehre, mächtige Wesenheiten. Der Heiler konnte mit ihnen kommunizieren und sie um Hilfe bitten. In der Rigveda[67], dem ältesten Zeugnis indoeuropäischer Schriftkultur, und in der Atharvaveda heißt es:

- Kräuter sind die Ältesten, sie wurden geboren drei Zeitalter vor den Göttern.
- Sie werden als Mütter angerufen, hundertfachen Rat wissend, was das Gesundmachen von Mensch und Tier betrifft. Die *Yajurveda* besingt die Pflanzen als Göttinnen.
- Sie werden mit siegreichen Stuten verglichen oder mit Raubtieren, die ihre Feinde (die Krankheiten) zerreißen.
- Unter dem Aśvatthabaum haben sie ihren Sitz. Der Aśvattha oder Ashvattha (Sanskrit *Ashva* = »Pferd«; *stha* = »stehend«; also »wo die Pferde drunterstehen«) ist der im Himmel wurzelnde Weltenbaum, in dem alle Götter leben[68] und dessen Blätter die Weisheit der Veden verkörpern. Er wird mit dem Bodhibaum, der Pappelfeige (*Ficus religiosa*; Hindi *pipal*) assoziiert, unter dem Buddha die Erleuchtung fand. Auch anderswo, etwa bei den Sibiriern, heißt es, dass die besten Heilpflanzen am Fuße des Schamanenbaums, der Himmel und Erde verbindet, wachsen; in der christlichen Mythologie entsprießen sie unter dem Kreuzesbaum aus dem Schweiß, Blut und Tränen des Heilands. Der Weltenbaum, der Schamanenbaum und auch das heilige Kreuz, an dem sich Gott opferte, gelten in den jeweiligen Kulturen als Weltenmitte, als *Axis mundi*. Heilpflanzen haben daher Teil an dieser Mitte, Teil am Allerheiligsten, deswegen können sie heilen.
- Den Heilpflanzen wird geopfert. Der vedische Heiler verspricht der Heilpflanze das Opfer einer Kuh, wenn sie den Kranken heilt (Rigveda 10:97,5). Ähnliches kannten die Kelten, die bei der

67 Rigveda 10.97 »Lob der Heilkräuter« (Michel 2008:306ff.; Zysk 1996:99f.).

68 Im modernen Hinduismus heißt es, dass Brahma der Schöpfer in den Wurzeln lebt, Vishnu der Erhalter der Welten im Stamm und den blättertragenden Ästen und Shiva in den Früchten und Samen.

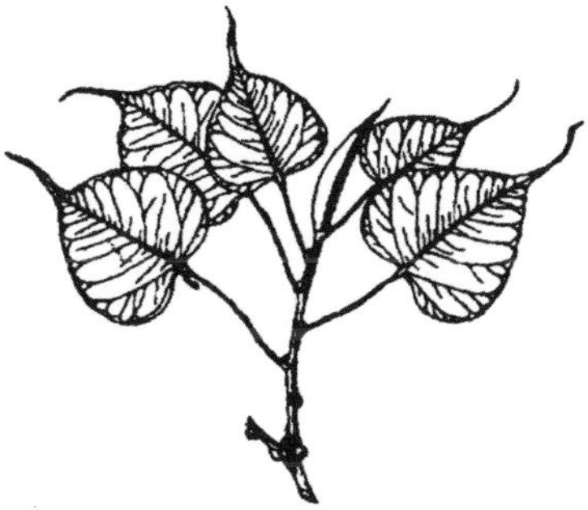

Pipalblätter.

Ernte des goldenen Mistelzweigs zwei weiße Stiere opferten. Das keltische Mistelernteritual war selbstverständlich kein alltägliches Kräutersammeln, sondern Teil der aufwendigen Inthronisierungszeremonie eines neuen Königs; die Mistel, deren weiße schleimige Beeren als Samentropfen des kosmischen Stiers galten, sollte dem neuen Regenten Potenz vermitteln. Der König war ja kein einfacher Mensch mehr, sondern war als Gatte der Göttin des Landes für die Fruchtbarkeit der Felder und Herden mit verantwortlich[69] (Storl 2009:247). Noch immer wird in der Volksheilkunde den Heilpflanzen, wenn sie geerntet werden, geopfert: Milch, Getreide, Bier, Blut, Brot, eine Kupfermünze oder Ähnliches. Die Indianer geben Tabak.

- Die mächtigen Kräuter treffen sich zur Ratsversammlung wie Könige und Fürsten und beraten den redekundigen Arzt.
- Die Kräuter strömen aus, wie Kühe aus dem Gatter, um den Kranken zu heilen. Sie haben die Kraft von Rossen; sie sind mit Soma gefüllt und steigern die Lebensenergie des Kranken. Wie Diebe, die über den Zaun steigen, überwinden sie alle Hindernisse.
- Allein die Medizinpflanze in der Hand zu halten, wirkt heilend. Wenn der Heiler mit einem Büschel Kräuter über dem Patenten wedelt, entweicht der Schwindsucht der Lebensgeist. Glied um Glied, Gelenk um Gelenk dringen die Kräuter vor.
- Die Heilpflanzen sind himmlische Wesen. Sie steigen zwar vom Himmel herab, zugleich aber werden sie in der Atharvaveda (12:1,17) als Kinder der Mutter Erde bezeichnet, denn die Erde schenkt den Pflanzendevas den physischen Leib.
- Soma, der Mond, der Spender des Wassers des Lebens, ist der »Meister der Kräuter« *(Oshadhi-Pati)* und der weise Brihaspati, der Planet

69 Noch immer wird die Mistel in der gewöhnlichen Volksheilkunde mit Fruchtbarkeit assoziiert. Die Kräuterfrau Maria Treben verschreibt Frauen Misteltropfen mit Schafgarbentee bei unerfülltem Kinderwunsch.

Jupiter, ist ihr Lehrer. Brihaspati gilt als Guru der Götter *(Deva-Guru)* und er vermittelt alle Erkenntnisse, die jenseits des Verstandes liegen. Er ist, wie Wodan, Meister des Zauberwortes; er vermittelt die Kraft des Wortes, mit dem die Kräuter gerufen werden und ihre Stärke hervorgebracht wird.

– Die Pflanzen, diese mächtigen Wesen, werden mit Vorsicht angegangen: »Lass den Wurzelgräber, der die Pflanze entwurzelt, um jemanden zu heilen, nicht zu Schaden kommen« (Rigveda 10:97,19). Man bittet also um Verzeihung und erklärt, wie bei den Cheyenne, dass man demütig und guten Willens dahergekommen sei, oder wie bei den chinesischen Wildginseng-Gräbern, dass man sich geläutert und mit reiner Seele der Heilwurzel nähert. Oder man versucht die Tat des Entwurzelns auf andere abzuschieben: »Die Gandharven (»Engel«, himmlische Musikanten) haben dich entwurzelt!« Oder, wie es in der Atharvaveda (5:14,1) heißt: »Ein Adler fand dich, ein wilder Eber grub dich mit der Schnauze.« Anderswo[70] wird sogar Jupiter oder der Mond verantwortlich gemacht: »Brihaspati hat dich ausgegraben!« oder »Soma, der weise König, hat dich befreit, o Kraut, von dem Dämon *(Yákshma)*!«

In der heutigen Phytotherapie ist man gewohnt, die Heilpflanzen auf Grundlage ihrer molekularen Wirkstoffkombinationen spezifisch gegen bestimmte Krankheitserscheinungen einzusetzen. Das ist aber sehr eng gefasst. Die Pflanzen als ansprechbare Wesen können viel mehr, wenn man sie darum bittet. In den Veden hört man, dass sie nicht nur Wunden, Fieber und Schwindsucht heilen können, gegen Gifte wirken und das Leben verlängern, sie können auch Flüche wegnehmen, den Sieg in Auseinandersetzungen schenken; Frauen können sich mithilfe bestimmter Kräuter ihrer Nebenbuhlerinnen entledigen, die Liebe eines Mannes erlangen und den Kinderwunsch erfüllt bekommen; mit Pflanzen kann man Hexen und heimliche Feinde aufspüren; Männer können ihre Manneskraft wiedererlangen; ungute Geister kann man sich mit ihrer Hilfe vom Leibe halten. Diese vor mehr als dreitausend Jahren niedergeschriebenen Ansichten werden von anderen Kulturtraditionen geteilt, auch von den Waldvölkern.

70 Vjaseneyi Samhit 12.98.

Die großartige Vision, in der die Pflanzen als Göttinnen erschienen, und Fieber und Seuchen dämonische Mächte waren, gegen die der berufene Heiler mit Kräutern, Machtwort, Lied und Ritual vorgehen konnte, verblasste in der Mitte des 1. Jahrtausends v. u. Z. Ein Paradigmawechsel erfasste den ganzen indoeuropäischen Raum, wenigstens was die *great tradition* betraf. In der städtischen Hochkultur wehte ein neuer Zeitgeist: Gelehrte Ärzte, wie Charaka (Mitbegründer der ayurvedischen Lehre) und Sushruta (Vater der Chirurgie) in Indien und Hippokrates im antiken Griechenland, versuchten die Heilkunde auf eine empirisch rationelle Grundlage zu stellen. Die kosmische Vision verblasste, die materielle Dimension rückte näher. Zwar bekannte man sich noch zu den Göttern, aber man versuchte herauszufinden, welche Umwelteinflüsse wirksam sind und welche Rolle sachliche Dinge, wie Lebenswandel und Ernährung, bei Krankheit und Gesundheit spielen. Nicht Geister und Dämonen, sondern ein Ungleichgewicht in den Körpersäften, den *Dathus* und *Humoren*, wurde nun für Krankheit verantwortlich gemacht. Im Hinterland dagegen, bei den analphabetischen Bauern und Hirten, hielt das magische Weltbild als Teil der *little tradition* noch lange an.

SIGNATUREN UND ZEICHEN

In der indoeuropäischen Tradition, wie fast überall bei den naturnahen Völkern, war man überzeugt, dass es keine Pflanze gibt, die nicht irgendeine Heilkraft in sich birgt (Findly 2008:21). Jede Pflanze ist heilkräftig, und meistens kann man ihre Kraft an ihrer äußeren Erscheinung, ihrer Art zu wachsen oder ihrem Standort ablesen. Die Merkmale geben Hinweise auf ihre Wirkung. Überall benutzte man haarige Pflanzen gegen Haarausfall, wurmförmige Wurzeln gegen »Würmer«, bittere Kräuter bei Magen- und Gallebeschwerden, milchige zur Milchbildung, solche mit gelbem Saft bei Gelbsucht, Pflanzen mit markanten roten Teilen zur Blutstillung, Kräuter mit Stacheln, wie die Distel, gegen Seitenstechen und so weiter. Die Pflanzen tragen also Zeichen oder Signaturen. Das Prinzip ist ein homöopathisches: Gleiches wirkt auf Gleiches.

Selbstverständlich spielte dieses Deuten der Zeichnungen auch bei den Kelten eine Rolle. Es bedurfte aber visionärer Fähigkeiten, diese richtig zu erkennen. Diancécht war den Name des irisch-keltischen Heilgottes. Er besaß einen großen Kessel, »Meer der Kräuter« genannt, dessen Wasser sämtliche Heilkräuter enthielt. Der Kessel konnte sogar Tote wieder lebendig machen, es sei denn, sie hatten ihren Kopf verloren. Als nun Nuada, König des Volkes der Göttin Ana

(Tuatha de Danann), in einer Schlacht seinen Arm verlor, stand es schlecht um seinen Thron, denn ein Krüppel durfte bei den Kelten nie König sein. Der weise Diancécht aber fertigte für ihn eine kunstvolle Armprothese aus Silber. Trotzdem wurde Nuadas Herrschaftsrecht infrage gestellt.[71]

Diancécht hatte einen Sohn namens Miach. Dieser konnte ebenfalls heilen, und zwar besser als sein Vater. Es heißt, er heilte mit Pflanzen und Zaubersprüchen. Er tat den Spruch: »Knochen zu Knochen, Muskel zu Muskel, Sehne zu Sehne« und schuf dem versehrten König in drei Mal drei Tagen einen neuen Arm aus Fleisch und Blut. Der alte Diancécht war neidisch. In seinem Zorn schlug er den Sohn und verwundete dessen Kopfhaut. Miach heilte sich selbst. Da schlug ihn Diancécht wieder und verwundete seinen Schädel. Wieder heilte Miach die Wunde. Da schlug ihn der Vater so hart, dass er das Hirn verletzte. Dagegen konnte der heilkundige Sohn nichts machen. Seine Schwester Airmed beweinte den toten Körper ihres Bruders mit vielen Tränen, worauf diesem 365 Heilkräuter entsprossen. Airmed sammelte diese Kräuter, ordnete sie nach ihren Wirkungen und verbarg sie unter ihrem Umhang. Diancécht jedoch entriss ihr die Kräuter und streute sie durcheinander. Zwar hat jede Pflanze ihre Signatur, aber seither kann sie niemand ohne Weiteres deuten. Niemand kann sie mehr richtig lesen, es sei denn der Heilige Geist offenbart sie ihm – oder die Göttin Airmed, die Lichtelfen oder Ahnen.

Noch im 16. Jahrhundert verkündete Paracelsus, der das Schulwissen verachtete[72] und sich nicht scheute, von Kräuterfrauen, fahrendem

71 Diancécht wurde lange nicht vergessen. Auf einem Pergament aus dem 8./9. Jahrhundert (Stiftsbibliothek St. Gallen; Handschrift 1395), schreibt ein wahrscheinlich irisch-schottischer Mönch: »Ich vertraue auf die Salbe, die Diancécht seinem Volk überließ, damit das heil werde, worauf sie kommt.«

72 »Ich sage euch: Meine Schuhschnallen sind gelehrter als euer Galen und Avicenna, und mein Bart hat mehr erfahren als alle eure Hohen Schulen!« (Paracelsus, *Paragranum*)

Volk und einfachen Bauern zu lernen: »Die Natur zeichnet ein jegliches Gewächs, so von ihr ausgeht, zu dem, dazu es gut ist« *(De Natura Rerum)* und »Nichts ist, was die Natur nicht gezeichnet habe, und durch die Zeichen kann man erkennen, was im Gezeichneten verborgen ist« *(Philosophia Sagax)*.

Aber »es ist nicht nur mit den äußeren Sinnen und dem Verstand, dass man die Siegel und Signaturen erkennt, sondern man erkennt sie auf intuitive Art und Weise, so wie es auch die Tiere tun ...«. Nach Paracelsus kann jeder die Signaturen sehen. Aber nur wenige haben die Gabe, sie zu verstehen. Auch der Bauer sieht die Schriftzeichen in einem alten Buch, ebenso wie der Gelehrte, nur kann er sie nicht lesen. Es ist die Liebe, das liebevolle Schauen, das die Gestalten in bedeutsame Zeichen umwandelt (Braun 1993:69f.).

Auch für die anthroposophische Medizin spielt die Signatur der Pflanzen noch eine Rolle. Für Rudolf Steiner hat die kranke menschliche Natur ihr Gegenbild in der Heilpflanze. Beide sind Ausdruck derselben Prozesse. Was bei der Pflanze übertrieben ist, ist krank beim Menschen.

Der Glaube, dass die Pflanzenerscheinung – die Signatur – etwas über ihre Heilkräfte aussagt, ist – abgesehen vom heutigen naturwissenschaftlichen Standpunkt – universal. Das konnte ich als Völkerkundler immer wieder bei den Indianern, den Indern und Nepalesen wie auch bei den Afrikanern erfahren. Erstaunlicherweise ist die Richtigkeit der medizinischen Anwendung auf Grundlage der Signaturen oft bewiesen worden. Kulturanthropologen vertreten die Ansicht, dass es sich dabei lediglich um Gedächtnisstützen für Heiler in analphabetischen Gesellschaften handelt. Aber man könnte es auch so deuten: Die Pflanzendevas offenbaren sich den feineren Sinnen; sie sagen: »Diese Zeichen merkt euch, damit ihr meine Wirkkraft nicht vergesst.«

Signaturen der einheimischen Heilpflanzen

Mit ihrer äußeren Erscheinung, ihrer Farbe und Gestalt, sowie der Eigenart ihres Standortes zieht eine Pflanze die Aufmerksamkeit des Heilers auf sich und deutet ihre mögliche Heilkraft an. Für Schamanen und Medizinleute ist das eine Einladung, sich meditativ in Pflanzen zu vertiefen und ihrem Wesen zu begegnen. Das war auch bei den Waldvölkern der Fall. Später, im Mittelalter, hat man die Signaturen auf die Heiligen und Märtyrer bezogen und in der Renaissance auf einen der sieben sichtbaren Wandelsterne oder »Planetengötter« (Mond, Merkur, Venus, Sonne, Mars, Jupiter, Saturn). Hier einige Heilpflanzen und ihre Signaturen:

- **Ackerschachtelhalm** *(Equisetum arvense)*: Die streng rhythmisch gegliederten, kieselhaltigen Triebe erinnern an das menschliche Skelett, insbesondere den segmentierten Aufbau der Wirbelsäule. Tatsächlich wirkt eine Abkochung des Schachtelhalmkrauts knochenstärkend und heilend. Der Sud stärkt das Bindegewebe und fördert die »Gelenkschmiere« (Synovialflüssigkeit), die den Knorpel nährt.
- **Augentrost** *(Euphrasia officinalis)*: Die Blüte des kleinen Rachenblütlers soll an ein Triefauge erinnern. Ein Augenbad mit dem Tee hilft sehr gut bei Bindehautentzündung, Gerstenkorn und ermüdeten roten Augen von Menschen, die zu lange am Computer sitzen.
- **Beifuß** *(Artemisia vulgaris)*: Die Stängel der Beifußstaude laufen rot an, wenn sie an sonnigen Stellen wachsen. Das galt als sicheres Zeichen, dass der Beifuß die Menstruation anregen kann.
- **Beinwell, Wallwurz** *(Symphytum officinale)*: Der Name Beinwell bezieht sich auf die Knochen (Gebeine) und »Wall« auf das alte Wort wallen (»zusammenheilen«). Es ist der Zusammenheiler gebrochener Kochen. Die verwobenen Blattnerven dienen als Signatur, denn das Muster ähnelt dem Gewebe von Knochen, so wie sie erschienen, wenn man sie alt und leicht zersetzt findet, nachdem sie lange in der Erde lagen.
- **Braunwurz, Große Feigwurz** *(Scrophularia nodosa)*: Dieser stark nach Wild riechende Rachenblütler ist, wie der lateinische Name nodosa andeutet, voller Knoten. Das Rhizom ist knotig, und auch die Blüten ähneln Knoten. Daher hat man sie mit Erfolg für skrupulöse

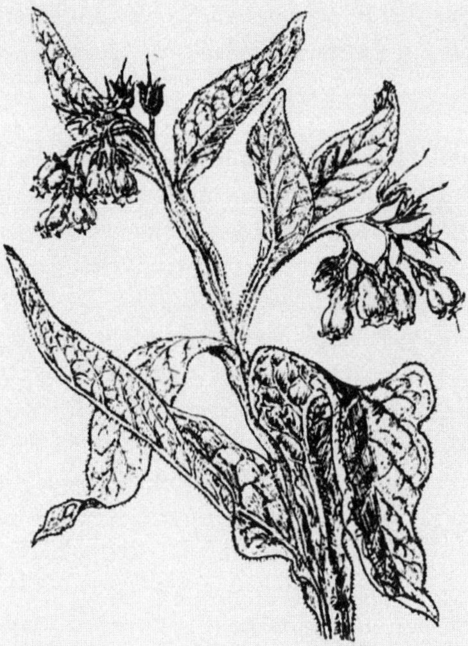

Beinwellblatt.

Haut, Lymphdrüsenentzündung, Eiterbeulen, Hauttuberkulose und ähnliche »knotige« Erkrankungen eingesetzt, äußerlich als Salbe.

- **Goldrute** *(Solidago virgaurea)*: Die hellgelbe Blütenrispe zeigt die Signatur eines gesunden Urinstrahls. Tatsächlich ist dieses harntreibende Kraut eines der besten Heilmittel für Entzündungen und Steine im Harntrakt.
- **Herbstzeitlose** *(Colchicum autumnale)*: Das gefährliche, tödlich giftige Liliengewächs, das im Herbst seine geisterhaften zart rosa-lila gefärbten Blüten aus dem Boden treibt, hat Zwiebelknollen, die angeblich an Gichtzehen erinnern. Schon im Mittelalter wurden sie deswegen als effektives schmerzstillendes Mittel bei Podagra verwendet.
- **Johanniskraut** *(Hypericum perforatum)*: Wenn man die Blüte zerquetscht, bekommt man rotes »Blut«, und wenn man das Blatt gegen das Licht hält, sieht es aus, als sei es mit Nadeln zerstochert. Paracelsus sah darin die Signatur eines Heilkrauts für Stichwunden. Das Kraut kann, neben vielen anderen Indikationen, auch wirksam als Wundheilkraut eingesetzt werden.

- **Karde** ***(Dipsacus sylvestris)*****:** Die kreuzständigen Stängelblätter der Karde wachsen zusammen und formen ein Becken, in dem sich Wasser ansammelt. Das Wasser in diesem »Waschbecken der Venus« galt als reinigend und verjüngend. Wie andere Kräuter aus der Familie der Skabiosengewächse hat die Karde, als Tee genossen, eine »reinigende«, entschlackende Wirkung auf die Lymphe. Seit dem Aufkommen der Borreliose wird die Karde als Heilmittel dagegen verwendet. Auch hier könnte man von einer Signatur reden, denn ein Leitsymptom dieser Spirochäteninfektion ist die Wandernde Röte (Erythema migrans), die sich, nach dem Zeckenbiss, ringförmig auf der Haut ausbreitet. Wenn die Karde anfängt zu blühen, formt sich in der Mitte des zusammengesetzten eiförmigen, zylindrischen Blütenkopfs ein rötlicher Ring, der dann nach oben und nach unten »wandert«.
- **Klette** ***(Arctium lappa)*****:** Die Klette ist kräftig, und die Früchte haben Krallen wie ein Bär; der Bär ist wie ein Mensch, nur behaart von Kopf bis Fuß. Eine Bärenpflanze dieser Art, als Klettenwurzelöl, wird auch das Haarwachstum fördern können.
- **Linde:** Beide, die Sommerlinde *(Tilia platyphyllos)* wie auch die Winterlinde *(T. cordata)*, haben herzförmige Blätter, deswegen sind sie gut für das »Herz«. Selbstverständlich verstand man unter Herz damals nicht wie wir einen Muskel mit Pumpfunktion, sondern den Sitz des Frohsinns und Mutes sowie die Mitte unseres Wesens, in der das Göttliche in uns seine Wohnung hat. Als herzkrank galt der Mutlose, der Trübsinnige, der Unbarmherzige. Allein die Gegenwart der Linde würde da helfen und das Gemüt aufheitern (Storl 2010b:161).
- **Löwenzahn und bittere Kräuter:** Alle Kräuter, die bitter schmecken, haben die Signatur der Galle und würden bei Leber- und Gallebeschwerden helfen, was ja auch meistens zutrifft.
- **Lungenkraut** ***(Pulmonaria officinalis)*****:** Die weißgefleckten Blätter dieses borstigen Raublattgewächses sollen an Flecken auf der kranken Lunge erinnern. Deswegen soll die Lungwurtz – so nannte sie Hildegard von Bingen – bei Erkrankungen der Atmungsorgane helfen. Wegen seinem Gehalt an Kieselsäuren und einigen schleimlösenden Stoffen ist das auch bedingt der Fall.
- **Mariendistel** ***(Silybum marianum)*****:** Die Mariendistel, wie auch andere stachelbewehrte Disteln, galt als Mittel gegen »Seitenstechen«. Wenn damit Stiche durch Leberparenchym-Störungen gemeint

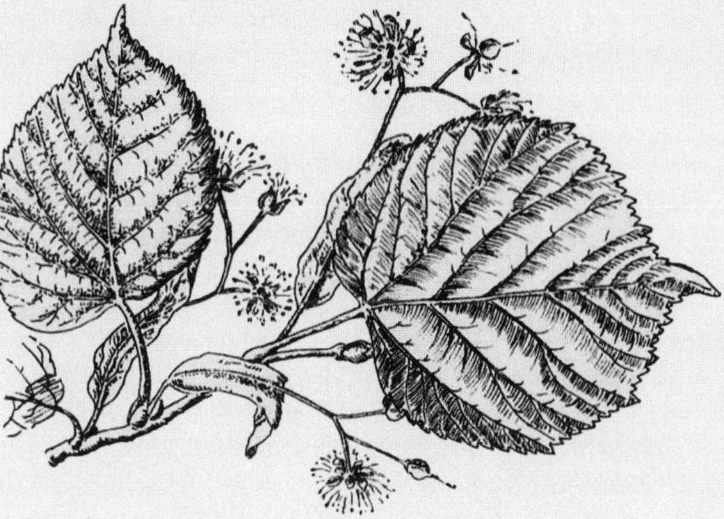

Das herzförmige Lindenblatt.

sind, dann würde das zutreffen. Die Samen der Mariendistel *(Fructus Cardui Mariae)* sind tatsächlich eines der besten Leberheilmittel.

- **Mädesüß** ***(Filipendula ulmaria)***: Das Mädesüß, ebenso wie die Weide, bevorzugt feuchte, kalte Standorte. Wie die Waschfrauen hat das Kraut ständig seine »Hände« im kalten Wasser, kriegt aber kein Gliederreißen davon. Deswegen braute man einen Tee aus dem weißen blühenden Mädesüß *(Herba et Flores Spirea ulmariae)*, um sich vor Rheuma und Gliederschmerzen zu schützen. Heute wissen wir, dass diese Indikation stimmt. Beide, die Weide wie auch das Mädesüß, enthalten Salicylaldehyd, das im Körper zu Acetylsalicylsäure synthetisiert wird, also zu natürlichem, schmerzlinderndem Aspirin.
- **Scharbockskraut** ***(Ranunculus ficaria)***: Das im frühsten Frühjahr gelb blühende Hahnenfußgewächs wird auch Feigwurz genannt, denn die Wurzelknöllchen ähneln Feigwarzen (papilläre Wucherungen) und »Feigen« (Hämorrhoidalknoten); die Speicherknöllchen werden zum Teil noch heute zu Hämorrhoidensalben verarbeitet. Als weitere Signatur galt der scharfe Pflanzensaft, der Rötungen und ein »Brennen« auf der Haut hervorruft. Deshalb wurde er auch bei Wundrose und »heißem Brand« (fressende Geschwüre) eingesetzt.
- **Schlangenknöterich** ***(Polygonum bistorta)***: Dieser in feuchten Wiesen wachsende Knöterich mit seinen fingerdicken, gewundenen,

wurmförmig geringelten, innen fleischroten Wurzeln hat die Signatur des Dickdarms. Eine Abkochung wurde bei Durchfällen, Ruhr, Blutstuhl und Mastdarmkrampfadern eingesetzt. Zu recht, denn der Schlangenknöterich, auch Natter,- Otter- und Drachenwurz genannt, ist eine der besten Gerbstoffdrogen.

- **Schöllkraut** *(Chelidonium maius)*: Dieses Mohngewächs mit reichlich gelbem Saft, der scharf und gallebitter schmeckt, lädt aufgrund seiner Signatur ein, bei Lebersucht (Gelbsucht) verwendet zu werden. Tatsächlich wirkt er günstig bei Leber- und Galleleiden. Er enthält Wirkstoffe, die spasmolythisch (krampflösend) auf die Gallenwege wirken und den Gallenfluss anregen. (Es handelt sich um eine starke Droge, die nur mit Vorsicht verwendet werden sollte.)
- **Steinbrech (*Saxifraga* spp.)**: Steinbrechgewächse gedeihen, wie der Name schon andeutet, auf steinigen und felsigen Böden, daher wurden sie zum »Brechen« von Blasen- und Nierensteinen angewendet. Heute streitet man diese Wirkung ab, obwohl der Knöllchensteinbrech *(Saxifraga granulata)* in der Homöopathie sowie in der Volksheilkunde bei Nierensteinen gegeben wird.
- **Stinkender Storchschnabel; Ruprechtskraut** *(Geranium robertianum)*: Der Storchschnabel, der ein weites phytotherapeutisches Anwendungsspektrum hat, wurde auch verwendet, um den Kinderwunsch zu erfüllen. Grund dafür ist die Signatur der Samenschote, die an den Schnabel eines Klapperstorchs, den Kinderbringer, erinnert.

Schamanen und weise Frauen erhielten im Zustand des hellsichtigen Bewusstseins unmittelbare Botschaften von den Pflanzengeistern. Als diese Zwiesprache im Laufe der geschichtlichen Entwicklung mit zunehmender Zivilisation nicht mehr möglich war, erkannten die Heiler dennoch die äußeren Zeichen, die Signaturen, der Pflanzen. Auch wenn sich die Pflanzengeister nicht mehr direkt offenbarten, so hinterließen sie in Form, Farbe, Geruch, ihrem Standort, der Jahreszeit ihrer Blüte und so weiter die Möglichkeit, ihre Wirkung und Heilkraft auf intuitive Art und Weise wahrzunehmen. Im 16. und 17. Jahrhundert versuchten Frühwissenschaftler diese Zeichenhaftigkeit empirisch und rationell zu fundieren. Hervorgetan haben sich Gelehrte wie Oswald Croll (1550–1609), der den Signaturen 70 Seiten seines Werks widmete. Auch der Cavaliere Giambattista della Porta (1538–1615), der Erfinder der Camera Obscura und Erforscher der Hexensalben, versuchte die Signaturen wissenschaftlich zu systematisieren. Für diese Forscher war die Welt ein Buch, in dem der Gelehrte lesen konnte. Die Walnuss zum Beispiel ist offensichtlich auf das menschliche Hirn bezogen: Die harte Schale weist auf den Schädelknochen hin, deswegen sei ein aus den Schalen gewonnenes Salz gut für Schädelblessuren. Die Haut, die den Kern umgibt, ähnelt dem Häutchen, welches das Gehirn einhüllt, und der Kern selbst sei die beste Hirnmedizin. Der Aronstab sei eine gute

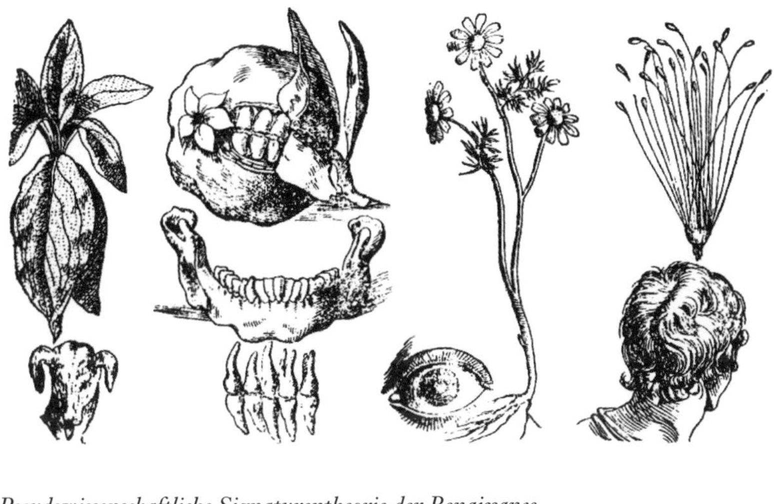

Pseudowissenschaftliche Signaturentheorie der Renaissance (Kupferstich 17. Jahrhundert).

Medizin für die Geschlechtsorgane, denn die Blüte mit dem Kolben gleicht einem Penis in der Scheide. Bockshornkleeschoten ähneln dem Stachel der Skorpione, deswegen ist Bockshorn ein gutes Mittel gegen Skorpionstiche. Kerne der Hagebutten und Mehlfässchen (Weißdornfrüchte) sind steinhart – ein sicheres Zeichen, dass sie Harnsteine lösen. Regenwürmer helfen gegen Gicht, da sie sich krümmen wie Gichtfinger. Und so weiter. Wir sehen, dass der Versuch, die Signaturen systematisch wissenschaftlich zu erfassen, oberflächlich blieb und keinen Zugang mehr zu den geistig-seelischen Hintergründen hatte und sich schließlich als Irrweg herausstellte.

Die Signaturenlehre hat dennoch nicht ausgedient. Man findet sie zum Beispiel bei den Blütenessenzen des Edward Bach. Da wird das schnellwachsende Indische Springkraut *(Impatiens)*, dessen Samenkapseln nach der Reife plötzlich explodieren, als Mittel gegen Zustände der Ungeduld verwendet. Die locker aufgeplusterten, federigen Samenstände der Waldrebe *(Clematis)*, die im Winter hoch oben im Baumgeäst wie weiße Wölkchen schweben, bilden den abgehobenen, schwebenden Geisteszustand des Tagträumers ab und werden als Essenz dagegen eingesetzt. Ein anderes Beispiel ist der heute in Mode gekommene Chagapilz, der wie ein schwarzes Krebsgeschwür die weißen Stämme der Birken befällt; in Sibirien wird der Pilz traditionell als Krebsheilmittel verwendet.

WURZELN UND WURZER

Wenn die vedischen Inder eine Heilpflanze brauchten, benutzten sie die ganze Pflanze: Wurzel, Blatt und Blüten. Das war Teil des achtungsvollen Umgangs mit ihr – nichts sollte verschwendet werden (Zysk 1996:247). Die Cheyenne-Indianer und viele andere Indigene machen das ebenso. Auch wenn man die ganze Pflanze verwendet, gilt jedoch allgemein die Wurzel als der heilkräftigste Teil. In vielen Kulturen werden die Kräuterkundigen als Wurzelgräber bezeichnet – als *Wortcunner* (»Wurzelkundige«) bei den Angelsachsen, als *Rhizotom* (»Wurzelschneider«) bei den alten Griechen, als *Örtkännare* (»Wurzelkenner«) bei den Schweden und, noch heute in den Alpen, als Wurzer und Wurznerin, Wurzelsepp und Wurzelweib. Man folgerte, dass die Pflanzenwurzel, die mühelos in die dunklen Tiefen der Erde eindringt, ebenso in das dunkle Innere des Körpers eindringen und mit ihrer Kraft die »Würmer« heraustreiben und unschädlich machen kann.

Pflanzen sind, wie es in der Rigveda heißt, Lichtwesen vom Himmel. Die Wurmwesen sind lichtscheu, sie können das Himmelslicht, das die Pflanzen besitzen, nicht ertragen. Deswegen müssen sie weichen. Der Heilkundige unterstützt sie mit der Macht des Wortes. »Wurm« und »Wurz« lassen sich auf den indoeuropäischen Wortstamm **uert* zurückführen, ebenso wie das »Wort«. **Uert* bedeutet »winden«, »drehen«, »herausdrehen«.[73] Das heilende Wort ähnelt der Wurzel: Es windet sich aus den Tiefen der Seele heraus und dringt in die Seele und den Körper des Kranken ein. Zusammen, die Wurz (angelsächsisch *wyrt*, altenglisch *wort*; altnordisch *urt*) beziehungsweise das Heilkraut und das Wort, der Heilgesang, bringen die Heilung zustande (Storl 2014b:15f.). Aus diesem Grund werden die stärksten Heilpflanzen Wurz genannt – Magenwurz (Kalmus), Meisterwurz, Mugwurz (Beifuß), Nieswurz, Engelwurz, Schwalbenwurz, Feigwurz (Scharbockskraut), Goldwurz (Schöllkraut), Haselwurz, Wallwurz (Beinwell), Braunwurz und so weiter. Dasselbe gilt für die englische Pflanzenbenennung: *Adderwort* (Schlangenwurz, Schlangenknöterich), *Banewort* (Tollkirsche, *bane* bedeutet »tödliches Gift«; althochdeutsch *bano*), *Elderwort* (Holunder), *Feltwort* (Königskerze, »Filzwurz«), *Figwort* (Scharbockskraut), *Mugwort* (Mugwurz, Beifuß), *Liverwort* (Leberblümchen), *Nipplewort* (Rainkohl; die Blütenknospen haben die Signatur weiblicher Brustwarzen und wurden deswegen als Tee zur Waschung entzündeter Nippel verwendet), *Tetterwort* (Schöllkraut; eingesetzt gegen den *tetter worm*, also flechtenartige Zittermale, Ekzeme) und so weiter. Man ahnt, wie viel Kulturgeschichte allein schon in den Namen der Pflanzen liegt.

73 Auch »Wirtel«, »Wirbel« und »Wurst« entspringen diesem indogermanischen Urwort.

ÜBERGANGSZEIT UND CHRISTLICHES MITTELALTER

»Zerreiße die Schlingen der regellos wuchernden Nesseln,
und vernichte die Gänge, bewohnt von dem lichtscheuen Maulwurf,
Regenwürmer dabei ans Licht des Tages befördernd.«

Walahfrid Strabo, Hortulus, frühes 9. Jahrhundert

»Ich bespreche mit Christi Worten und streiche
mit einer Leichenhand alle Krankheiten und Schmerzen fort.
Dein Glaube kann dir helfen
und der Herr Jesus Christus möge dich segnen
und stärken und erquicken
in dem Namen ... Amen!«

Lettischer Heilspruch, drei Mal gesagt, während der Kranke mit der Hand eines gerade Gestorbenen bestrichen wird

Im Jahr 391 n. u. Z. erklärte Kaiser Theodosius I. das Christentum zur Staatsreligion im römischen Reich. Die Vielgötterei wurde verboten und die heidnischen Tempel zerstört. Zwar scheint es schon einige Mönchsgemeinschaften in Gallien gegeben zu haben und einige der germanischen Söldner, die in den römischen Legionen gedient hatten, hatten sich Christus als einen ihrer Götter zugelegt, aber im Großen und Ganzen sollte sich die Christianisierung der Barbaren noch über mehrere Jahrhunderte hinziehen. Das Christentum beschränkte sich anfänglich zum größten Teil auf das ehemalige Reich der Römer. Die irischen Kelten nahmen die neue Lehre im 7. Jahrhundert freiwillig an, um sie als ideologische Waffe gegen die heidnischen Angeln und Sachsen einzusetzen, die mit dem Abzug der Römer in Britannien eingefallen waren. Gregor der Große, der zwischen 590 und 604 n. u. Z. Papst in Rom war, schickte die ersten Missionare nach Britannien, um die Sachsen, die den »Teufel Wodan« verehrten, zu bekehren. Als das schließlich gelang, schickten die konvertierten Angelsachsen ihrerseits Missionare auf das Festland, um ihre dort lebenden Stammesverwandten zum *good spell* (»dem guten Zauber der Evangelien«) zu bekehren. Der bekannteste unter diesen Glaubensboten war Winfried, der dann als Sankt Bonifatius heilig gesprochen wurde und unter dem Schutz der fränkisch-merowingischen Herrscher stand. Die Slawenmission setzte später ein und die Baltenmission noch später; erst um 1200 erlosch das Heidentum in Skandinavien.

Im ehemaligen römischen Reich blieb die galenische Heilkunde – die Lehre der vier Körpersäfte, die Einteilung der Medizin in »heiße« und »kalte«, »trockene« und »feuchte« Qualitäten – weiterhin bestehen. Benediktinermönche praktizierten diese galenische Medizin. Sie taten das weniger, um die sündigen Menschen von ihren gerechten Strafen zu befreien, sondern vor allem, um sich in der Nächstenliebe zu üben. Die Mehrheit der Kirchenmänner hatte jedoch kein Verständnis dafür; sie wollten keine Medizin, die den Plan Gottes durchkreuzt. Gott allein sollte, wenn es sein Wille sei, heilen. Hatte er nicht gesprochen: »Ich bin der Herr, dein Arzt!« (2. Mose 15,26)? Wer sollte sich anmaßen, da hineinzupfuschen?[74] Papst Gregor der Große vertrat die Ansicht, dass das Leiden des Körpers zur Läuterung der Seele führt. Der Mensch soll erzogen werden, Leid zu ertragen. Die Gesundheit der Seele ist wichtiger als die des Körpers (Stille 2004:25). Krankheit ist danach die natürliche Folge der Sünde, deswegen ist es praktisch sündhaft, dagegen etwas zu tun, außer dem Beten des apostolischen Gebets und dem Versprengen von Weihwasser, was den Teufel vertreibt. Wallfahrten zu Kapellen und Kirchen, in denen sich die Reliquien der Märtyrer befinden, waren ebenfalls legitim. Noch im Jahr 1229 erklärte der englische Bischof William Blois, dass es reichen würde, wenn Kranke einmal in der Woche Kommunion nehmen und einmal im Jahr die Krankensalbung erhielten (Chamberlain 2006:37).

Die Anwendung von Heilkräutern und gesungenen Zauberworten galt als sicheres Zeichen des Heidentums. Auch dass bei den ungläubigen Barbaren, den Kelten und vor allem den Germanen, die Frauen als Heilerinnen hervortraten, konnte nur böse sein. Hatte nicht schon der Kirchenvater Tertullian gesagt, dass Frauen die Eingangspforte des Teufels sind? Kam nicht Sünde und Tod durch sie in die Welt? Er schrieb, dass die Töchter der Menschen mit den gefallenen Engeln gebuhlt und dafür das Wissen um die geheimen Kräfte der Pflanzen sozusagen als Hurenlohn erhalten hätten (Tertullian, *De cultu*

74 Die Kirchensynode von Laodicae (366) und später die Synode von Ratisborn (877) verbot Priestern, Medizin zu studieren oder anzuwenden.

feminarum, Kap. II). Überhaupt hielt man nicht viel von den Fähigkeiten der Frauen. Hatte nicht schon Hippokrates erkannt, dass Frauen von ihrer Gebärmutter (griechisch *hystéra*) beherrscht werden? Sie sind also natürlicherweise hysterisch und der Logik und Ratio nicht fähig. Das Geplapper der Zaubersprüche, mit denen sie Kräuter und Kranke angehen, sei Ausdruck ihrer schwachen Hirne und könne nur auf der Eingebung des Teufels beruhen (Chamberlain 2006:48).

Kräuterkunde und Heilsprüche galten also nicht nur als stupide, sondern auch als unchristlich. Die Heilerinnen sündigten damit gegen Gottes Ordnung. Viele Kirchensynoden und Konzile verbaten das Heilen mit solchen »okkulten« Mitteln, etwa die Synode von Ancyra (Ankara, 314), das Konzil von Laodicae (364), die Synode von Agde (507) und mehrere andere. Die vom heiligen Bonifatius einberufene Synode von Liftinae (743) im Hennegau, die das Sammeln von Freya Bettstroh *(petenstro)* verbot, haben wir schon angesprochen. Auch die Bußbücher (Beichtbücher), wie die des Bischofs Burchard von Worms, geben Einsichten, was an altem Brauch alles so verboten wurde. Der Bischof fragte in seinem Bußbuch (*Poenitentiale*, 9,3): »Hast du Heilkräuter unter anderen Gebeten gesammelt, als das Absingen des Glaubensbekenntnisses und des Vaterunsers? Wenn ja, so hast du zehn Tage bei Wasser und Brot zu büßen.«

Bischof Gregor von Tours (539–594) forderte, Medizin überhaupt abzuschaffen und nur noch christliche Wunderheilung zuzulassen. Wunderheilungen würden nebenbei auch die barbarischen Ungläubigen mehr beeindrucken als die eher rationelle galenische Medizin. Sie würden die sturen, uneinsichtigen Heiden in Verwunderung versetzen. So heilte zum Beispiel der heilige Gallus in der Nähe des Bodensees die Tochter eines alemannischen Häuptlings und stand forthin unter dessen Schutz; somit konnte die Keimzelle für das Kloster St. Gallen gelegt werden, von der aus der gesamte süddeutsche Raum bis Wien bekehrt wurde. Der heilige Martin soll zwei Tote wieder lebendig gemacht haben. Und die angelsächsische Missionarin Walburga, die Nichte des Bonifatius, hat als Äbtissin des Klosters Heidenheim einen tollwütigen Hund beruhigt, ein Kind mit drei Ähren vor dem Verhungern gerettet, Stürme besänftigt, und aus ihrem Reliquienschrein tropft jedes Jahr ein kostbares heilendes Öl. Wenn das die Gemüter der Heiden nicht beeindruckt!

Trotz der Drohung mit der Hölle und der Verlockung des Himmelreiches, trotz Druck und Verbot ging das einfache Volk weiterhin zu den heilkundigen weisen alten Weibern, wenn Krankheit sie plagte, und noch immer verwendeten diese die altbewährten Heilkräuter im Zusammenhang mit den Zauberliedern und Sprüchen. Das muss die frommen Brüder fast zur Verzweiflung gebracht haben. Um die Neubekehrten nicht zu verlieren, mussten Zugeständnisse gemacht werden. Das sah sogar der Heilige Stuhl ein. Papst Gregor der Große schrieb an die Missionare in England, dass sie die Heiligtümer der Heiden nicht zerstören, sondern mit Weihwasser reinigen sollten; nur die Götzenbilder sollten beseitigt werden. »Und weil sie den Dämonen viele Ochsen zum Opfer zu schlachten pflegen, soll ihnen auch dafür irgendein Fest umgestaltet werden, sodass sie sich am Tage der Kirchenweihe, um die Kirchen herum, die aus veränderten Heiligtümern entstanden sind, Hütten aus Baumzweigen machen und das Fest durch religiöse Schmäuse feiern.« Gregor I, *Registrum Epistularum* 11, 37.[75] (Mone 1823:105) Das war kluge Taktik. Ferner sollten die Götzen, die sich nicht verchristlichen ließen, zu Unholden gemacht werden. Das Interesse, das die Bekehrten noch für diese degenerierten Götter hatten, sollte neutralisiert werden, indem die Kirche ihre Heilmittel zur Verfügung stellt, um gegen diese Mächte zu schützen, oder anderseits, dass man die Götzen als erlösungsbedürftig schildert und die Möglichkeit der Erlösung in Aussicht stellt (Bächtold-Stäubli, Bd. III, 1987:1635).

Die Kirche begann, andere Kompromisse zu machen. Wie wir sahen (Seite 55ff.), rückte das vierarmige Kreuz immer mehr in den Mittelpunkt, und das Göttliche wurde als Dreifaltigkeit aufgefasst. Die christlichen Feste wurden dem Jahresrhythmus, dem natürlichen Kalender angepasst, sodass zum Beispiel der Geburtstag des Heilbringers Jesu nun auf die Wintersonnwendtage fiel, obwohl niemand weiß, wann der Rabbi Jeshua wirklich geboren wurde. Die heidnische Kräuterweihe wurde christianisiert und auf Maria Himmelfahrt (15. August) gelegt; die Segensformel dafür ist seit dem 9. Jahrhundert belegt. Die Heiligen traten an die Stelle der alten Gottheiten, wie zum Beispiel der

75 Das ist der Ursprung des größten Bauernfestes, nämlich der herbstlichen Kirmes, Kerwa oder Kilbe, an dem viel getanzt, geschmaust, geschäkert und gesoffen wird.

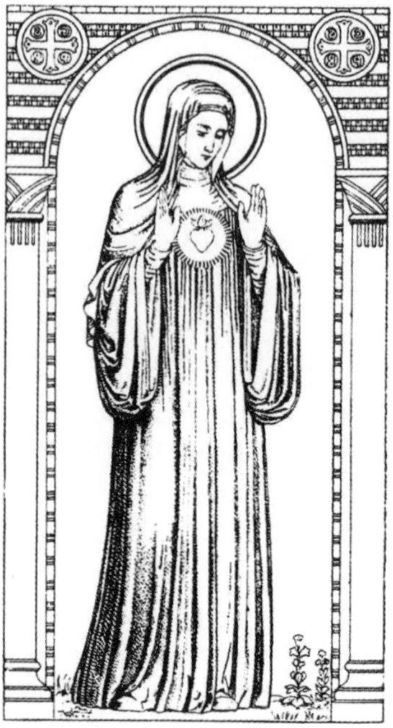

Die heilige Gertraud.

Geschenkebringer Sankt Nicolaus[76], der an die Stelle des alten Wintermannes, des Weihnachtsmannes oder Väterchen Frost trat, oder Johannes der Täufer, der beim Sommersonnwendfest an die Stelle des Sonnengottes oder der Sonnengöttin trat. Die Heilige Gertraud, Tochter des fränkischen Herrschers Pippin der Ältere, nahm nun den Platz der alten Frühlingsgöttin Ostara ein. Ihr Namenstag (17. März) markiert den Anfang des landwirtschaftlichen Jahres. Noch heute heißt es im Bauernkalender:

»Gertraud
führt die Kuh zum Kraut,
die Roß' zum Zug
die Biene zum Flug.«

Jeder Tag hatte nun seinen Heiligen, und manche von ihnen wiesen noch immer etliche Eigenschaften der heidnischen Gottheiten auf, die sie ersetzten. All das ging weit über die Inhalte der griechisch/hebräischen Bibel hinaus. Auch brachten einfache Geistliche aus den unteren Volksschichten viele heidnische Vorstellungen in die Theologie ein. Wettermachen, Zauberei, das Vorhandensein von Riesen, Zwergen und Elfen war ihnen nicht fremd. Man kann also kulturanthropologisch nicht nur von einem Verchristlichen der Waldkulturen reden, sondern ebenso von einer »Verkeltisierung« und »Vergermanisierung« des Christentums.

76 Der historische Nicolaus, Bischof zu Myra (3./4. Jahrhundert), ließ unter anderem einen der Göttin Diana geweihten Baum umschlagen. Auch soll er viele Wunder bewirkt haben, wie die Wiederauferstehung von Toten oder das Stillen eines Sturms. Aus seinem Grab soll eine wunderbare Quelle mit Salböl geflossen sein.

Die heilkundigen weisen Frauen in den Dörfern konnten nun getrost, unter dem Mantel des Christentums, mit ihrer Heilkunst weitermachen.

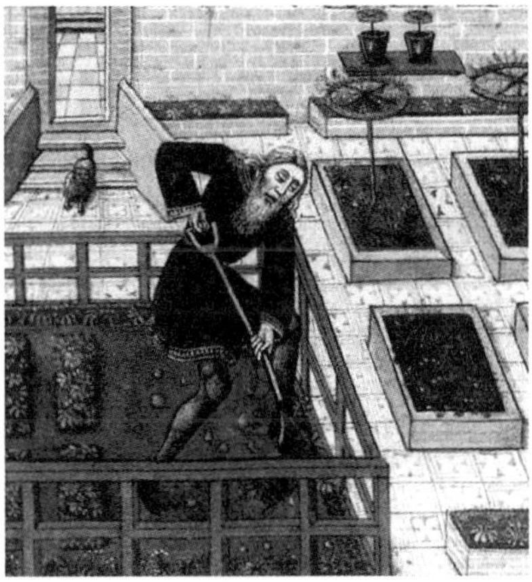

Mönch beim Gärtnern.

Im Zuge dieser Entwicklung legten die Mönche nun auch Kräuterbeete in ihren Klöstern an. Selbstverständlich wuchsen darin nicht die wildwachsenden Kräuter und Wurzeln, die die alten Weiber und Lachsnerinnen benutzten, sondern solche Gewächse, die im Heiligen Land wachsen und in der Heiligen Schrift Erwähnung finden. Auch die Kräuter, die im Mittelmeerraum, in Kleinasien, Griechenland und Italien zu Hause sind, wo die heiligen Füße der Apostel den Boden berührt hatten, waren als Heilpflanzen geeignet. Benediktinermönche, die aus dem sonnigen Italien kamen, trugen Samen und Wurzeln in ihren Taschen und Rucksäcken mit in den Norden. Dass die meisten Pflanzen in den Klostergärten aus südlichen Ländern stammen, beweist schon die Tatsache, dass sie keine echt germanischen Namen führen, sondern aus dem Lateinischen und Griechischen entlehnt sind: zum Beispiel Attich (lateinisch/griechisch *acte*), Bertram *(pyrethrum)*, Eibisch *(ibiscum)*, Liebstöckl *(lubisticum)*, Petersilie *(petrosilium)*, Raute *(ruta)*, Salbei *(salvia)* (Marzell 2002:18).

Leider waren das eher biotopfremde Gewächse, denen das feuchte, raue Klima nördlich der Alpen zu schaffen machte. Immer wieder fegten im Winter, wie ein Hauch des Teufels, eisige Winde über das Land, und töteten die armen Pflänzchen. War das nicht ähnlich wie bei den neu bekehrten Täuflingen? Wie die Kräuter in den kleinen, karierten Beeten waren die »Neophyten« – lateinische Kirchensprache für »frisch Getaufte« oder »frisch Bekehrte« – gefährdet und schutzbedürftig. Nur allzu leicht konnte die zarte Flamme des Glaubens wieder ausgeblasen werden. Beide brauchten besondere Fürsorge. Hohe Mauern mussten den mediterranen, wärmeliebenden Kräutern – Bockshornklee, Rosmarin, Salbei, Poleiminze, Eberraute, Wermut, Muskatellersalbei und so weiter – die kalten Bisen vom Leibe halten und Wärme

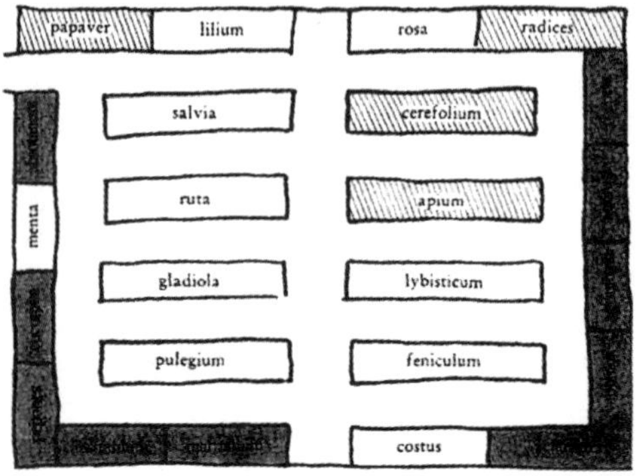

Der Herbularius (Kräutergarten) im St. Galler Klosterplan.

auf sie zurückstrahlen.[77] Die Pflänzchen kamen, säuberlich getrennt, in ordentlich gepflegte Beete, aus denen die Unkräuter – Sinnbilder für die Sünden – sorgfältig herausgejätet werden mussten. Der Kampf galt besonders den Brennnesseln, wie wir es von dem emsigen Gärtner Walahfrid Strabo, dem schielenden Mönch, erfahren.

Vorbild für die neu entstehenden Mönchsgärten war das eingefriedete Gärtchen *(Herbularius)* im Klosterplan von St. Gallen.[78] Da sitzen, ähnlich wie die Bekehrten auf den Kirchbänken, die biotopfremden Pflänzchen in sechzehn quadratischen Beeten. In den meisten Klostergärten, wie etwa im *Hortulus* des Klosters Reichenau, waren es jedoch vierundzwanzig Beete, in denen die Kräuter ihr Dasein fristeten. Diese Klostergärten wurden später zu den Vorbildern für die Bauerngärten, und viele der Klosterpflanzen, samt Buchsbaumhecken, finden sich darin wieder.

Die Kräuter, die sich in den Klostergärten und später ebenfalls in den Bauerngärten wiederfinden, sind dieselben, die Karl der Große für den Anbau in seinen Landgütern verordnete. Diese Reichsdomänordnung *(Capitulare de villis vel curtis imperialibus)* wurde im Jahre 812 erlassen. Es waren Pflanzen und Bäume, die im ehemaligen Imperium Romanum zur natürlichen Vegetationsdecke gehörten, aber im Norden ursprünglich nicht heimisch waren.

---

77 Inzwischen, nach über tausend Jahren, haben sich diese Pflanzen durch darwinistische Auswahl an das kühlere Klima angepasst. Nur hier im Allgäu, in meinem Garten auf dem Berg, überleben sie manche Winter nicht.

78 Der Klosterplan von St. Gallen, entstanden in den Jahren zwischen 819 und 826, ist die früheste Darstellung eines mittelalterlichen Klosters in Mitteleuropa.

Zum Glück für die Klostergärten und die kühnen Pläne des Kaisers erwärmte sich das Klima zu dieser Zeit. Es wurde milder. Der Kälteeinbruch, der die Völkerwanderungszeit in Gang gesetzt hatte und die Barbaren nach Süden ziehen ließ, war vorüber; Grönland wurde eisfrei, sodass sich die Wikinger dort ansiedeln und Landwirtschaft, sogar Ackerbau, betreiben konnten. Das Anbaugebiet für Wein dehnte sich nach Norden bis Schottland und Südskandinavien aus. Erst im 14./15. Jahrhundert wurde es wieder kälter (Behringer 2011:106f.).

Das Lorcher Arzneibuch

Während der Herrschaft Karls des Großen, der sich als Kaiser (Caesar) des, wie er glaubte, neu entstandenen »Römischen Reichs« vom Papst krönen ließ, schrieben fleißige Benediktinermönche in der Reichsabtei Lorch (bei Worms) an einem Kräuterbuch, dem *Macer Floridus*. In diesem Werk werden rund fünfhundert Rezepte aufgeführt und fünfundachtzig Pflanzen – zum Teil auch einheimische – erwähnt. Auch dieses Buch kündigt die Akzeptanz der Heilpflanzenkunde an, die vorher den Heiden vorbehalten war. Die Mönche wehrten sich erfolgreich gegen ihre Kritiker, die lange behauptet hatten, die Medizin sei ein Eingriff in Gottes Plan. Der *Macer Floridus*, der auf den medizinischen Lehren der Antike, auf Dioskurides, Hippokrates und Galen fußt, wurde das einflussreichste Werk der Klostermedizin über Jahrhunderte hinweg und hatte mehr Einfluss als die Schriften der Hildegard von Bingen.

FROMME LEGENDEN

Das Landvolk ließ sich seine Heilkunde nicht nehmen, es hielt an seiner Kräutertradition fest. Für die Menschen spielte die einheimische Flora, die Kräuter vor der Haustür, weiterhin die Hauptrolle. Für die Kleriker wurde es immer schwieriger, die allgemein benutzten Kräuter zu verteufeln. Mittels frommer Legenden wurden die altherkömmlichen Pflanzen, die frei am Waldrand und Feldrain wuchsen, daher in den christlichen Kosmos eingegliedert. Hier einige Beispiele dafür.

Holunder

Nicht nur trug der Baum oftmals noch den Namen der alten Erdgöttin Holle, sondern unter seinen Zweigen wurde den Geistern, die den Hof bewohnten, noch immer geopfert. Zudem war die Hollemutter Spenderin von hochwirksamen Heilmitteln. Und manchmal, wie in Schottland, kamen die Verstorbenen am Sonntag und setzten sich in den Hofholunder, wenn sie ihre Nachfahren und Verwandten besuchen wollten. Sie trugen dabei Spitzhüte aus Birkenrinde, um zu erkennen zu geben, dass sie keine bösen Geister sind. Unter diesen Umständen kam es nicht gut an, wenn die Pfaffen den Holunder als »Hexenbaum« verdammten. Also dachte sich ein frommer Mönch die Sage aus, dass Maria, als die heilige Familie auf der Flucht nach Ägypten war, die Windeln des Christkinds zum Trocknen an die Äste des Bäumchens aufgehängt hatte. Und wie kann ein Baum, der die Windeln von Jesus trug, ein Hexenbaum sein?

Noch immer entsorgte man Fieber, Gicht und Zahnschmerz am Fliederbusch. Um diesen Brauch zu rechtfertigen, musste eine weitere Legende herhalten, nämlich wie bereits erwähnt, dass Judas sich an einem der Äste erhängt hätte. Oder man erzählte auch, dass der Heiland siebenundsiebzig Gichter und Gichtinnen – all die angezauberten Krankheiten, die da zwicken und zwacken – in den Holunder bannte. Ein schwäbischer Bauer hätte das mit eigenen Augen gesehen. Wie einst Wodan und Freyr seien Christus und Petrus zu Fuß über das Land gewandelt, als plötzlich die schrecklichen Gichter aus dem Gebüsch hervorgeschossen kamen. Da fragte sie Christus: »Ihr Gichter und Gichtinnen, wohin des Weges?« Da zischten und kicherten sie mit ihren unangenehmen Fistelstimmen: »Zu verderben die Menschen, ihre Glieder krumm zu biegen, ihre Haut mit Schrunden zu übersäen, ihnen das Leben zu vergiften!« Da sagte der Heiland: »Ihr Gichter und Gichtinnen, begebet euch zu dem Holunder.« Daraufhin rasten sie los, wurden vom Holunder gefangen und in die Tiefen der Erde befördert. Seither weiß man, dass der Holunder Krankheiten vernichten kann.

Brennnessel

Die Pflanze, die praktisch das Heidentum verkörperte und in der frühen christlichen Symbolik die »Hitze der Laster« darstellte und die der geplagte Klostergärtner Walahfrid mit Pfeilen verglich, »verderblich bestrichen mit ätzendem Gift«, wurde zu einem der besten Mittel umgedeutet, um Geister und Hexen zu vertreiben (Birkhan 2012:114).

Gundermann

Die heilige Heidenpflanze, die das tägliche, dem Donnergott geweihte Bier würzte, die Milch und die Euter der Kühe schützte, eitrige Geschwüre heilte und beim Sommersonnwendfest als Kranz im Haar getragen wurde, fand auch ihren Weg in den christlichen Kulturkosmos. Wenn das aromatische Kräutlein vor Sonnenaufgang gesammelt wurde, sprach man nun:

> »*Gundelreben Ger* (Schössling),
> *Ich brech' dich in unserer lieben Frauen Ehr*
> *Und in der Ehr unseres lieben Herrn Jesu Christ. Im Namen ...*«

Auch zum Milchzauber nahm man weiterhin das herb würzige Kraut. Wenn der Kuh, dem wichtigsten Haustier des Bauern, die Milch versiegte, pflückte man vor Sonnenaufgang ein Sträußchen Gundermann und warf es in die Luft mit folgenden Worten:

> »*Ich wirf dich in die Wolken,*
> *dass mir unser lieber Herr Jesus Christ*
> *wieder gibt mein Käs und meine Molken. Im Namen ...*«

Dann streute man etwas Salz darauf und gab es der Kuh zu fressen.

Eine fromme Legende erzählt Folgendes über den kriechenden Lippenblütler: Johannes begegnete Jesus. Jesus fragte: »Johannes, warum bist du so traurig?« »Warum sollte ich nicht traurig sein«, antwortete dieser, »mein Mund tut mir verfaulen!« Da riet ihm der kräuterkundige Heiland: »Hol dir drei Gundelreben und lass sie durch deinen Mund schweben, so wird dein Mund gesund werden« (Marzell 2002:196).

Jakobskreuzkraut, Jakobsgreiskraut

Dieser Korbblütler mit seinen strahlenden, sonnig gelben Blüten fängt in der zweiten Julihälfte an zu blühen. Bei den keltischen Bauern war das Teil des natürlichen, an die lokalen Wetterrhythmen angepassten Kalenders: Wenn die Blüten sich öffneten, war dies das Zeichen, dass die Kornernte unmittelbar bevorstand. Nun mussten Sicheln und Sensen gewetzt und die Dreschtenne ausgekehrt werden. Die Blume gehörte mit zum keltischen Lugnasadfest, dem Erntefest, und war dem Erntegott Lugus (Lug) und der Getreidegöttin Cerridwen geweiht. Sie war also eine wichtige Pflanze. Auch medizinisch wurde sie damals wahrscheinlich, wie später in der Volksmedizin, als Gurgelwasser bei

Halsbräune und entzündeten Mandeln genutzt, ebenso bei Durchfall. Als Amulett schützte die Blume gegen Verzauberung. Die Christen weihten sie dem Apostel Jakobus dem Älteren[79] – deswegen Jakobskraut – dessen Namenstag auf den 25. Juli fällt. Er gilt unter anderem als Kornpatron.

Weidetiere lassen das Jakobskraut stehen, aber wenn es mit ins Heu oder vor allem die Silage kommt, dann wirkt es wegen den darin enthaltenen Pyrrolizidin-Alkaloiden leberschädigend. Deswegen ist es heutzutage keine heilige Pflanze mehr, sondern wird mit Herbiziden stark bekämpft. Die Anwendung schwerer Agrarmaschinen und die Überbeweidung begünstigen allerdings die Samenkeimung, was die Zunahme dieses Unkrauts zur Folge hat.

Johanniskraut oder Hartheu

Wenn man die gelben Blüten des zur Mittsommerzeit üppig blühenden Krauts zwischen den Fingern zerdrückt, quillt rotes »Blut« heraus. Für die Heiden war es das Blut des zur Sonnwende tödlich verwundeten Sonnengottes Baldur, für die Kelten das Blut des Belenos (Bel). Die Christen weihten es Johannes dem Täufer, dessen Blut in die Pflanze überging, als er in der Zeit der Sonnwende geköpft wurde. So kam es, dass der Teufel das Kraut nicht leiden kann, sondern es fliehen muss. *Fuga dæmonum*, »Teufelsflucht« ist einer seiner Namen. Noch Paracelsus schreibt dem Johanniskraut die Kraft zu, krankhafte Einbildungen *(phantasmata)* und »Würmer« *(würm)* zu vertreiben. Daran glaubten noch die Dominikaner, die während der »peinlichen« Inquisition, der Folter, die Hexen damit beräucherten, damit Satan ihnen keine Eingebungen zuraunen konnte.

Die kleinen Öldrüsen in den Blättern lassen es erscheinen, als hätten sie lauter kleine Löcher. Diese seien entstanden, als der frustrierte Teufel in seiner Wut die Blätter mit einer Nadel traktierte; sie galten als Signatur, dass das Kraut Stichwunden heilen würde.

Königskerze

Die hohen Blütenstängel der Königskerze wurden schon in keltischen Zeiten in Pech getaucht und dienten dann als Fackeln bei religiösen Ze-

---

79 Als Schutzherr der Pilger ist ihm der Jakobs-Pilgerweg nach Santiago de Compostela geweiht.

remonien, insbesondere bei der Sommersonnwende. Auch wurde mit ihnen seit druidischen Zeiten geheilt. Während sie das Kraut zerrieben, sangen die keltischen Heilkundigen diesen Spruch (Höfler 2000:266):

»Zuoberst der Himmel,
zuunterst die Erde,
in der Mitte die Heilpflanze.«

Die Pflanze sollte eher »Königinnenkerze« genannt werden, denn sie war der Großen Göttin geweiht. Zur Kräuterweihe am Maria-Himmelfahrtstag (15. August) nehmen die Frauen noch immer die Königskerze in die Mitte des Kräuterbündels. In Niederbayern besprengten Heilerinnen den blühenden Himmelbrand (Königskerze) mit Weihwasser oder tauchten ihn in Quellwasser und berührten dann damit Kranke, während sie den Spruch aufsagten:

»Unsere liebe Frau geht über das Land,
sie trägt den Himmelbrand in ihrer Hand.«

Es soll dadurch immer wieder zu Spontanheilungen gekommen sein.

Linde

Hellgrün und voller Licht ist das Laub der Linde, herzförmig sind die Blätter, und wenn der Baum im Mittsommer blüht, dann kommen ganze Bienenschwärme, angezogen von den lieblich süßen Duftschwaden, die den Blüten entströmen. Wenn die Bienen summen, ist es, als sei es die holde Göttin selbst, die da singt und summt. Der mit Honig gesüßte Lindenblütentee zaubert im kalten Winter die Sommerwonne noch einmal vor die Seele und wärmt den Leib, sodass Erkältungen schwinden. Kein Wunder, dass die Waldvölker die Linde als eine Verkörperung der Göttin empfanden. Bei den Germanen offenbarte sich in dem Baum die schöne Freya, bei den Balten die Glücks- und Schicksalsgöttin Laima, bei den Skythen die Orakel sprechende Liebesgöttin, und die Slawen verehrten die Linde als *Libussa* (altslawisch *l'ub* = »lieb«, »lieblich«).

Christliche Missionare fällten diese »Hexenbäume«, die oft in der Mitte der Dörfer standen, und setzten Marienkapellen an deren Stelle. Aus dem weichen, hellen Holz wurden Marienstatuen geschnitzt, und später gab es schließlich wieder Marienlinden. Bald erzählte man die Legende, dass sich die heilige Familie während ihrer Flucht unter einem Lindenbaum ausgeruht hätte, deswegen sei man unter Linden vor Blitzschlag sicher.

Maria-Bettstroh

Wenn die Zeit der Niederkunft nahte, bereitete die Hebamme ein Bett aus duftenden Kräutern – Gelbes Labkraut, Dost, Beifuß, Johanniskraut, Quendel (wilder Thymian), Gundermann, Waldmeister, Ziest, Hexenkraut, Kamille, Mariengras und andere –, das der Göttin Freya geweiht war (Höfler 2000:116). Dieses Bettstroh wurde von Bonifatius (Synode von Liftinae, 742) ausdrücklich verboten. Diese Kräuter aber, die aromatische Öle und auch Kumarin enthalten, wirken beruhigend auf Mutter und Kind und haben zudem eine antibakterielle Wirkung. Für die Frauen der damaligen Zeit bedeutete der Geruch die schützende Gegenwart der Göttin. Der Brauch ließ sich nicht verbieten. Also wurde das Freya-Bettstroh zu Maria-Bettstroh oder auch Liebfrauenstroh, Unser-Frauen-Bettstroh (englisch *Lady's bedstraw*). Die fromme Legende erzählt seither, es seien die Kräuter gewesen, die in der Krippe im Stall zu Bethlehem lagen, die Ochs und Esel nicht gefressen hatten und auf die Maria dann das Jesukindlein gebettet habe.

Maria-Würzweihkräuter

Zu Maria Himmelfahrt, am 15. August, ist es vielerorts noch Brauch, dass die Frauen einen großen Strauß der heilkräftigsten Kräuter sammeln und diese in der Kirche weihen lassen. An diesem Weihetag, so heißt es, fährt die Mutter Gottes in den Himmel und hinterlässt ihren Segen in Form von Heilpflanzen.

Ehe die Pillen und Präparate der Pharmaindustrie und die Herren Doktoren die Oberhand gewannen, war dieser Heilpflanzenbüschel die Hausapotheke, mit der die Hausfrau die Hausbewohner und die Stalltiere gesund hielt. Nicht nur dem körperlichen Leiden brachten sie Linderung, sondern sie wurden auch magisch eingesetzt. Einige kamen unters Dach, um Blitz und Hagel fernzuhalten, andere wurden in den Stall gehängt, um das Tun der Milchhexen zu unterbinden, wiederum andere kamen unter das Bett, damit die Ehefreuden erhalten blieben. Der kalbenden Kuh gab man einen Aufguss davon zu trinken, mit anderen wiederum wurde in den Weihnachtstagen geräuchert, und sogar den Toten legte man bestimmte Kräuter vom Büschel mit in den Sarg.

Was hier als typisch katholisches Brauchtum erscheint, ist viel älter als Kirche und Christentum. Sogar die Hindus kennen das »Fest der neun Kräuter« *(Navapatrika)* im Herbst, wenn die große Göttin Durga die Menschenwelt besucht und dann wieder verlässt. Auch hier sammeln die Frauen die Heil- und Zauberkräuter, die sie für das Jahr brauchen; auch hier heißt es, dass die Göttin zwar in den Himmel zu Shiva zurückkehrt, aber ihren Segen in den Kräutern zurücklässt.

Das Datum für die Kräuterweihe Mitte August ist nicht willkürlich gewählt. Es ist die Hitze des heißesten Monats des Jahres, welche die Pflanzen anregt, besonders viele ätherische Öle und andere Wirkstoffe zu synthetisieren. Die Waldvölker glaubten, dass dann der Feuergott, der Vollender der Dinge, mit seiner Glut die Heilkräfte in die Kräuter hineinzaubert und der Göttin zur Verfügung stellt. Es gibt keine bessere Zeit, um die notwendigen Heilkräuter zu sammeln. Die Zusammensetzung des Kräuterbüschels, Würzwischs, Weihsange (Bayern) oder Augustmaien (Schweiz) ist von Gegend zu Gegend unterschiedlich (Bächtold-Stäubli, Bd. V, 1987:442).

Palm

Vielerorts ist es bäuerlicher Brauch, im Frühling mit dem ganzen Hofgesinde samt Vieh sonnenläufig (im Uhrzeigersinn) die Felder zu umrunden. Dabei wird ein mit Blumen und immergrünem Laub geschmücktes Radkreuz (Queste) getragen. Volkskundler, die diese Flurumgänge der verschiedenen Bauernkulturen verglichen haben, sind der Überzeugung, dass sich der Brauch bis ins europäische Megalithikum zurückverfolgen lässt. Ursprünglich ging man nackt, trommelnd, tanzend, singend, zwischen Mitternacht und der aufgehenden Sonne, um auf diese Weise das Wachstum der Saaten anzuregen. Auch dieser Brauch zur Segnung der Felder wurde als Flurprozession am Palmsonntag oder zu Christi Himmelfahrt unter der Schirmherrschaft der Kirche weitergeführt.

Die Palmsonntagprozessionen im Allgäu und in Teilen der Schweiz enthalten archaische Elemente. Der »Palm«, der die Palmblätter darstellen soll, mit dem das Volk Jesus bejubelte, als er auf einem Esel in Jerusalem Einzug hielt, besteht aus einem Radkreuz, geschmückt mit sieben Pflanzen – Eibe, Wacholder (oder Sadebaum), Buchs, Weißtanne, Fichte, Weidenkätzchen und Buche. Das Kreuz, auf das die zu einem Kranz geflochtenen Zweige gesteckt werden, besteht aus Holunderholz – dieses muss aber geschält werden, damit sich keine »Hexe« zwischen dem Holz und der Rinde verstecken kann. Das grüne Radkreuz wird auf einem langen Haselstecken getragen. Hasel galt bei den alten Heiden immer als ein Vermittler zwischen der hiesigen und der anderen Welt, zwischen den Menschen und den Geistern. Auch hier erkennen wir uraltes heidnisches Brauchtum, das im christlichen Gewand weitergeführt wurde.

Schafgarbe

Eine der besonders machtvollen heidnischen Heilpflanzen war die Schafgarbe. Es ist eines der besten Wundheiler und Frauenkräuter. Das Wort »Garbe« (germanisch **garw* , altenglisch *gearwe*) kann als »schneller und vollkommener Heiler« gedeutet werden. Als Frauenpflanze und Liebesorakel war es der Göttin Freya geweiht. Auch dieses Kraut fand Einlass in den Verbund »christlicher« Pflanzen, und zwar mit einer niedlichen Legende: Als sich Josef bei der Zimmermannsarbeit eine blutige Wunde zuzog, rannte das Jesuskindlein auf die Wiese und brachte ihm das blutstillende Kraut.

Auch das Liebesorakel junger Frauen, die wissen wollen, wer ihr Buhle sein würde, nahm christliche Züge an. Beim Pflücken sagten sie:

»Die erste Schafgarbe finde ich hier,
Im Namen Christi pflück ich sie mir,
Und wie Jesus Maria mit Liebe bedacht,
Mög' im Traum mir erschienen
Mein Liebster heut Nacht!«

Wacholder

Wie wir sahen, spielte der Wacholder seit der Altsteinzeit als Heilmittel, als Holz zur Totenbestattung und als sakrale Räucherpflanze eine Rolle. Auch dieses immergrüne Bäumchen fand, nach ursprünglicher Verteuflung, seinen Platz im christlichen Kulturkosmos. Bei den Esten heißt es, dass Christus von einem Wacholderbusch aus in den Himmel gefahren sei. Ebenfalls sagt man im Baltikum, dass das Kreuz aus Wacholderholz bestand, deshalb habe ein Knüppel aus dem Holz auch die Kraft, den Teufel in die Flucht zu schlagen. Und eine italienische Legende besagt, dass Maria auf ihrer Flucht von dem Baum in Schutz genommen wurde (Marzell 2002:49). Eine norwegische Segensformel sagt:

»Ich esse Wacholderbeer' blau,
Mit Jesu Kreuz zur Schau.«

Waldweidenröschen

In der Volksheilkunde wurde dieses zirkumpolar wachsende Nachtkerzengewächs als erweichendes, zerteilendes (auflösendes) und leicht zusammenziehendes Heilmittel verwendet. Als Teil des Fliegenpilzrituals tranken die sibirischen Schamanen und womöglich auch die germanischen und slawischen Heiden einen Tee aus Waldweidenröschen-Blättern. Welche Rolle es sonst spielte, ist unbekannt. Nach einem Waldfeuer erscheint die stattlich rot blühende Pflanze flächendeckend. Deswegen ist einer ihrer Namen Feuerkraut (amerikanisch *fire weed*), und da der Heilige Antonius zuständig für das Antoniusfeuer (Mutterkornvergiftung, Ergotismus, Kriebelkrankheit) ist, wurde die Pflanze Antoniuskraut (französisch *ossier de Saint-Antoine*, »Weide des heiligen Antonius«) getauft. Die Mutterkornvergiftung führt zu Gefäßverengung, Absterben der Gliedmaßen und wegen einer LSD-Komponente zu höllischen Halluzinationen. Da der heilige Eremit dem Ansturm von ganzen Scharen von Dämonen standgehalten hatte, rief man ihn dabei zu Hilfe.[80]

Schlüsselblume, Himmelsschlüssel

Die Schlüsselblume hat ihren Namen, weil sie dem Schlüsselbund ähnelt, dessen Tragen das Vorrecht der Hausherrin, der *Hûsfreyja*, war. Freya – der Name bedeutet die »Freie«, die »Herrin« – schloss mit der schönen gelb blühenden Blume das Tor auf, sodass der wonnig warme Frühling eintreten und alle Herzen froh machen konnte.[81] Die Vertreter des neuen Glaubens nahmen ihr diesen Schlüssel ab und gaben ihm Petrus, der ja als Wetterherr auch Donar (Thor, Thunar) abgelöst hatte. Nur schloss er damit nicht neue Zeiträume auf, sondern das Himmelstor für die Seligen, wenn ihre Zeit auf Erden vorüber war.

---

80 Roggen wächst im feuchtkalten Klima des Nordens besser als Weizen. Das Antoniusfeuer war also eine Gefahr für die Ackerbau betreibenden Völker des Waldlandes. Der erste bekannte Ausbruch fand im Jahr 857 in Xanten statt.

81 In Norwegen wurde der Besitz der Schlüsselblume auf Maria übertragen und heißt *Marienoeglebaand*, »Schlüsselbund der heiligen Maria«.

Die Sage erzählt, dass der Teufel eines Tages die Himmelsleiter erklomm, um zu sehen, was die Konkurrenz da oben so macht. Als der gute Petrus den garstigen, gehörnten Pelznickel heranschleichen sah, erschrak er so sehr, dass er seinen Schlüsselbund fallen ließ. Als der Bund auf die Erde herabfiel, verwandelten sich die Schlüssel in Himmelsschlüsselblumen. Da Petrus sie einst in seiner heiligen Hand gehalten hatte, so heißt es weiter, haben sie noch immer die Kraft, Dämonen zu vertreiben – und übrigens auch die Gabe, Seiltänzer und Dachdecker schwindelfrei zu machen. Wenn also das Vieh krank wurde und man den Grund nicht wusste, pflückte man früh am Morgen vor Sonnenaufgang am Sankt Walpurgistag (30. April) Schlüsselblumen, machte ein Pulver daraus und gab sie dem Vieh (Marzell 2002:176).

Schöllkraut

Dieses wegen seinem goldgelben Saft auch Goldwurz genannte Kraut kannte vielfache Anwendung als Heilmittel. In der Antike wurde es Schwalbenwurz genannt, denn man glaubte, dass die Schwalbenmütter es in ihrem Schnabel herbeitragen, um damit den frisch geschlüpften Schwalbenküken über die Augen zu streichen, damit sie scharf sehen können. Der Saft, mit Milch oder Morgentau verdünnt und um die Augen gerieben, sollte Augenleiden aller Art heilen können.[82] In der Volksheilkunde, bei Maria Treben und Maurice Mességué findet es noch immer diese Anwendung. Da Christus die Blinden sehend machte, wurde es dem Heiland selbst geweiht.

Stinkender Storchschnabel, Ruprechtskraut

Da der Storchschnabel Samenschoten hat, die an den Schnabel des Klapperstorchs erinnern, weihte man die Pflanze dem Adebar (germanisch **auda* = »Glück«, »Heil«; **bera* = »Träger«, »Bringer«). Der Storch gibt sich mit seinem schwarz-weißen Gefieder und rotem Schnabel und roten Beinen – den Farben der Göttin – als Vogel der Frau Holle zu erkennen. Er holt die Kinder, die wiederkehrenden Ahnen, aus dem Hollenteich.

82 Achtung, nicht zur Nachahmung empfohlen! Der Saft ist ätzend und kann, wenn er ins Auge kommt, eine Bindehautentzündung auslösen.

Neben seiner Anwendung bei Rotlauf (Wundrose) und als blutstillendes, zusammenziehendes Wundheilmittel wurde das Storchschnabelkraut auch als Amulett getragen oder unter das Bett gelegt, um den Geistern zu signalisieren, dass man bereit ist, ein Kind zu empfangen. Nach der Bekehrung wurde aus dem Kraut das *Herba ruperti*, das Ruprechtskraut. Der heilige Rupert, ein Glaubensbote aus fränkischem Geschlecht, starb um 715. Er gilt als Apostel der Bayern und als Schutzherr des Salzes und Salzburgs. Bei Rotlauf und Kinderkrämpfen (Fraisen) wird er angerufen.

Schwarzdorn (Schlehe)

Dieser dunkle dornige Strauch, der, ehe er überhaupt grüne Blätter treibt, zur Tagnachtgleiche plötzlich in weiße Blütenpracht ausbricht, war einst der düsteren Wintergöttin geweiht (der keltischen Morrígan), die sich zu dieser Zeit in die weiße Frühlingsgöttin verwandelt. Bei den alten Briten galt der Schwarzdorn als Hexenstrauch. Die Hexen trieben Todeszauber, indem sie Verfluchungen murmelnd die spitzen schwarzen Dornen in Wachspuppen stießen, die ihre Opfer darstellten; und ein *blackthron winter* (Schwarzdornwinter) ist englische Redensart für einen Winterrückfall, der die Frühlingsblumen erfrieren lässt.

Obwohl er als Hexenbaum galt, waren die blauen Schlehenfrüchte, die erst nach einem Frost genießbar sind, seit der Steinzeit ein beliebtes Wildobst. Auch wurden die Schlehen als Zutat beim Bierbrauen verwendet. Aber gerade weil er ein Unglücksbaum war, eigneten sich die schwarzen dornigen Zweige in der christlichen Ikonografie als Dornenkrone für den gekreuzigten Leidensmann. Die Legende erzählt jedoch, dass sich der Schlehenstrauch über diese Rolle beschwerte; da hatte Gottvater Mitleid und überschüttete ihn über Nacht mit Tausenden weißen Blüten.

Wegwarte

Bei der Wegwarte haben wir es mit einer Pflanze zu tun, die wahrscheinlich schon in Megalithzeiten, als man die Sonne als kosmischen Hirsch mit goldenem Geweih verehrte, einen sakralen Status hatte. Die Pflanze folgt diesem Hirsch, der im Jahreslauf über den Himmelsberg springt. Sie folgt ihm wie die Hirschkühe (Hinde); sie sprießt und keimt im Frühling zur Lichtmesszeit, wenn er den ersten Sprung macht. Und umso höher die Sonne in der ersten Jahreshälfte steigt, umso höher wächst die Wegwarte und blüht ihm entgegen. Im Herbst folgt sie ihm wieder in die Tiefen hinab, welkt versamt und zieht sich zurück. Die Wegwarte, die ihre leuchtenden, himmelblauen Blüten bei Sonnenaufgang öffnet und dann gegen Mittag wieder schließt, verkörpert wie keine andere Pflanze die Vegetationsgöttin, die Geliebte des Sonnenhirschs.[83] Ihre blauen Augen schauen nur ihn an. Wenn es regnet und der Himmel bedeckt ist, bleiben die Blüten geschlossen. Alte Namen der Wegwarte sind Hindlauf (»Lauf der Hirschkuh«), Sonnenbraut *(sponsa solis)*, Sonnenwirbel oder *Solsequium* (*Sol* = »Sonne«; *sequi* = »folgend«). Noch im Mittelalter grub man die Wurzel als Heilpflanze oder zu magischen Zwecken mit einem Hirschgeweih oder einem vergoldeten Werkzeug (Gold ist das Sonnenmetall).

Aus der Vegetationsgöttin und dem Sonnenhirsch wurde im Mittelalter ein Mädchen, das am Wegrand steht und mit ihren blauen Augen immer nach Osten schaut, denn ihr Herzallerliebster, ein junger Ritter, war in diese Richtung in den Kreuzzug geritten, um das Heilige Land von den Sarazenen zu befreien. Die anderen im Dorf hänselten sie und sagten, sie solle doch lieber einen anderen nehmen. Sie aber blieb treu und erklärte weinend: »Lieber würde ich als Blume am Wegrand stehen, als dass ich ließe das Weinen gehen.« Das hörte der liebe Gott und verwandelte sie in die schöne Wegwarte.

Eine andere Sage, die eher pädagogische Absichten verrät, erzählt von Jesus und seinen Jüngern, die an einem heißen Tag des Weges kamen, wo ein Mädchen am Brunnen stand. Nach langem Marsch auf staubigen Wegen litten die heiligen Männer großen Durst. »Bitte, schöpf uns etwas Wasser«, baten sie. Aber die junge Frau wies sie barsch zurück: »Bin ich eure Dienstmagd? Schöpft euch selbst das Wasser!« Da erzürnte Jesus und verfluchte das hartherzige Mädchen, bis zum jüngsten Tag als Blume am Wegrand zu wachsen.

83 Die Wegwarte *(Cichorium intybus)* blüht normalerweise nur in der ersten Tageshälfte und richtet ihre Blüten nach der Sonne aus. Seit den letzten Jahrzehnten ist, wahrscheinlich wegen Störungen durch elektromagnetische Strahlen, der Rhythmus zunehmend gestört; oft blüht sie nun bis in den Nachmittag hinein und richtet sich nicht mehr nach der Sonne.

HEILIGE UND HEILPFLANZEN

Die heidnischen Völker sahen in der Vegetation das Wirken oder Aspekte der Götter und Naturgeister. In den meisten Pflanzen war die Göttin anwesend. Freya, als Wanengöttin, war ja nicht nur Göttin der Liebe und Lebensfreude, sondern zugleich die Herrin der Pflanzen. Ihr Halsband, Brisingamen, soll aus funkelnden Edelsteinen bestanden haben; eine eher weit hergeholte Deutung dieses edlen Schmucks sieht ihn als das leuchtende grüne Band der Vegetation, die sie sich im Frühling um den Hals legt. Die Sage erzählt, wie ihr Loki, der Gott der Ernte, im Herbst dieses Halsband stiehlt. Im Frühling bekommt sie es zurück. Freya, der Herrin des Lebensgrüns – der *Viriditas* im Sinne von Hildegard von Bingen –, waren die von den germanischen Frauen anlegten »Lauchgärten« mit ihren frischen grünen Kräutern geweiht. Ebenso waren ihr die Frauenkräuter, wie die Schafgarbe, der Frauenmantel oder die »Gänsekräuter« (beispielsweise das entkrampfende, zusammenziehende Gänsefingerkraut und das Gänseblümchen), geweiht.

Donar (Thor), der stark behaarte Götterbär (altnordisch *Asbjörn*, englisch *Osborn*) war für haarige Kräuter zuständig oder solche, welche die Haare gut wachsen lassen, wie etwa die Klettenwurzel oder die Brennnessel. Da Donar ebenso kräftig und stark wie ehrlich ist, weihte man ihm die kräftigsten und stärksten Heilkräuter, die Bärenpflanzen wie die Bärwurz *(Ligusticum; Meum)*, den Wiesenbärenklau *(Heracleum)*, den Bärlauch, den Bärlapp *(Lycopodium)* oder die Bärentrauben *(Arctostaphylos)*. Da er den Blitzhammer besitzt, weihte man ihm auch Blitz abwehrende Pflanzen, wie den Donnerbart oder Hauswurz *(Sempervivum)*. Pflanzen mit roten Blüten oder Früchten, wie die Eberesche (skandinavisch *Thorbjörg* = »Thors Rettung«) standen ebenso unter seinem Schutz wie die Kräuter, die sich zum Bierbrauen eignen, wie etwa die Donnerrebe (Gundermann), der Porst oder der Gagelstrauch. Wie seine Kollegen – Zeus, Jupiter, Perkunas oder der vedische Indra –, die ebenfalls den Blitz- und Donnerkeil besitzen, ist er der Herr des Rausches. Der Donnerer war beim einfachen Volk der beliebteste Gott, er war wie ein Großbauer, und in seiner Halle wurde das beste Bier gebraut. Die Eiche, der Baum, in den am häufigsten der Blitz einschlägt, gehörte ebenfalls zu all diesen Donnergöttern.

Zauber- und Schamanenkräuter, bewusstseinserweiternde Pflanzen, waren dagegen dem verschlagenen, unberechenbaren Wodan (Odin) geweiht, insofern sie nicht Tyr oder Tiwas (althochdeutsch *Zius*[84]), dem Hüter des wahren Wortes, zugeordnet wurden. Tyr war Herr aller giftigen oder ätzenden »Wolfspflanzen«, wie Seidelbast (Ziusbast), Wolfsbeere (Tollkirsche), Wolfskraut (Eisenhut, *Aconitum*), Bergwolfsverleih (Arnika) oder Wolfsmilch, denn ein Wolf hatte ihm den Arm abgebissen. Warum, das erzählt die Geschichte vom Fenriswolf: Die Asen fanden einen niedlichen Wolfwelpen, den sie mit in ihre Burg nahmen. Der Kleine war unglaublich gefräßig und wuchs von Tag zu Tag. Allmählich befürchteten die Götter, dass er ihnen zu stark und gefährlich werden könnte. Sie wollten ihm daher eine Kette anlegen, aber er fletschte die Zähne und ließ das nicht zu. Da ersannen sie eine List. Die Zwerge sollten eine Kette, feiner als ein Spinnenfaden, schmieden; dann würden sie dem Wolf sagen, es sei nur ein Spiel, ihm diese Kette um den Hals zu legen. Der mächtige Wolf aber misstraute den Asen. Er würde das nur zulassen, wenn einer der Götter bereit wäre, ihm seinen Arm in den Rachen zu legen. Falls sie ihn anlogen, würde er den Arm abbeißen. Der mutige Tyr war dazu bereit. Die filigrane Fessel hielt und der Gott des wahren Wortes verlor seinen Arm.

Als »Hundepflanzen« galten alle nutzlose oder stinkende Gewächse. Wir sagen noch immer »Hundskamille« zu der duftlosen Kamille, die keine Heilkraft aufweist. Die Hundsrose ist die hundsgemeine Rose und nicht eine Prachtrose; der Rainfarn ist ein Hundsfarn, und als »Hundskirsche« werden Beerensträucher bezeichnet, deren Früchte unbekömmlich sind.

Rosspflanzen sind grobe, derbe Pflanzen, wie der »Halbe Gaul« (der Große Ampfer oder Plagge), über die sich mancher Bauer ärgert, der Rossfenchel (Wiesenbärenklau), oder die Rosskastanie, die man im Gegensatz zur Marone nicht essen kann.

Außer diesen gibt es noch Krötenpflanzen, die meistens mit Gebärmutter und Geburt zu tun haben – wobei nicht zu vergessen ist, dass die Kröte für die Heiden ein heiliges Tier war, das nicht getötet werden durfte. Fuchskräuter, Kälberkräuter, Schafskräuter, Schlangenkräuter und etliche andere nahmen auf die Tiere Bezug, um ihre Eigenschaften zu klassifizieren.

84 Der Name ist im schweizerdeutschen *Ziischtig* (Dienstag) erhalten geblieben.

Diese Zuordnungen waren nicht starr; sie sind fließend und eher poetisch. Die meisten Gewächse hatten mehrere Namen. Viele waren mit irgendwelchen Naturgeistern, Truden, Ahnengeistern, Elben oder Zwergen verbunden, die der Wurzelkundige in ihnen wahrnahm. Es bestand kein von einem wissenschaftlichen Kollegium schriftlich festgesetztes Klassifizierungssystem. Pflanzen waren ihr eigenes Wesen. Wie ich es von den Indianern und anderen schriftlosen Völkern her kenne, hatten die verschiedenen Heiler damals auch in unseren Breiten ihren eigenen Zugang, ihre eigene Erfahrung und oftmals ihre eigenen Namen für die Kräuter und Wurzeln, mit denen sie heilten.

Im Zuge der Missionierung ersetzten christliche Heilige und Märtyrer die vielen Lokalgottheiten, Naturgeister oder, wie es bei den Balten hieß, die vielen »Mütterchen«, deren Wirken die Natur beseelte. Nicht nur für jedes Organ und für jede Krankheit gab es einen Heiligen, sondern auch die wichtigsten Heilpflanzen wurden ihnen zugeordnet. Die Kirche versuchte, jedem Kraut einen christlichen Namen zu geben. Der Märzenbecher wurde zur Josephsblume, der Wasserdost zum Kunigundenkraut, der Kriechende Günsel zum Katharinenkraut oder Laurentiuskraut, die Kamille zum Magdalenenkraut, Freyas Mantel zum Marienmantel, der Steinbrech zu Jehovas Blume, das Stiefmütterchen zum Jesusblümchen, der Allermannsharnisch zur Barbarawurzel oder Johanneswurzel, das Windröschen zum Gertrudenröschen, die Ringelblume zu Mariengold, der Storchschnabel wurde zum Ruprechtskraut und die Wilde Brustwurz zu der dem Erzengel Raphael geweihten Engelwurz, die Weißwurz zu Salomons Siegel, das Vergissmeinnicht zu Marias Augen und so weiter. Die aromatischen Waldkräuter, welche die Mönche später gern in ihre Kräuterschnäpse verarbeiteten, standen unter dem Schutz des heiligen Hubertus und des heiligen Hirschs. Manche dieser Benennungen blieben bis heute erhalten, die meisten aber nicht.

Die Heiligen und Schutzpatronen waren zuständig für jene Krankheiten und Gebrechen, an denen sie selbst während ihres Lebens oder ihres Martyriums gelitten hatten. Die Kirche versuchte, alle Heilpflanzen mit einem passenden Schutzpatron zu assoziieren. Heute fragen wir uns, welche molekularen Verbindungen – ätherische Öle, Gerbstoffe, Alkaloide, Flavonide, Glykoside, Bitterstoffe und so weiter – in einem Phytotherapeutikum als Wirkstoffe enthalten sind, damals im Mittelalter fragte man, welcher Heiliger oder welche Heilige mit der Pflanze verbunden oder in ihr wirksam ist. Wenn man den Namen des Heiligen einer bestimmten Pflanze kannte, dann wusste man auch, welche medizinische Wirkung zu erwarten war. Hatte ein Kraut den Namen des Sankt Benedikt, dann wusste man, es würde der Leber guttun; trug es den Namen des Heiligen Gerhard, dann wusste man, dass es die Gicht vertreiben würde; war es dem Bernhard geweiht, dann half es bei Halsschmerzen. Hier nun einige Beispiele, die uns helfen werden, die mittelalterliche Sichtweise der Heilpflanzen zu verstehen.

Apollonia

Schon zu Lebzeiten hatte Apollonia wundersame Gaben besessen. So habe sie die Götzenbilder der Heiden angeblasen, die daraufhin zu Staub zerfielen. Als Strafe dafür wurden der »betagten christlichen Jungfrau« mit spitzen Steinen sämtliche Zähne ausgebrochen. Spätere Legenden besagen, dass man ihr, da sie sich weigerte, den wahren Gott zu verleugnen, die Zähne einzeln mit einer glühenden Zange herausriss oder dass der Henkersknecht ihre Wangen so lange mit einem Knüppel traktierte, bis die Kiefer brachen und die Zähne zerschmettert waren. Auf diese Weise wurde sie zur Patronin gegen Zahnleiden, denn was immer die Heiligen selbst erleiden mussten, dafür wurden sie als Helfer zuständig. Ihr wurden dann auch Pflanzen, die bei Zahnschmerz helfen, geweiht. Darunter befindet sich an erster Stelle das Bilsenkraut *(Hyoscyamus niger)*, auch Apolloniakraut und Zahnwehkraut genannt. In der Samenkapsel des Bilsenkrauts glaubte man die Signatur der Backenzähne zu erkennen. Um den bösen Zahnwurm zu töten, wurden die Samen auf glühende Kohle oder in heiße Pfannen gelegt. Der Leidende musste den aufsteigenden Rauch durch einen Trichter in die Mundhöhle saugen (Storl 2004:111ff.).

In Bayern vertrieb man die »kleinen, haarigen Zahnwürmer« auch mit den Dämpfen der zu Johanni gesammelten Apollonienwurz. Das war eine gefährliche Sache, denn diese »Wurz« war keine andere Pflanze als der hochgiftige Blaue Eisenhut *(Aconitum napellus)* (Bächtold-Stäubli, Bd. I, 1987:552).

In Oberbayern hießen die Samen der Pfingstrose Apolloniakörner, man gab sie, auf einer Schnur aufgereiht, zahnenden Kindern in den Mund zum Beißen.

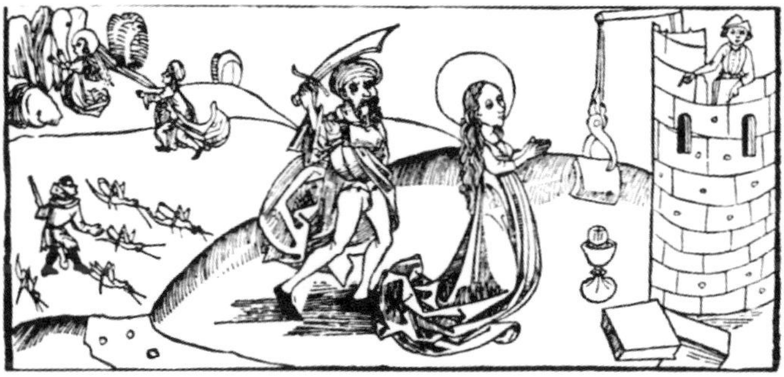

Heilige Barbara.

Barbara

Hinter der heiligen Barbara und ihren Schwestern, der heiligen Katharina (siehe unten) und der heiligen Margareta, verbergen sich die drei keltischen Matronen, die drei Schicksalsfrauen, die in der Sage auch als die drei *Bethen* (Ainbet, Warbeth und Wilbet oder Ambeth, Wilbet und Barbet) erscheinen.[85] Einst verkörperten die drei Frauen auch die Stände der indoeuropäischen Gesellschaft: Katharina, die Reine, den Lehrstand (Priester, Brahmanen, Druiden, Gelehrte), Barbara den Wehrstand (Krieger) und Margarethe das einfache Volk der Bauern und Handwerker. Die Farben der drei Jungfrauen sind Schwarz (Barbara), Weiß (Katharina) und Rot (Margarethe) – es sind die Farben der Urgöttin. Die schwarze Barbara, deren Namenstag gegen Anfang des Winters (4. Dezember) gefeiert wird, ist also eine Kriegerin. Sie verkörpert sich in einem zähen Kreuzblütler, der wie ein Krieger dem eisigen Winter trotzt – der Barbarakresse *(Barbara vulgaris)*. Egal, wie kalt es wird und wie viel Schnee liegt, die fetten, Senföl enthaltenden Blätter bleiben grün. Sie sind vitaminreich und verhindern die Winterkrankheit, Skorbut. Im Frühling, wie in einer Siegesfeier über den harten Wintermann, erblüht diese Kresse in schwefelgelber Blütenpracht.

Die Schafgarbe *(Achillea millefolium)*, eine der besten Wundheilpflanzen, die einst dem Krieger Achilles geweiht war, wurde im Mittelalter zum Barbarakraut. Der heiligen Barbara gehören auch die »Barbarazweige«. Das sind Kirschzweige oder Weißdornzweige, welche die

85 Die drei Bethen, die gegen Ende der Raunächte die Häuser und Höfe der Menschen besuchen, um sie zu segnen, wurden im Zuge der Bekehrung nicht nur von den drei heiligen Jungfrauen ersetzt, sondern auch durch die drei Könige aus dem Morgenland, Kaspar, Melchior und Balthasar, die als Sternsinger ihr Zeichen (C+M+B) mit Kreide an jede Tür setzen.

Frauen an ihrem Namenstag, dem 4. Dezember, schneiden und im Haus in Wasser stecken. Wenn sie zu Weihnachten blühen, dann ist das ein gutes Omen für das Jahr: Vieh und Felder werden fruchtbar, oder die junge Frau findet einen guten Mann. Der Brauch ist altgermanisch, und der Zweig symbolisiert die Lebensrute, den »Wintermaien«, der das Leben durch die dunkle, »tote« Zeit hindurchträgt. Die blühenden Weißdornzweige aus Glastonbury, dem heiligsten Kultort Englands, die jedes Jahr zu Weihnachten dem britischen Königshaus überbracht werden, gehören zu diesem alten heidnischen Brauchtum.

Benedikt

Der heilige Benedikt ist ein Schwergewicht. Das erkennt man schon an seinem Namenstag, dem 21. März, dem Tag der Frühlingstagundnachtgleiche. Im Jahr 529 gründete er das erste Kloster in Europa (Monte Cassino). Der Leitspruch seiner in schwarze Kutten gekleideten Mönche war »Bete und Arbeite« *(Ora et Labora)*. Er meinte das ernst. Gnadenlos trieb er die Mönche an. Oft waren sie schon als Kinder unfreiwillig ins Kloster gesteckt worden. Mehrmals versuchten sie, ihren strengen Zuchtherrn umzubringen, aber ohne Erfolg. Da ersannen sie eine List: Sie würden den Messwein mit den tödlichsten Giften, mit Arsen und Aconitum, versetzen, und wenn er beim Zelebrieren der Messe einen Schluck vom »Blut« des Herrn nehmen würde, dann würde er tot umkippen. Doch als er dann den Kommunionskelch hob, ballte sich das Gift – dank seiner heiligen Ausstrahlung – zusammen und kroch in der Gestalt einer Schlange über den Kelchrand. Der Kelch, dem eine Natter entweicht, ist noch immer eines seiner Attribute.

Heilpflanzen, die ihm geweiht sind, wirken genau auf diese Art und Weise. Sie ballen das Gift im Körper oder in der Leber zusammen und leiten es aus. Dazu

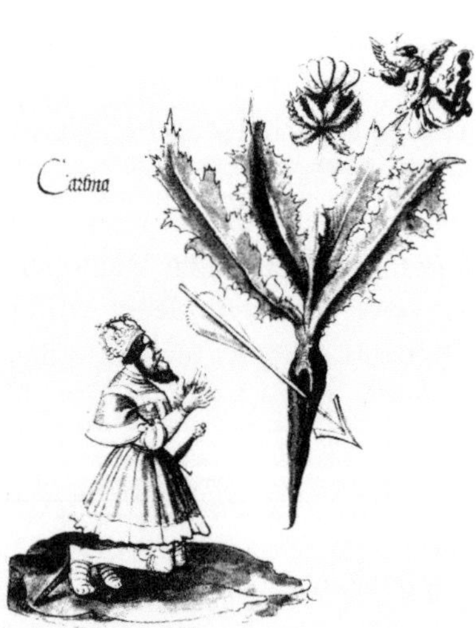

Karl der Große mit der Eberwurz.

gehört an erster Stelle die Nelkenwurz *(Geum urbanum)*, die auch Benediktenwurz oder Benediktenkraut heißt und an seinem Namenstag, am 21. März, gesammelt werden sollte. Die Zeit um die Frühlingstagundnachtgleiche ist tatsächlich gut, um die Wurzel zu graben, denn das Kraut ist noch nicht ausgetrieben und die Wirkstoffe sind in der Wurzel konzentriert vorhanden. Die leberentgiftende Benediktendistel *(Cnicus benedictus)* und die Große Eberwurz *(Carlina acaulis)* werden ebenfalls diesem Heiligen zugeordnet. Letztere heißt auch Karlsdistel, weil während einer Pestepidemie ein Engel dem Kaiser Karl dem Großen erschien und ihn anwies, einen Pfeil in die Luft zu schießen: Die Wurzel jener Pflanze, die das Geschoss treffen würde, sei das richtige Heilmittel. Es war die Eberwurz.

Fiacrius

Sankt Fiacrius (Fiaker, Fèvre, Ficker) war ein irischer Mönch, der sich im Wald nahe bei Paris niederließ. Als er seinen Wanderstab in die Erde stieß, entstand ein wunderschöner Garten. So wurde er zum Schutzheiligen der Gemüsegärtner. Da er Frauen nicht leiden konnte, hatten sie keinen Zutritt zu seinem Garten. Ob der heilige Mann deswegen an Afterschmerzen und Mastdarmkrampfadern litt, lässt sich nicht sagen. Auf jeden Fall sind ihm alle Kräuter geweiht, die Abhilfe bei Hämorrhoiden bringen. Zu diesen gehört das Scharbockskraut *(Ranunculus ficaria)*, auch Feigwarzenkraut genannt, und die Braunwurz *(Scrophularia nodosa)*, die auch als Großes Feigenkraut (englisch *greater figwort*) bekannt ist. Wie wir schon sehen konnten, bedeutete »Feige« entweder Hämorrhoidalknoten oder Feigwarze. Als weitere Feigwurz galt die Blutwurz *(Potentilla erecta)*, die eine zusammenziehende, blutstillende und austrocknende Wirkung hat.

Nach dem heiligen Fiaker wurden übrigens die Fiaker, die Pferdedroschken in Wien benannt, denn wo einst seine Klause war – an der heutigen Rue de Saint-Fiacre –, parkten einst die Pariser Kutscher ihre Gespanne.

Gerhard

Vom heiligen Gerhard (St. Gerard), einem Langobarden, der in Ungarn missionierte, heißt es, dass er dort den Märtyrertod erlitt, indem er in ein Fass, das mit Nägeln bespickt war, gesteckt und in die Donau hinabgerollt wurde, wo er ertrank. Aber schon vorher litt er an heftigen

Schmerzen – und zwar an der Gicht (Podagra). Deswegen sind ihm alle Gichtkräuter, vorrangig der Giersch *(Aegopodium podagraria)*, auch »St.-Gerhards-Kraut« genannt, geweiht.

Katharina

Der Name der Märtyrerin Katharina bedeutet »die Reine« (griechisch *katharós* = »rein«, »sauber«). Sie soll eine hoch gelehrte, schöne Königstochter gewesen sein, der das Jesuskind im Traum erschien und ihr einen Verlobungsring an den Finger steckte. Vom römischen Kaiser wurde sie zu einem Opferfest eingeladen, aber sie trat ihm entgegen und bewies ihm mit gelehrten Worten, dass seine Götter Abgötter seien. Der Kaiser ließ daraufhin fünfzig Philosophen kommen, aber sie wiederlegte alle und bekehrte sie zur »einzig wahren Religion«. Der wütende Kaiser ließ sie geißeln, dann auf einem Rad mit spitzen Messern und Nägeln foltern und schließlich köpfen. Ihre Kennzeichen sind ein Stück des Rades, ein Schwert und ein Palmenwedel (Keller 1979:309). Das Schwert symbolisiert unter anderem auch ihre Geistesschärfe. Selbstverständlich sind ihr alle reinigenden Kräuter geweiht, wie der Frauenflachs *(Linaria vulgaris)*, der einst auch »Katharinenkraut« genannt wurde, weil er »inwendig und auswendig« reinigt (Marzell, Bd. II, 1972:1324). Da sie gemartert und geköpft wurde, sind ihr auch Kräuter gegen Migräne und Wundheilpflanzen, wie die Sumpfschafgarbe *(Achillea ptarmica)*, die Römische Kamille *(Anthemis nobilis)* oder der Kriechende Günsel *(Ajuga reptans)* zugeordnet. Sie ist Patronin der Barbiere und Chirurgen.

Laurentius

Der heilige Lorenz oder Laurentius hat seinen Namenstag in den heißen Hundstagen, am 10. August. Aber nicht nur das. Der römische Kaiser, der ihn zum heidnischen Opferdienst zwingen wollte, ließ ihn mit Bleiklötzen schlagen und zwischen glühende Platten legen. Dann wurde er, durch ein ständig unterhaltenes Feuer, auf einem Rost langsam zu Tode gemartert. Wen wundert's, dass er für die Kräuter, die Brandwunden lindern, zuständig ist. Dazu gehören Günsel (Lorenzkraut, *Ajuga reptans*), Sanikel (Sankt Laurentienkraut, *Sanicula europaea*) oder auch die eher giftige Schwalbenwurz (St. Laurenzkraut, *Vincetoxicum hirundinaria*), die als schweißtreibendes Mittel galt.

Luzius

Der heilige Luzius oder auch Lucian versuchte, das wilde Bergvolk in Graubünden zu missionieren.[86] Nicht alle aber schienen mit der frohen Botschaft einverstanden gewesen zu sein, denn sie stürzten ihn in einen Brunnen und warfen Steine hinterher. Angeblich starb er nicht, da einige Bekehrte ihn retteten. Er litt jedoch an schlimmen Prellungen und Blutergüssen. Deswegen sind ihm Heilpflanzen, die bei solchen Verletzungen helfen, gewidmet, wie zum Beispiel die Arnika *(Arnica montana)*, die auch Luzianskraut (holländisch *Sint Luciaans Kruid*; französisch *herbe de Saint-Lucien*) heißt.

Maria

Die heilige Jungfrau Maria trat, wie wir sahen, an die Stelle der Vegetationsgöttin, der blumengeschmückten Braut des Sonnengottes. Bei den Germanen nahm sie die Stelle der Freya (Frigg, Erda) ein. Die mittelalterliche Kunst stellt die Mutter Gottes auf blühenden Wiesen dar, im Rosenhag, im Getreidefeld oder mit Heilpflanzen, insbesondere mit Königskerze, Taubnessel, Maiglöckchen, Maßlieb, Akelei, Frauenschuh und Gänsefingerkraut. Die weißen Flecken auf den Blättern der Mariendistel seien entstanden, heißt es, als einige Tropfen Milch aus ihrer keuschen Brust darauf spritzten. Die Flecken auf dem Knabenkraut *(Orchis maculata)* sind die Spuren der Muttertränen, die sie um ihren gekreuzigten Sohn weinte. Viele blutstillende Pflanzen sind ihr geweiht, wie etwa der Wiesenknopf *(Sanguisorba officinalis)*; die dunkelrote Färbung des Blütenkopfs sei entstanden – so heißt es im Allgäu –, als ein Tropfen ihres Menstruationsbluts auf den Boden fiel, als sie auf dem Weg zu Elisabeth war, um ihr von ihrer unbefleckten Empfängnis und Schwangerschaft zu berichten.

Rochus

Rochus, der sein Erbe verschenkte und einfacher Mönch wurde, erkranke an der Pest. Er wurde Ausgestoßener und zog sich in eine ärmliche Hütte in den Wald zurück. Ein Hund kam, brachte ihm Brot und

86 Luzius soll einen Bären, der einen Ochsen gerissen hatte, gezwungen haben, den Pflug zu ziehen. Wenn in den Heiligenlegenden, wie etwa beim heiligen Gallus, von Frondienst verrichtenden Bären die Rede ist, sind da meistens die bärenpelztragenden, heidnischen alemannischen Berserker gemeint, die sich der größeren Macht der Heiligen beugen mussten.

leckte das Geschwür an seinem Schenkel. Auch ein Engel – es hätte auch ein Rabe sein können – stieg vom Himmel, um ihm zu helfen. Mit seinem breitkrempigen Pilgerhut, dem weiten Umhang, dem langen Stab und dem Hund an der Seite erscheint er dem wandernden Wodan ähnlich. Selbstverständlich ist er der Pestheilige – auch für schmerzende Knie ist er zuständig –, und die Pestwurz *(Petasites hybridus)*, die, wie Kräutermann Leonhart Fuchs schreibt, »mit Gewalt das Pestgift durch den Schweiß austreibt«, ist ihm geweiht. Auch andere Pestpflanzen, wie zum Beispiel die giftige Einbeere *(Paris quadrifolia)* gehörten dem Pestheiligen. Die blaue Beere, die die Signatur einer Pestbeule haben soll, wurde mit in den Herrgottswinkel unter das Bild des Heiligen gelegt.

Margareta

Die heilige Margareta soll die Tochter eines heidnischen Priesters in Antiochien gewesen sein. Im Gefängnis, wo sie mit eisernen Kämmen und Fackeln gefoltert wurde, erschien ein riesiger Lindwurm, der sie verschluckte. In seinem Bauch schlug sie das Kreuz, worauf das Ungestüm zerbarst und sie unbeschädigt wieder herauskam. Dieses Wunder machte sie zur Schutzpatronin der Gebärenden. Ihr Kult verbreitete sich in Nordeuropa ab dem 6. Jahrhundert. Sie wurde eine der Drei Heiligen Jungfrauen, der Nachfolgerinnen der dreifachen Göttin (siehe auch oben, Barbara). Zugleich wurde sie zur Patronin des einfachen Volks, der Bauern; und auch uneheliche Mädchen standen unter ihrem Schutz. Deswegen war es allgemeiner Brauch, diese Mädchen Gretel, Grit oder Margrit zu nennen. Nicht nur beschützte sie die Fruchtbarkeit der Frauen, sondern auch die der Wiesen und Felder. Und da das Bauernvolk, im Vergleich zu den

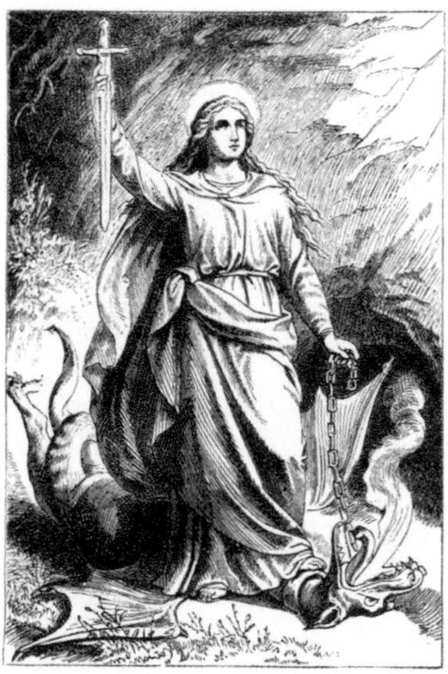

Heilige Margareta.

Rittern und Gelehrten, so zahlreich ist, werden ihr die Wucherblumen (Margeriten, *Chrysanthemum leucanthemum*) und Gänseblümchen *(Bellis perennis)* geweiht, denn auch von ihnen gibt es sehr viele. Auch andere Korbblütler mit gelber Mitte und weißen Zungenblüten, wie das Mutterkraut *(Chrysanthemum parthenium)* oder die Kamille gehörte ihr. Die letzteren beiden spielten bei der Geburt eine wichtige Rolle.

Veronika

Die heilige Veronika ist bekannt für das Schweißtuch, mit dem sie voller Mitleid das Gesicht des Heilands trocknete, als dieser in seiner bitteren Passion das schwere Kreuz durch die Gassen Jerusalems schleppen musste. Er hatte so eine starke Strahlkraft, dass sich seine Gesichtszüge in das Tuch einprägten wie in einer fotografischen Platte.[87] Der heiligen Veronika wurden schweißtreibende, entgiftende Kräuter, wie der Ehrenpreis *(Veronica officinalis)*, zugeordnet.

WIEDERKEHR UND VERWANDLUNG HEIDNISCHER BRÄUCHE

Die Kirche passte sich also an. Sie verchristlichte und deutete um, was beim Volk schon immer vorhanden war. Auf diese Weise konnten die Hebammen, die weisen alten Frauen und die wurzelkundigen Lachsner weiterhin ihrer Berufung nachgehen. Noch immer wurde mit Wort und Wurz geheilt. Für den einfachen Dorfpfarrer war das kein Problem, solange die Leute sich taufen ließen, sonntags in die Kirche kamen und an den Sakramenten teilnahmen. Der altüberlieferte Heilzauber, die Beschwörung der Heilpflanzen, die Sprüche und Zaubergesänge waren nun Gebete und Segenssprüche und erfolgten im Namen des Vaters, des Sohnes und des Heiligen Geistes. Und die wenigen, die nicht mitmachten, zogen sich weiter in die Heide zu den wilden Leuten zurück.

Die Übergangszeit dauerte lange. Noch einige Jahrhunderte rumorten die alten Götter und Geister in den ländlichen Regionen. In veränderter Form spielten sie ins Brauchtum und den sogenannten

87 So wenigstens die Legende. Leider gibt es mehrere »Schweißtücher der Veronika«, die bei genauerer wissenschaftlicher Untersuchung aus Stoff und mit Webtechniken des Mittelalters entstanden sind (Pabst 2013:213).

Aberglauben hinein. Greifen wir als Beispiel den Aberglauben heraus, der sich bis heute auf das Hufeisen bezieht. Hufeisen wurden – am besten mit drei Nägeln – an Torpfosten, Scheunen- und Stalltüren oder Deckenbalken genagelt, um Unglück, Blitz, bösen Zauber und den Teufel fernhalten – *»dor schall de Düwel mit de Klauen in hängen bliewen!«* Wahrscheinlich geht der weit verbreitete Brauch letzten Endes auf die indogermanischen Pferdeopfer zurück, wobei, wie wir hörten, auch die Pferdeschädel an die Giebelbretter des Hauses genagelt wurden. Wo Wodans Ross den Boden berührte, da würde der Boden fruchtbar, hieß es. Der Pferdefuß bringt der Scholle Segen, obwohl im mittelalterlichen Aberglauben der Teufel mit einem solchen als Erkennungszeichen dargestellt wurde.

Ein in Lincolnshire, England, 1850 aufgezeichneter Spruch trägt noch unverkennbare heidnische Elemente aus der Übergangszeit. Beim Annageln eines Hufeisens an den Bettpfosten wird er aufgesagt, um Schüttelfrost, Alptraum und die Nachtmahr, die die Menschen im Schlaf reitet, fernzuhalten (Chamberlain 2006:144):

»Father Son and Holy Ghost
Nail the devil to this post.
Thrice I mite with Holy Crok,
With this meil I thrice do knock,
One for God,
And one for Wod (Woden),
And one for Lok (Loki).«

»Vater, Sohn und Heiliger Geist,
nagelt den Teufel an den Pfosten.
Dreimal schlage ich mit dem heiligen Schlegel,
mit dem Hammer klopfe ich dreimal:
einmal für Gott, einmal für Woden, einmal für Loki.«

Es gibt viele Beispiele dieser Art, in denen sich christlich-mediterrane und heidnische Elemente in der Volksmedizin vermischen. Ein weiteres typisches Beispiel – im 18. Jahrhundert in England aufgezeichnet – befasst sich mit dem Sammeln von Bärlapp (englisch *clubmoss*) zwecks Heilung von Augenleiden. Wahrscheinlich ist nicht der Keulenbärlapp *(Lycopodium clavatum)* gemeint, sondern der Tannenbärlapp (*L. selago*; syn. *Huperzia selago*), den schon, wie Plinius schrieb, die Kelten als Augenmittel benutzten. Die Augensalbe wurde auf die Lider aufgetragen.

Der englische Wurzelkundige *(wortcunner)* holte den Bärlapp am dritten Tag nach Neumond, wenn also die Mondsichel gerade wieder sichtbar wird. Genau in der Zeitspanne, in der die Mondsichel untergeht, schnitt sich der wortcunner in die Hand, zeigte die blutende Wunde dem Mond und sprach:

»Wie Christus die Dinge mit Blut heilte,
schneide du, was du schneidest, für das gute Gelingen.«

Daraufhin schnitt er den Tannenbärlapp und wickelte ihn in ein weißes Tuch. Von der nächsten Quelle schöpfte er das Wasser, in dem das Kraut gekocht wurde, um es dann als Breiumschlag für die kranken Augen zu verwenden. Auch konnte man daraus mit der Butter von der Milch einer neuen Kuh eine Salbe kochen (Chamberlain 2006:149).

Lacnunga und der angelsächsische Kräutersegen

Eine Sammlung verschiedener Texte, *Lacnunga* (angelsächsisch »Heilmittel«) genannt, gewährt Einblick in die Heilkunde der westgermanischen Angelsachsen. Der darin erwähnte Zauber *Wið færstice* (»Wider einen plötzlichen Stich«)[88] ist eigentlich ein Schamanengesang. Philologen haben das lange nicht erkannt, da sie nichts oder wenig über Schamanismus wussten.

In dem Lied ist von wilden weiblichen Dämonen die Rede, die mit lautem Geschrei über die Hügel gestürmt kommen. Der Lachsner *(Læce)*, der schamanische Heiler, stellt sich ihnen entgegen. Um den Hagel ihrer bösen Pfeile abzulenken, nimmt er ein Schild aus Lindenholz. Um das zu verstehen, muss man wissen, dass die Schilde, mit denen Pfeile abgewendet wurden, mit Lindenbast überzogen waren[89].

»Nimm jetzt das Schild, wenn du entrinnen willst.
So stand er unter der Linde, unter lichtem Schild,
als die mächtigen Weiber (mihtigan wif) ihre Macht entfesselten
und ihre gellenden Speere (gyllende garas) schossen.«

88 *Lacnung* CXXV B, *Charm against a sudden Stich.* Der plötzliche Stich könnte ein Elfenschuss, Hexenschuss oder im modernen Sinn ein Schlaganfall sein.

89 Die Schilde waren bunt bemalt mit den Darstellungen der helfenden Totemtiere und Hilfsgeister. Daher der Begriff »etwas schildern« oder »Schilderung«.

Der Schamane wendet die Geisterspeere ab und schickt sie dahin zurück, wo sie herkamen. Dann wendet er sich dem niedergestreckten Kranken zu und besingt die Geisterpfeile. Er bedroht sie mit der Macht des Schmiedes. Der Schmied, der mit Blitz und Feuer das Eisen gefügig macht, galt ja bei den alten Völkern immer als magische Persönlichkeit. Vielleicht ist der archetypische Zauberer Wieland (englisch *Wayland*) gemeint oder der Schamanengott Woden selbst, der mit seinen neun Kräutern den Krankheitswurm schlägt wie der Schmied das Eisen auf dem Ambos. Er singt dreimal in den Mund des Kranken, in das rechte und in das linke Ohr und über der Stelle, in die der Zauberpfeil eingedrungen ist:

»Heraus, kleiner Pfeil, wenn du da drinnen bist!
Da saß der Schmied, schmiedete ein Messer;
wenig Eisen, aber eine große Wunde!
Heraus kleiner Pfeil, wenn du da drinnen bist!
Sechs Schmiede saßen da, Kampfspeere schmiedend!
Heraus, heraus Pfeil. Nicht hinein!
Wenn das Stück Eisen, das Werk einer Hexe (hægtesse) ist,
hinwegschmelzen wird es.«

Der Lachsner wendet sich nun dem Kranken zu:

»Traf dich der Schuss in die Haut, traf er dich ins Fleisch,
schoss er dich ins Blut, oder schoss er in die Knochen
oder schoss er in die Glieder,
möge dein Leben nicht zerrissen werden!
Sei es Götterschuss (Æsir gescot; Asenschuss),
sei es Elfenschuss (Ylfa gescot),
sei es Hexenschuss (Hægtessan gescot), ich werde dir helfen.
Dies ist dein Heilmittel gegen Götterschuss,
dies ist dein Heilmittel gegen Elfenschuss,
dies ist dein Heilmittel gegen Hexenschuss.
Ich helfe dir.
Sie (die Krankheit) floh in den Berge; sie findet keine Ruhe.
Der Herr helfe dir!
Nun nimm dein Messer und tauche es in die Salbe.«

Die Kräutersalbe wird nun aufgetragen. Sie besteht aus Mutterkraut oder Fieberkraut *(feferfuige)*, rote Taubnessel *(reade netele)* und Breitwegerich *(wegbrade)*, in Butter gekocht.

Ein weiteres Beispiel aus der Übergangszeit, in der sich heidnische (germanisch-keltische) und christlich-mediterrane (griechisch-römische) Elemente im Heilzauber mischen, ist der Neunkräutersegen *(Nine worts galdor)* aus dem 11. Jahrhundert, in dem Woden mit neun Kräutern den »Wurm« tötet. Zu den neun Kräutern – einige haben wir schon erwähnt (siehe Seite 115, 138) – gehören:

Beifuß (*Mugwyrt*, Mugwurz): Das der Holle geweihte, seit der jüngeren Altsteinzeit bekannte Räucherkraut der Schamanen und der Hebammen wird im angelsächsischen Kräutersegen zu recht als Erstes erwähnt.

»Erinnere dich, Mugwurz, was du verkündest,
was du anordnest in feierlicher Kundgebung.
Una heißt du, Älteste der Wurze.
Du hast Macht gegen drei und gegen dreißig,
du hast Macht gegen Gift und gegen Ansteckung,
du hast Macht gegen das Übel,
das über das Land dahinfährt.«

Wegerich (*Wegbrade*, Wegbreite): Das die Kräfte des Ostens empfangende, zähe, blutstillende und wundheilende Lachsnerkraut *(Læcewyrt)* steht an zweiter Stelle.

Stune: Von dieser mysteriösen Pflanze heißt es in dem Zaubergesang:

»Stune heißt diese Pflanze, sie wuchs auf dem Steine;
sie steht gegen Gift, sie steht gegen Schmerz,
Stithe (die Stehende) wird sie genannt, sie widersteht dem Gift,
sie zerstört den Bösen, sie treibt aus das Gift.«

Sprachwissenschaftler haben vergebens gerätselt, was Stune bedeuten könnte. Kandidaten sind:

- Behaartes Schaumkraut *(Cardamine hirsuta)*[90], ein kleiner, im Frühjahr essbarer Kreuzblütler.

90 Laut Wikipedia: Nine Herbs Charm.

- Die im frischen Quellwasser wachsende, antiskorbutisch wirkende Brunnenkresse[91] *(Nasturtium officinale)*. Sie spielte einst bei den Kelten eine wichtige Rolle als sakrale Heilpflanze.
- Das Ackerhellerkraut oder Herzschötchen *(Thlapsi arvense)* (Rätsch 2005).

Attorlathe: Der Gesang sagt Folgendes über diese Pflanze:

»Dies ist die Wurz, die gegen den Wurm focht;
es hat Macht gegen Gift und gegen Anfliegendes (onflyge),
es hat Macht gegen das Übel, das durch das Land fährt;
schlag sie in Flucht, Attorlathe, das kleinere Gift vor dem größeren,
das größere Gift vor dem kleineren,
bis dass Hilfe gegen beide ist.«

Wie bei Stune ist man sich nicht sicher, welche Pflanze Attorlathe sein könnte. Das angelsächsische Wort Āttor (germanisch **aithro*) bedeutet »Eiter« oder »Gift«. Attor könnte eventuell auch mit der Giftnatter (englisch und niederdeutsch *Adder*) zu tun haben. Und *lathe* – der zweite Teil des Wortes – bedeutet »Abscheu« (englisch *loathe*; aus dem germanischen **laithoz*; verwandt mit deutsch »Leid« und französisch *laid* = »hässlich«). Welche Pflanze ist das nun? Kandidaten sind folgende:

- die Hühnerhirse[92] *(Echinocloa crus-galli)*, ein in Hackfruchtfeldern häufig anzutreffendes Wildgras.
- Heilziest oder Echte Betonie[93] *(Stachys officinalis)*, ein Heilkraut, das anderswo im Lacnunga magisch eingesetzt wurde »gegen Nachtgespenster, Mahr und Alpträume«. Seit der Antike praktisch als Allheilmittel verwendet, durfte es in keinem Klostergarten fehlen.
- der Blaue Natternkopf[94] *(Echium vulgare)*, der aufgrund der Signatur – die gespaltene Narbe sieht aus wie eine Schlangenzunge – als Heilmittel gegen Schlangenbisse verwendet wurde.
- Christian Rätsch (2005) vermutet, es könnte Wurmfarn oder Wurmkraut (Rainfarn) sein.

91 Nach Raven Kaldera, *Northern Shamanism* (2004).
92 Nach R. K. Gordon, *Anglo-Saxon Poetry* (1962).
93 Nach *Old English Dictionary.*
94 Nach Raven Kaldera, *Northern Shamanism* (2004).

- Mein persönlicher Kandidat wäre der Schlangenknöterich *(Polygonum bistorta)*, dessen zusammenziehende und giftwidrige Gerbstoffwirkung geschätzt war und dessen Wurzeln die Signatur einer zusammengerollten Schlange oder des Dickdarms haben.

Kamille: Die Kamille (englisch *Mayweed*), das beliebteste Heilkraut in Mitteleuropa, ist wundheilend, pilzwidrig, krampflösend; sie hilft bei Magen-Darm-Beschwerden, Koliken, inneren und äußeren Entzündungen und als Frauenheilpflanze. Im Rheinland heißt es »en got Köppsche Kamillentee hölp besser wie drei Döktersch« (»Eine gute Tasse Kamillentee hilft mehr als drei Ärzte«).

Die Angelsachsen nannten die Pflanze *Maythen* und *Mægthe*, also »Mädchenkraut«, und gesellten sie zu den neun Kräutern, die Woden gegen den Wurm anwendete. Im Zauberlied heißt es:

»Erinnere dich, Kamille, was du verkündetest,
was du zustande brachtest in Alorford:
dass nimmermehr ein Mensch durch Ansteckung sein Leben verlor,
seit man ihm Kamille zum Essen bereitete.«

Interessant ist, dass die Heilpflanze aufgerufen wird, sich an ihre Eigenschaft zu erinnern. Auch beim Beifuß ist das der Fall: »Erinnere dich, Beifuß, was du verkündet hast …« Dieses Wachrütteln, dieser Ruf an die Pflanze, sich zu erinnern, findet man auch in anderen Heilkräuterkulturen, etwa bei den Indianern. Die Pflanzengeister oder -devas sind weit weg in der anderen Welt, sie sind nicht so gegenwärtig wie etwa die Tiere, sie müssen wachgerufen und an ihre Kraft erinnert werden.

Der im Spruch erwähnte Ort Alorford ist nicht unbedingt ein bestimmter geografischer Name. Im heutigen Englisch wäre es *Alderford*, »Erlenfurt«. Die Erle, der Erlenbruch, war in der germanisch-keltischen Sage die Totenwelt oder Anderswelt, und eine Furt ist eine Durchgangsstelle durch einen Fluss, in diesem Fall durch den Fluss, der die Welt der Lebenden von der der Toten trennt. Die Kamille ist also ein Lebensretter.

Die Kamille, wie auch die ähnlich aussehenden Gänseblümchen und Margeriten, waren bei den Waldvölkern heilig, sie waren der Sonnengöttin geweiht oder dem keltischen Bel oder dem nordischen Baldur, der die Frühlingssonne verkörperte. In Skandinavien nannte man

Blumen mit gelber Mitte und weißen Zungenblüten »Baldurs Augenwimpern«. Im Volksbrauchtum musste man die Kamillenblüten vor Johanni sammeln, denn danach würden »Krebse« sie verderben.

Ethnobotaniker sind sich nicht sicher, ob mit *Maythen* die einjährige Echte Kamille *(Matricaria chamomilla)* oder die mehrjährige Römische Kamille *(Anthemis nobilis)* gemeint ist. Vielleicht wurde auch nicht groß unterschieden. Die Römische Kamille kommt ursprünglich aus Nordafrika; sie mag keinen nassen, feuchten Boden und kein kaltes Klima. Ihre Heilwirkung ist ähnlich, aber nicht die gleiche.

Maude Grieve (1858–1941), die Koryphäe der neuen britischen Kräuterkunde, war sich sicher, dass es sich im Neunkräutersegen ausschließlich um die Römische Kamille handelt und nicht um die sogenannte *German chamomile*. Im Ersten Weltkrieg, als die ehemals aus Deutschland und Österreich importieren Medikamente zur Mangelware wurden, sammelte und publizierte Maude Grieve Informationen über nützliche Heilkräuter als Ersatz für die ausgefallenen Pharmaprodukte. Wenn man ihr Werk liest (Grieve 1931), bekommt man den Eindruck, dass die große Kräuterfrau dem Zeitgeist folgend wenig Sympathie für deutsche Dinge hatte, und das schloss auch die »deutsche« Kamille mit ein. Resultat dieser Einstellung ist, dass heutzutage in den Englisch sprechenden Ländern, wo das Buch von Mrs. Grieve das wichtigste Nachschlagewerk bezüglich Heilpflanzen ist, vor allem die *Anthemis nobilis* verwendet wird, während die Echte Kamille kaum Beachtung findet.

Brennnessel: Die Brennnessel *(Urtica dioica)* erscheint im Neunkräutersegen unter dem Namen *Wergulu*. Auch hier wurde lange spekuliert, welche Pflanze das sein könnte. Einige glaubten, es sei der Holzapfel *(Malus sylvestris)*.[95] Andere wiederum fragten sich, ob es die Wegwarte sein könnte (Rätsch 2005). Inzwischen besteht kein Zweifel, dass es sich um die Brennnessel handelt, und zwar in Bezug auf das Werg (althochdeutsch *werc*), das bei der Verarbeitung ihrer Fasern anfällt. Die Nessel war schließlich neben Flachs und Hanf eine wichtige Faserpflanze.

95 Bosworth-Toller: *Anglo-Saxon Dictionary*.

»Dies ist das Kraut, das Wergulu heißt,
Ein Robbe brachte es über des Meeres Rücken,
als Hilfe gegen die Bosheit des anderen Giftes.
Es steht gegen Schmerz, es schlägt gegen Gift.
Es hat Macht gegen Drei und gegen Dreißig,
gegen die Hand des Unholdes, gegen kluges Ränkeschmieden,
gegen das Zauberwort (Spell) übler Kreaturen.«

Die Robbe oder der Seehund, der die Nessel über das Meer trug, gab den Philologen lange ein Rätsel auf. Maude Grieve vermutet, dass das bedeutet, dass die Römer um 43 v. u. Z. die Nessel eingeführt und ausgesät hätten. Sie taten das, um mit dem brennenden Kraut ihre Arme und Beine einzureiben, denn im rauen, kalten Klima Britanniens drohten diese taub und steif zu werden (Grieve 1931:575). Das ist jedoch weit hergeholt, denn die Brennnessel ist auf den Inseln eine endemische Pflanze. Sie wuchs dort schon, noch ehe die Inseln vor 5500 Jahren durch den steigenden Meeresspiegel vom europäischen Festland getrennt wurden.

Nicht nur machte man damals Netze und Kleidung aus der Nessel oder aß sie als Gemüse, sondern sie hatte auch eine wichtige psychedelische Funktion. Wahnsinnige und Mondsüchtige wurden mit frischen Nesselzweigen »gepfeffert«, um sie wieder zur Besinnung zu bringen, um also ihr Bewusstsein wieder in die Gegenwart zu versetzen. Davon erzählen auch alte Märchen, wie das von den sechs Königssöhnen, die eine Zauberin in Schwäne verwandelt hatte. Der Schwan, ein Vogel, der weniger auf der festen Erde zu Hause ist als auf dem Wasser und in der Luft, galt für die Waldvölker immer als ein Wesen der Anderswelt. In den slawischen Märchen fliegen die Totenseelen als Schwäne entlang der Milchstraße; Schwanenjungfrauen sind hellsichtig und mit dem Jenseits verbunden; Schwanenritter in den keltischen Legenden entstammen einer ätherischen Dimension. Die Königskinder in Schwanengestalt sind also nicht im Hier und Jetzt, erst nachdem ihre Schwester ihnen Hemden aus Brennnesselstoff macht, können sie wieder normal sein.

Die Gottheit der Germanen, die sich immer in einem Zustand des wachen Bewusstseins im Hier und Jetzt befindet, war Heimdall, der Hüter der Regenbogenbrücke, die in die hohen Himmel führt. Er bewacht die Brücke, damit keine Unholde den Regenbogen hinaufstei-

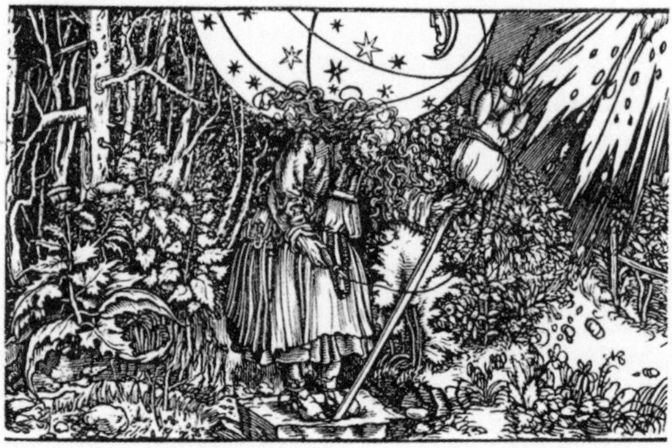

Hexenweib mit Unkräutern, darunter die Brennnessel. Aus Petrarca-Meisters, Von der artzney bayder glück des guten und des widerwärtigen, Augsburg, 1532.

gen. Deswegen ist er immer wach. Er schläft weder Tag noch Nacht. Seine Sinne sind so scharf, dass er Hunderte Meilen sehen kann und das Gras auf der Weide und die Wolle auf den Schafen wachsen hört. Dieser gleisende Gott mit goldenen Zähnen hat den Geist (Odin) als Vater und neun mächtige Seejungfrauen als Mutter. Die neun Mütter stellen die neun Wellen dar, die ihn auf seinem Weg ins Hier und Jetzt, an das Gestade dieser Welt trugen. Was in anderen Kulturen als die neun Äste des Weltenbaums dargestellt wird, die der Schamane hinauf- und hinabklettert, oder als neun Stufen der Himmelsleiter, wurde bei den germanischen und keltischen Stämmen, die an der Nordsee siedelten, oft mit dem Bild von neun Meereswellen dargestellt. Die Stadien einer echten schamanischen Reise werden ja oft wie riesige Wellen erlebt, die einem die Seele weit hinausschwemmen oder wieder zurück ans Land tragen.

In der Gestalt einer Robbe also surfte der Gott aus den Urtiefen des spirituellen Kosmos in unsere Welt hinein. Sein Tier ist damit ein Seehund und seine Pflanze ist die Brennnessel, die uns wach und gegenwärtig macht. Sie ist es, die den Menschen wieder in die Gegenwart bringen kann, wenn er verzaubert ist und dem Hier und Jetzt entschwebt. Wie ein Zen-Meister mit dem Schlag seines Stocks bringt sie den Betroffenen auf den Boden zurück. Es ist also die Verzauberung durch unfreundliche Wesen, das falsche Bewusstsein, wogegen Wergulu, die brennende Nessel, Hilfe bietet.

In der modernen Phytotherapie gilt die Brennnessel als blutbildend und entschlackend; die Samen sind kräftigend und verjüngend; eine Tinktur aus den Wurzeln eignet sich bei einer gutartigen Prostataschwellung.

Apfel: Es ist nicht so, dass die Barbaren im Norden vor dem Kommen der Römer den Apfel nicht kannten. Schon die neolithischen Pfahlbauern züchteten Äpfel, die größer als die wildwachsenden Holzäpfel waren; die Römer brachten lediglich neue Kultursorten. Für die Waldvölker, wie auch die meisten Indoeuropäer, waren Äpfel ein Symbol des Lebens und der Liebe. Die vitaminreichen Früchte hielten bis in die kalte Jahreszeit hinein, und getrocknete Apfelscheiben, Apfelschnitze, wie man sie in den Alpenregionen noch immer kennt, Apfelmost und Apfelessig ermöglichten das Überleben. Wie wir aus der germanischen Mythologie erfahren, konnten nicht einmal die Götter ohne die Äpfel, die ihnen die Göttin Idun schenkte, gesund und jung bleiben. Auch die Kelten, die die Welt der Seligen Avalon (»Apfelland«) nannten, kannten die Äpfel des ewigen Lebens. Mit Äpfeln und Haselnüssen wurden die Toten gespeist; und der Geist der Wintersonnwende, der Weihnachtsmann, trug Äpfel und Nüsse als Geschenke des Lebens. Da das Schwein bei allen Waldvölkern ein heiliges Tier war, bekommt das Spanferkel oder das gebratene Julschwein noch immer einen Apfel ins Maul gesteckt. Der Apfel sollte einst sicherstellen, dass das Tier wiedergeboren werden konnte.

Für die Missionare des neuen Glaubens muss es sehr schwer gewesen sein, den Apfel als Symbol der Sünde und des Todes darzustellen. Eva gab diese Frucht dem armen Adam zum Essen und stürzte damit die Menschen ins Unglück. *Malum e malo* (»das Übel kam durch einen Apfel«), sagten die Glaubensboten. Für die mittelalterlichen Mönche war der Apfel[96] das Symbol der sinnlichen Liebe, der Verführung sowie der weiblichen Brüste. Ein mittelalterliches Bild zeigt, wie das Christkind nach dem Apfel, den ihm die Mutter Gottes reicht, greift. Damit sollte symbolisch dargestellt werden, wie er die Sünde der Welt auf sich nimmt. In der Zeit, als der Neunkräutersegen aufgeschrieben wurde, war das alles nicht mehr so eindeutig. Im Neunkräutersegen heißt es:

»Da vollbrachte der Apfel und das Gift,
dass sie (die Schlange) nie mehr zu einem Haus kommen wollte.«

96 Der »Apfel« der Eva war wahrscheinlich der Granatapfel *(Punica granatum)*, der aus Westasien stammt und der Großen Göttin, in Griechenland der Unterweltgöttin Persephone, geweiht war. Da der Granatapfel im Norden nicht wuchs, übertrugen die Missionare die Symbolik auf den echten Apfel.

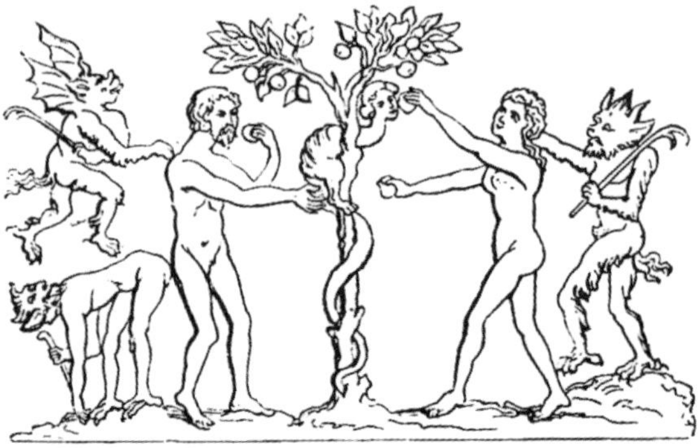

Mittelalterliche Darstellung der Verführung durch den Teufel unter dem Apfelbaum.

Inzwischen ist der Apfel rehabilitiert. Ein Sprichwort der Nachfahren der alten Angelsachsen besagt, dass der täglich genossene Apfel den Arzt fernhält *(»An apple a day keeps the doctor away«).*

Kerbel und Fenchel: Die wohlriechenden Kräuter Kerbel[97] und Fenchel *(Fille and Finule)* waren keine in England einheimischen Pflanzen, sie sind typische Klostergewächse.

»Kerbel und Fenchel, zwei gar mächtige,
die Kräuter erschuf der mächtige Herr,
der Heilige im Himmel, als er hing;
er setzte und sandte sie in die sieben Welten
den Armen und Reichen allen zur Hilfe.«

Der mächtige Herr im Himmel, der da hing, könnte entweder Odin im Yggdasil oder Christus am Kreuz sein. Die Aussage wurde wahrscheinlich absichtlich zweideutig gehalten.

Die Gifte

Der Neunkräutersegen klingt mit der Auflistung der Gifte aus, die besiegt werden:

»Nun haben diese neun Kräuter Macht gegen die neun Geister,
die der Herrlichkeit fliehen (wuldorgeflogenum),
gegen neun Gifte und neun anfliegende Wesen (onflygnum),

97 Gelegentlich wird Fille auch als Süßdolde *(Myrrhis odorata)* oder als Quendel *(Thymus serpyllum)* übersetzt.

gegen das rote Gift, gegen das stinkende Gift,
gegen das weiße Gift, gegen das wütende Gift,
gegen das gelbe Gift, gegen das grüne Gift,
gegen das schwarze Gift, gegen das dunkle Gift,
gegen das braune Gift, gegen das purpurne Gift,
gegen Wurmblattern, gegen Wasserblattern,
gegen Dornenblattern, gegen Distelblattern,
gegen Eisblattern, gegen Giftblattern,
wenn ein Gift von Osten kommt,
oder vom Norden, oder vom Süden,
oder vom Westen über die Menschen.
Christus hatte Macht über alle Krankheiten.
Ich alleine kenne das fließende Wasser,
und die neun Schlangen fürchten es.
Nun mögen alle Unkräuter aus den Kräutern springen,
die Meere zerstieben, alles Salzwasser,
wenn ich dieses Gift von dir blase!«

Der Neunkräutersegen, der ein Zaubergesang ist, enthält zwar viele heidnische, aber auch viele christliche Bestandteile, die synkretistisch verschmelzen. Philologen sind der Ansicht, dass dieser Zauberspruch nicht in seiner vollkommenen Version erhalten ist und teilweise auch verändert wurde.

HILDEGARD VON BINGEN

Die im Jahr 1098 geborene Hildegard war eine weise Frau im Gewand einer Benediktinernonne. Obwohl geprägt von der dominierenden klassisch antiken Medizin kam mit ihr ein Durchbruch: Sie kannte nicht nur die Kräuter des Dioskurides und der Bibel, sondern auch die in den Klosterschriften nicht erwähnten Pflanzen ihrer Heimat. Auch diese hatten in ihren Augen Teil an der göttlichen Leuchtkraft, an der Grünkraft, der *Viriditas*. Sie nahm die Heilpflanzen der Kräuterfrauen in ihre Heilkunde mit auf. Sie scheute sich auch nicht, diese mit den deutschen Namen, mit der Sprache des einfachen Volkes, zu benennen, wie etwa *Wolfesgelegena* (Arnika), *Huswurz* (Hauswurz), *Ringula* (Ringelblume), *Hartenauwe* (Hartenau, Johanniskraut), *Lunckwurtz* (Lungenkraut),

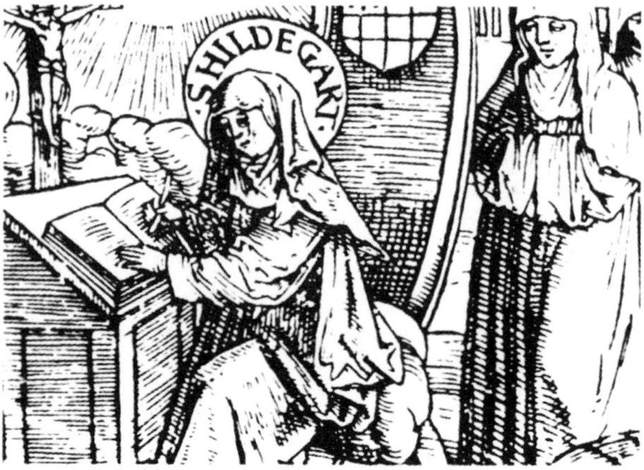

Hildegard von Bingen.

Gunderebe (Gundermann), *Cletta* (Klette), *Biboz* (Beifuß), *Vehedistel* (Mariendistel) und so weiter. Auf diese Weise verband sie die Heilkunde wieder mit den germanischen und keltischen Wurzeln (Stille 2004:33).

Hildegard war eine Seherin. Es heißt, sie hätte als fünfjähriges Mädchen auf eine hochträchtige Kuh mit ihrem Finger gezeigt und gesagt: »Schaut, was für ein schönes Kälbchen mit schneeweißen Kopf!« Man dachte, sie fantasiere nur, aber als das Kalb geboren wurde, sah es genau so aus, wie die kleine Hildegard es beschrieben hatte. Im achten Lebensjahr wurde Hildegard ins Frauenkloster gesteckt, was zur damaligen Zeit nicht ungewöhnlich war. Ihre hellseherische Fähigkeit trug sie über die herkömmlichen Klosterdogmen hinaus. Sie predigte keine blutleere Scholastik. Wie ihre heidnischen Vorfahren bejahte sie, in fast poetischen Worten, den sinnlichen Körper und die Lust, die zur Zeugung neuen Lebens führt: »Die Liebe des Mannes verhält sich in der Hitze der Leidenschaft der Liebe der Frau gegenüber wie das Feuer brennender Berge, das nur schwer erstickt werden kann, gegenüber dem Holzfeuer, das leicht gelöscht wird. Die Liebe der Frau aber steht dem hochlodernden Feuer des Mannes gegenüber wie die milde, von der Sonne ausgehende Wärme, die Früchte hervorbringt« (Schipperges 1990:43).

Für Hildegard bedeutete Siechtum ein Zuwenig an Lebensfeuer, ein Zuviel an kaltem Schleim; es ist ein Nachlassen der Grünkraft *(Viriditas)*. Krankheit hat bei ihr kein von Gott erschaffenes Sein, sie ist nicht substanziell, sondern eher etwas Fehlendes. Es fehlt die Gottesnähe. Krankheit ist eine Abspaltung, sozusagen ein böser *Spell*. Sie ist also nicht vorwiegend eine Unausgeglichenheit der Säfte, sondern entsteht aus selbstverschuldeter Gottesferne.

Hildegard dachte ganzheitlich: Körper, Seele, Natur und Kosmos bilden eine Einheit. Und wenn dem Menschen, dem kleinen Kosmos (Mikrokosmos), etwas fehlt, kann er es sich von der Natur, dem großen Kosmos (Makrokosmos), insbesondere von den Pflanzen, holen. Pflanzen sind Mittel (lateinisch *remedium*), also nicht nur Wirkstoffe, sondern Vermittler der heilmachenden göttlichen Kräfte.

Immer wieder stößt man bei Hildegard auf volkstümliche, ursprünglich heidnische Anschauungen. Zum Beispiel wenn sie von der Zauberkraft des Farns schwärmte, der die Kraft der Sonne enthält und somit Wahnbilder und böse Geister vertreiben kann. »Magie, dämonischer Zauber, teuflische Worte und andere Trugbilder machen gleichfalls einen Bogen um den Menschen, der ihn bei sich trägt. [...] Darum soll man eine Frau, wenn sie ein Kind gebiert, mit Farn umgeben und ebenso das Kind in seiner Wiege.« Weiterhin verkündete sie im »Buch der Pflanzen« *(Liber simplicis medicinae)*: »Wer *vergichegit* ist, nehme Farn, solange er grün ist, koche ihn in Wasser und bade oft in diesem Wasser. Dann wird die *giht* (Gicht) weichen« (Riethe 207:388). Dazu muss gesagt werden, dass die Gicht (mittelhochdeutsch *giht*) bei den Germanen ursprünglich als eine durch Besprechung oder Verhexung angezauberte Krankheit galt. Fast das Gegenteil des Farns, der »auf Weisheit ausgerichtet ist, und in der Gutheit seiner Natur ein Symbol des Guten und der Heiligkeit ist«, ist *Dolo*, die Tollkirsche. »In dem Land und an dem Ort, wo sie wächst, spielt der teuflische Einfluss seinen Part und vermittelt der Teufel seine Künste« (Riethe 2007:38). Dennoch benutzte Hildegard einige Tropfen dieser Teufelspflanze bei großen, völlig entzündeten, das heißt *durchsoden* (»durchgekochten«) Geschwüren in einer Salbe aus Gänsefett und Hirschtalg, um die üblen Säfte der Geschwüre zu verjagen.

Die Tollkirsche *(Atropa belladonna)* war, nebenbei gesagt, eine der in Mitteleuropa im Wald auf Kalkböden wachsenden, einheimischen Zauberpflanzen. Diese hoch toxische, Halluzinationen auslösende »Wolfskirsche« oder »Wutbeere« soll Teil der Hexensalben gewesen sein und wurde mit dem Rauschgott Wotan assoziiert. Wie andere tropanalkaloidhaltige Nachtschattengewächse kann sie die Seele in die niedere Astralwelt – in Teufels Küche sozusagen – hineinkatapultieren, wobei die Rückkehr nicht unbedingt gewährleistet ist (Rätsch 1998:80f.).

Hildegard benutzte natürlich nicht nur einheimische Pflanzen, sondern auch die exotische, teure Handelsware aus dem Orient für ihre Heilmittel. Darunter Zimt, Galgant, Nelken, Kampfer, Myrrhe, Muskatnuss, Zitrone und Pfeffer. Sie machte Präparate und Dekokte nicht nur aus Essig oder Bier, sondern, wie in der mediterranen Klosterapotheke üblich, auch aus Wein. Die Weinrebe hatte nach der Völkerwanderungszeit weite Strecken der ehemals keltischen und germanischen Siedlungsgebiete erobert. Zur Zeit Hildegards waren auch die Esskastanie – sie benutzt den *Kestenbaum* als Universalheilmittel; selbst der Duft sei ein Heilmittel –, die Feige und Mandel keine Fremdlinge im Rheinland, wo sie zu Hause war, denn es war damals Klimaoptimum[98], und die Temperaturen waren wärmer als heute. Ebenfalls, als Erbe der Heilkunde der Mittelmeerländer, spielte das *beom oleo*, also Baumöl oder Olivenöl, neben den üblichen Tierfetten eine Rolle bei der Herstellung von Salben.

DAS DREHEN DES RADES

Hildegardmedizin ist heutzutage in, und das nicht nur bei Heilpraktikern und Ärzten, die nach eigenen kulturellen Wurzeln suchen, sondern sie wird auch fleißig von der katholischen Kirche gefördert. Man ist im Zeitalter des zunehmenden ökologischen Bewusstseins froh, nicht nur naturfeindliche, Bäume fällende Religionsfanatiker aufweisen zu können, sondern Heilige wie eben die Hildegard, Franz von Assisi oder Mutter Teresa. Das ist eine erfreuliche Entwicklung. Inzwischen hat die Heilkräuterkunde ja sogar Schutz unter den Fittichen der Kirche gefunden. Pfarrer Sebastian Kneipp (1821–1897), der einem Kenner seiner Biografie als eine wahrhafte schamanische Persönlichkeit erscheint, hat neben der Wasserkur auch die Kräuterheilkunde in einer Zeit des absoluten Materialismus zu neuem Leben erweckt. Viele Heil-

98 In der sogenannten Hochmittelalterlichen Warmzeit (circa 900–1300) waren die jährlichen Durchschnittstemperaturen zwei Grad höher als heute, und die Baumgrenze in den Alpen stieg auf 2000 Meter, südländische Pflanzen breiteten sich nach Norden aus, auch die Anbau-grenzen verschoben sich in nördliche Richtung (Behringer 2011:103ff.).

kräuter, die vergessen waren, wie etwa der Ackerschachtelhalm, hat er wieder ins Bewusstsein gebracht. Ähnlich der volkstümliche Schweizer Kräuterpfarrer Johann Künzle (1857–1945), der in einem Zeitalter fragwürdiger pharmazeutischer Produkte die »Apotheke Gottes« wieder salonfähig machte. Beide, Kneipp und Künzle, hatten mit starken Widerständen nicht nur von Seiten der Schulmedizin, sondern auch von ihren bischöflichen Vorgesetzten zu kämpfen. Auch die begabte Kräuterfrau Maria Treben war eine tiefgläubige Christin und empfing ihre Inspirationen von der Mutter Gottes. In früheren Zeiten wäre es die Göttin gewesen, die sie zu den heilenden Pflanzen geführt hätte.

So ändern sich die Zeiten, das Rad dreht sich – oder wie es die taoistischen Weisen sagen würden: das Yin wandelt sich zum Yang, das Yang zum Yin. Klostergärten und gläubige Kräuterfrauen sind ein Bollwerk gegen eine fortschreitende Pharmagläubigkeit geworden.

Was die Hildegardmedizin betrifft, so ist doch eine gewisse Vorsicht geboten. Im Gegensatz zu Maria Treben, deren Aussagen für uns verständlich und nachvollziehbar sind, wissen wir oft nicht, was die Klosterfrau, die vor fast tausend Jahren lebte, im Sinn hatte. Sie schrieb in einer schwer zu entziffernden Mischung aus mittelalterlichem Latein und mittelhochdeutscher Landessprache. Dabei ist nicht immer eindeutig, welche Pflanze, welche Zutat im Rezept oder welche Krankheit gemeint ist. Es gibt erhebliche Interpretationsprobleme, und weite Teile der heutigen Hildegardmedizin beruhen auf unsicheren und oft recht kreativen Auslegungen.[99] Was meinte Hildegard mit »Gicht«? Was ist eine »gichtige Migräne«? Was sind »Ausschwitzungen des Knochenmarks«? Ist mit *Primula* nur die von Linnaeus so bezeichnete Schlüsselblume gemeint oder irgendeine andere »erst blühende« Frühlingsblume? Auch wenn sie viel eigene Erfahrung in der richtigen Anwendung der Heilpflanzen gemacht hatte, so hat sie dennoch vieles ungeprüft aus den klassischen antiken Schriften übernommen. Also, Hildegard unbedingt ja, aber *cum grano salis*!

---

99 Genauere Angaben zu dieser Problematik findet der Interessierte bei Irmgard Müller, *Die pflanzlichen Heilmittel bei Hildegard von Bingen, 2008.*

ALKOHOL UND SCHEITERHAUFEN

»Wer will was Lebendiges erkennen und beschreiben,
Sucht erst den Geist herauszutreiben;
Dann hat er die Teile in seiner Hand;
Fehlt leider! nur das geistige Band.«

Johann Wolfgang von Goethe, Faust I

Die Kultur des hohen Mittelalters ist das Ergebnis einer gelungenen Synthese. Die recht fremdartigen Ideen, die mit dem missionierenden Christentum kamen, waren nun erfolgreich in das Weltbild der indigenen keltisch-germanischen Waldvölker integriert und aufgenommen worden. Auch was das Heilwesen betraf, war es zu einer Versöhnung der gegensätzlichen Zugangsweisen gekommen. Die naturverbundene einheimische Heilkunde der Kräuterfrauen und die Heilkunde fürsorglicher Klosterbrüder und -schwestern verschmolzen zu einem harmonischen Amalgam oder wenigstens zu einem verträglichen Einverständnis. Das kam zum Ausdruck in dem Werk und Wirken der Hildegard von Bingen, die das Erbe der hellsichtigen weisen Frauen angetreten hatte. Dieser Ausgleich zeigte sich auch in der gotischen Kirchenarchitektur, die nun ihren Anfang nahm. Die von hohen Säulen getragenen Hallen mit ihren kühnen Kreuzrippengewölben und das sanft durch die Spitzbogenfenster flutende Licht vermittelten den Eindruck der Waldesstille. Die Kathedralen waren sozusagen die in Stein gefasste Wiedergeburt der heiligen Hallen des Buchen- oder Eichenwaldes, der den Vorfahren heilig war. Die Akustik der schon zu dieser Zeit eingeführten Orgel sowie die mehrstimmigen Choräle glichen dem Raunen der Götter im heiligen Hain, wenn der Wind durch die Wipfel wehte. Immer mehr ließ man die massiven romanischen Kirchen, die feuchten, kühlen Grotten nachempfunden waren, hinter sich. Im heißen Mittelmeerraum, wo die Sonne gnadenlos stechen kann, offenbarten sich seit dem Altertum hier die Götter, aber im Norden waren es eben die Wälder, in denen man dem Göttlichen nahe war.

Doch kaum war man wieder bei sich selbst angekommen, da drehte sich erneut der Wind. Ein Paradigmawechsel fand ab dem 11. Jahrhundert statt. Wieder kam der neue Kulturimpuls aus dem Nahen Osten. Ein Jahr nach der Geburt von Hildegard von Bingen eroberten die Kreuzritter Jerusalem und befreiten die heilige Stadt samt heiligem Grab. Der Kontakt zur arabisch-islamischen Welt nahm an Intensität zu. Kurz zuvor war der gelehrte nordafrikanische Arzt und Drogenhändler Konstantin der Afrikaner (1017–1087) in dem zum Kloster Montecassino gehörenden Hospiz in Salerno aufgetaucht. Als getaufter Laienbruder übersetzte der gebürtige Tunesier die Schriften der islamischen Ärzte (Avicenna, Rhazes, Ibn al-Baitar) sowie verloren gegangene, aber im islamischen Raum erhalten gebliebene, altgriechische Schriften[100] ins Lateinische. Auch im maurischen Spanien, an der Universität in Toledo, wurden arabische Schriften übersetzt. Was dabei zum Vorschein kam, schlug wie ein Blitz in die mittelalterliche Welt ein. Wie hungrige Wölfe stürzten sich die westlichen Mönchsgelehrten auf das neu erhältliche klassische Wissen, insbesondere auf die Naturkunde des Aristoteles und auf die Ausführungen der persisch-arabischen Gelehrten, die eine weniger abgehobene spirituelle, sondern eine mehr sachliche Sichtweise vermittelten.

Mineralische Heilmittel – Alaun, Antimon, Blei, Eisensulfat, Grünspan, Kalk, Kalziumkarbonat, Kreide, Kochsalz, Kupferblüte, Natriumkarbonat, Schwefel, Schwefelarsen und andere anorganische chemische Stoffe – spielten in der islamischen Medizin eine weit größere Rolle als im Abendland, vielleicht war das so, weil die Wüste an sich vegetationsarm ist. Die Pflanzen selbst wurden in der arabischen Medizin nicht so sehr als eigenständige, ansprechbare Wesen gesehen, sondern als Träger von stofflichen Kräften *(virtutes)*. Diese materiellen Kräfte können herausgelöst und auf Elixiere, Latwerge, Pillen, Sirup und anderen Arzneizubereitungen übertragen werden (Stille 2004:38). Man suchte nach Essenzen; man wollte den groben Stoff von Unreinheiten und Schlacken *(faeces)* befreien. Zugrunde lag eine mehr materialistische Sichtweise.

100 Unter diesen im islamischen Raum erhalten gebliebenen Schriften befanden sich solche von Pythagoras, Hippokrates, Aristoteles, Dioskurides und Galen.

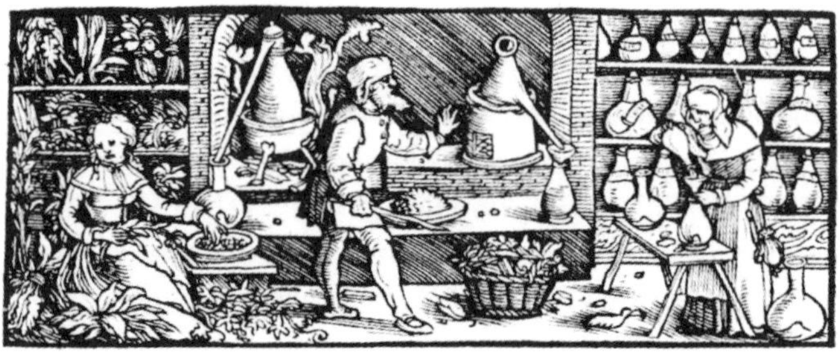

Alchemistische Verarbeitung der Heilpflanzen.

Die arabische Alchemie, das Lösen und Verbinden *(solva et coagula)* der Stoffe, kam bei den Mönchen in Mode. Es wurde experimentiert, gesiedet, gebrannt, kalziniert, destilliert, filtriert und sublimiert. Es war der Beginn des Labors und der modernen Pharmazie. Ganz wichtig wurde der gebrannte Alkohol, der Weingeist, das Feuerwasser *(aqua ardens)* oder *Spiritus vini*. Dieser Spiritus, als Essenz aus der groben pflanzlichen Masse herausgelöst, galt praktisch als Allheilmittel. Besonders die »kalten« Leiden kann er lindern und auch als Lösungsmittel für kostbare exotische Heilgewürze – Kardamom, Ingwer, Galgant, Muskat, Nelken, Zimt – dienen. Auch das begeisterte die Mönche und Gelehrten. Liköre, Brände und Kräuterschnäpse wurden das Monopol vieler Klöster. Urinschau, Aderlass, Schröpfen, Pulsnehmen, Abführen, Erbrechen, das Herstellen von Latwergen (zu Mus eingekochte, dickflüssige Medizin) und Theriak (galenische Allheilmittel), Iatro-Astrologie und so weiter wurden Teil der medizinischen Wissenschaft.

Ja, der Wind hatte sich gedreht. Die Ärzteschule von Salerno war revolutionär. Hier versammelte sich eine internationale Gelehrtenelite. Die Gründerlegende erzählt von vier Ärzten, einem christlich-orthodoxen Griechen, einem Juden, einem Araber und einem lateinischen Christen, die sich zusammentaten, um sich über das von Indien bis nach Spanien angesammelte Wissen auszutauschen. In Salerno wurden anatomische Versuche an Schweinen unternommen. Außergewöhnlich war, dass auch Frauen an der Schule zugelassen waren. Aber es waren wenige. Eigentlich ist nur eine bekannt, nämlich die aus vornehmer Familie stammende Ärztin Trotula. Ihr Verdienst war es, sich der Gynäkologie zuzuwenden, was über Jahrhunderte lang den primitiven analphabetischen Hebammen überlassen worden war. Trotula schrieb ein gelehrtes Werk über das Thema. Historiker sind sich jedoch nicht sicher, ob es wirklich eine Frau war oder ein Mann, der sich diesen fiktiven Namen zugelegt hatte.

Was in Salerno stattfand, lässt die Herzen vieler unserer heutigen aufgeklärten Zeitgenossen höher schlagen. Da wurden Nägel mit Köpfen gemacht! Was da entstand, wurde von Kaiser und Papst rechtlich gesichert. Der Stauferkaiser Friedrich II. erließ ein umfassendes Gesetzeswerk (1240), das zur Professionalisierung der Ärzte und Apotheker führte. Keiner durfte Medizin ausüben, der nicht fünf Jahre an einer Universität studiert hatte, dazu drei Jahre Logik und anschließend ein Jahr Praktikum bei einem etablierten Arzt absolviert hatte. Kenntnisse der Anatomie und der Schriften der alten Meister, Hippokrates und Galen, mussten anschließend von Magistern aus Salerno geprüft werden (Schipperges 1990:181). Die Gesetze sollten dazu dienen, die Patienten vor Scharlatanen und inkompetenten Heilpraktikern zu schützen, die weder etwas von der Humoralpathologie verstehen noch logische Schlussfolgerungen ziehen konnten. Papst Johannes XXII. und der Pariser Bischof Etienne schlossen sich dem Dekret an. Auch sie verboten die Ausübung von Medizin durch Analphabeten *(ignari)*, Kräuterkundige *(herbarii)* und alte Weiber *(mulieres vetulae)* (Chamberlain 2006:44). Die rustikalen Heiler, die Wurzelkundigen, Lachsner, Hebammen und alten weisen Frauen hatten nun ausgedient, sie wurden illegal und von nun an strafrechtlich verfolgt. An ihre Stelle trat der geschulte Arzt (vom griechischen *Iatros*), der Physikus, der Mediziner (lateinisch *Medicus*, »Heiler«) und der Herr Doktor (lateinisch für »Lehrmeister«). Als eigenständiger Stand waren diese Mediziner nicht mehr den Regeln des Zölibats unterworfen, sondern es war ihnen erlaubt, zu heiraten und Familien zu gründen.

Die neuen Regeln zur Professionalisierung trafen auch die mildtätigen Mönche. In verschiedenen Konzilen, wie dem Konzil von Tours (1163), wurde es ihnen verboten, Medizin auszuüben. Priester, Mönche und Nonnen sollten sich von nun an auf ihre eigentlichen Aufgaben beschränken, nämlich für das Seelenheil ihrer Schäfchen zu sorgen. Die Klostermedizin fand ein Ende. Jedoch war es den Mönchen weiterhin erlaubt, Arzneimittel herzustellen. Das taten sie auch, sie befleißigten sich mit der Herstellung und »Prüfung« von Bränden, Schnäpsen, Pulvern und dergleichen.

Auch wurde in dieser Zeit das Apothekerwesen reguliert und die eigentliche Medizin gesetzlich von der Chirurgie getrennt. Die Ärzte waren nun allein zuständig für die innere Medizin und die Verordnung der galenischen Heilmittel (Polypharmazie). Die weniger angesehenen, weniger gebildeten Barbiere (Chirurgen) waren für den Aderlass zuständig, dafür, Zähne zu ziehen, Blutegel zu setzen, Klistiere zu verabreichen, Fisteln auszuschaben, Wunden zu nähen, zu schröpfen und die Haut zu ritzen (Skarifikation).

Die neuen Verordnungen und Gesetze hatten für analphabetische Heiler aus der bäuerlichen Schicht, insbesondere für die heilbegabten Frauen schlimme Folgen. Die Heil- und Kräuterkunde, die seit eh und je in den Bereich weiblicher Tätigkeit fiel, war nun professionelle Männersache geworden.

KETZER

Gerade zu dieser Zeit machte eine häretische Bewegung der römisch katholischen Kirche arg zu schaffen. Die Abtrünnigen nannten sich Katharer, die »Reinen« (griechisch *katharós* = »rein«), was im Deutschen zu »Ketzer« wurde. Sie allein sahen sich als die wahren Christen *(veri christiani)*. Sie übten Entsagung und Gewaltlosigkeit und beschämten die offizielle Kirche und deren verweltlichten Klerus mit ihrem tugendhaften Lebenswandel. Sie bezichtigten die Kirche, zu lax zu sein, unrein, unheilig und voller heidnischer Praktiken. Sie verwarfen den Götzendienst der Kreuz-, Bild- und Heiligenverehrung, sie lehnten die Lehre von Hölle und Fegefeuer ab: Die materielle Welt, in der wir leben, sei an sich die Hölle und Satan ihr Herr. Sie verweigerten Taufe, Heirat und Eucharistie. Zudem war das katharische Weltbild

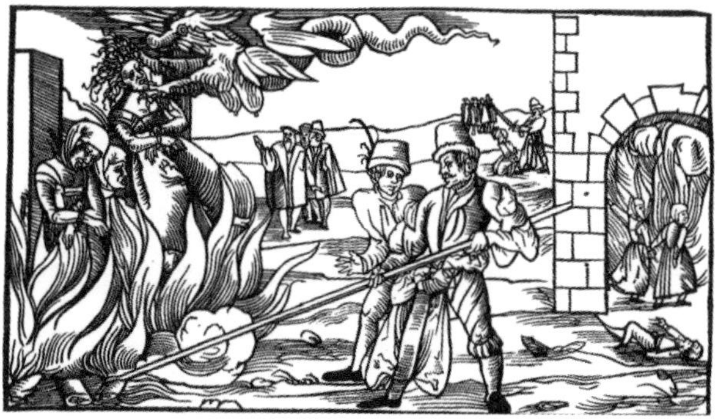

Hexenverbrennung.

streng dualistisch, das heißt, sie teilten die Welt in Gut und Böse, Licht und Dunkel, Geist und Materie, das Reich Gottes und das des Satans. Die katholische Kirche gehörte für sie offensichtlich dem Letzteren an.

Das ging natürlich zu weit. Als Reaktion wurden die Ketzer, die vor allem in Südfrankreich Fuß gefasst hatten, mit aller Härte bekämpft. Der Papst rief zu einem Kreuzzug gegen sie auf. Unter Leitung der Dominikaner wurde die Inquisition, ein System von Bespitzlung, Folter, Enteignung und Tod auf dem Scheiterhaufen, gegen sie in Gang gesetzt. Das Verbrennen der Ketzer ließ sich biblisch rechtfertigen; hatte Jesus nicht gesagt: »Wer nicht in mir bleibt, der wird weggeworfen wie eine Rebe und verdorrt und man sammelt sie und wirft sie ins Feuer und sie müssen brennen« (Johannes 15,6)?

Angestachelt durch die Katharer straffte die Kirche ihre ideologischen Zügel. Auf einmal spielt der Satan eine große Rolle in der Theologie. Er war nicht mehr der bocksfüßige, haarige, verknöcherte, hörnertragende Naturgeist, den ein kluger Bauer überlisten konnte; auch war er nicht mehr der »arme Teufel«, den ein Bischof zwingen konnte, ihm eine Brücke zu bauen. Er war nun »der Herr der Welt«, ein wahrer Gegengott.

Auch als die Ketzer längst vernichtet waren, blieb die Inquisition als Institution weiterhin bestehen. Sie wurde nun gegen die »Hexen«, die letzten Träger des Schamanismus, angewendet. Für die Dorfheilerin und Lachsnerin war das gefährlich. Besonders wenn sie erfolgreicher war als die Ärzte – und das war oft der Fall. Erfolgreiche Heilerinnen bekamen die Gesetzeshärte zu spüren. Für ihren Erfolg konnte doch nur Satan verantwortlich sein!

PEST UND SYPHILIS

Im 14. Jahrhundert fand das mittelalterliche Klimaoptimum ein Ende. Es wurde kälter und das Wetter unbeständiger. Klimaforscher sprechen von der »Kleinen Eiszeit« zwischen 1350 und 1800. Die Winter wurden länger; Esskastanien, Feigen und Wein verschwanden aus dem nördlichen Europa; Getreideanbauflächen verringerten sich; es kam zu Missernten, Hungersnöten und sozialen Unruhen. Bettler und Räuber machten die Straßen unsicher. Geißlerzüge zogen durchs Land, sich selbst bis aufs Blut peitschend, um Gottes Gnade zu erwirken.

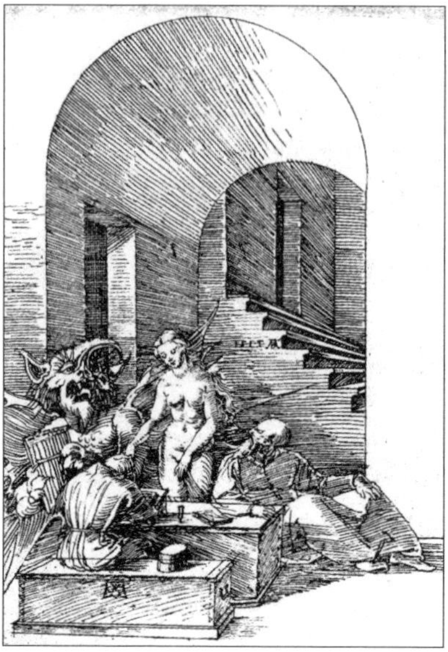

Versuchung des heiligen Antonius, Albrecht Dürer.

Der Roggen, der ja im kälteren Klima besser gedeiht als Weizen und wichtigstes Brotgetreide war, wurde plötzlich wegen des nassen und kalten Wetters vom Mutterkornpilz *(Claviceps purpurea)* befallen. Das hielt aber niemanden davon ab, Brot zu backen, denn man hatte Hunger. Das Ergebnis war die pandemische Mutterkornvergiftung. Diese zeigte sich darin, dass es zu Krämpfen, Atem- und Kreislaufbeschwerden kam und – wegen der LSD-Komponente des Pilzes – zu wirren Halluzinationen. Wegen der Durchblutungsstörungen wurden die Finger und Zehen schwarz und starben ab, als seien sie vom Feuer verbrannt worden. Es schien, als falle ein Heer von Dämonen über die Menschheit her. Man nannte den Befall St.-Antonius-Feuer, denn nur Antonius, der heilige ägyptische Einsiedler, der selbst von Teufelsscharen befallen worden war, würde helfen können.

Bei der unzureichenden Nahrung und den langen kalten Wintern war es kein Wunder, dass die Abwehrkräfte der Menschen nachließen und dass sie zu Opfern verschiedener Seuchenzüge und der Pest wurden.

Papst und Kaiser gaben dem Volk die Schuld an dieser Misere. Ihr lasterhaftes und sündiges Leben sei dafür verantwortlich, dass Gott sie nun strafe. Ablässe seien zu zahlen. Aber vor allem seien es die Hexenweiber, die verkappten Heiden, die ihren Schadzauber trieben. Und so nahm die Hexenverfolgung zu. Die Inquisition hatte eine neue Aufgabe. Während es bei den Ketzern noch Männer und Frauen waren, die man hinrichtete, waren es nun vor allem die Frauen, und zwar die kräuterkundigen Erbinnen der heidnischen Walas und Veledas. Indem man sie auf Scheiterhaufen verbrannte, verbrannte man auch das kulturelle Erbe, das schamanische Heil- und Zauberwissen, dessen Wurzeln in die Altsteinzeit reichen.

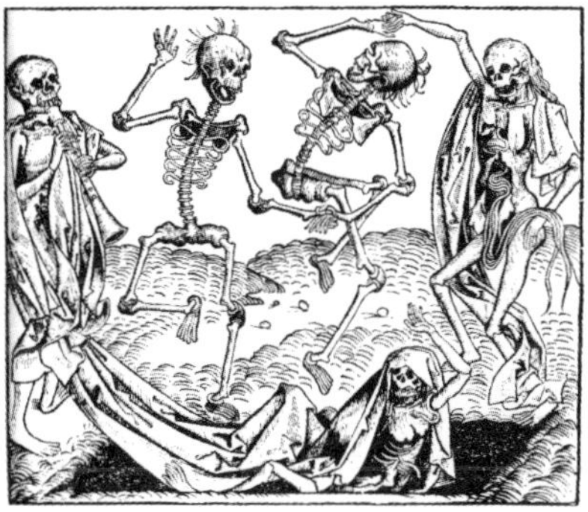

Totentanz – Imagination aus der Zeit der Pest und Hungersnot. Holzschnitt aus der Schedelschen Weltchronik, 1493.

Als die Pest, der »Schwarze Tod« epidemisch wütete und ein Drittel der Bevölkerung Europas wegraffte, waren die gelehrten Ärzte mit ihrem Latein am Ende. Patientenbesuche der Ärzte hießen nun »Sterbeläufe«. In langen Ledergewändern, die den ganzen Körper einhüllten, mit Schnabelmasken gefüllt mit aromatischen Kräutern, mit Stulpenhandschuhen und Brillen, die vor Ansteckung durch Blickkontakt schützen sollten, besuchten sie die Kranken. Aderlass war das Hauptmittel der ärztlichen Wissenschaft, denn der sollte die schlechten Humore aus dem Körper leiten. Theriak, ein Breitspektrum-Allesheiler, hergestellt aus teuren exotischen Gewürzen, Opiaten, Krötenpulver und Schlangengift, und Mithridatum, das ebenfalls aus abenteuerlichen Zutaten hergestellte universelle Gegengift, sollte dem »pestilenzischen Gift« Herr werden. Parfümierte Riechäpfel mit Aloe, Diptam, Myrre und Gauchheil waren ein weiteres Mittel (Porter 2003:127). Wiederum andere Ärzte verschrieben ihren betuchten Patienten Branntwein und Spirituosen. Häuser wurden ausgeräuchert, Quarantänen verordnet. Das war die Reaktion der Vertreter der *great tradition* auf die Krise.

Die Kirche bot ihrerseits den verängstigten Menschen die sogenannten Pestheiligen an, deren Fürbitte die Geißel Gottes mildern sollte. Der wichtigste Pestheilige war Sankt Rochus, der ja selbst an der Pest gelitten hatte und geheilt wurde. Die heilige Anna, die Mutter der Mutter Gottes, das großmütterliche Wesen, das einst die Frau Holle ersetzt hatte und nun als Schutzherrin der Bergarbeiter wie die paläolithische Göttin für den unterirdischen Bereich zuständig war, sollte ebenfalls mit geweihtem »Annawasser« und durch Wallfahrten zu ihren Kirchen helfen können. Der mit Pfeilen gespickte Sebastian und die beiden himmlischen Ärzte Kosmas und Damian waren ebenfalls im Angebot der offiziellen Kirche. Auch das war eine Antwort der *great tradition*.

In der *little tradition* des einfachen Volkes wandte man sich den lokalen Kräutern zu und vertraute den Offenbarungen der Anderswelt.

Immer wenn Menschen sich an der äußersten Grenze des Erträglichen und in größter Gefahr befinden, wird der Schleier, der die alltägliche von der übersinnlichen Welt trennt, dünn. Dann kommen die Natur- und Waldgeister nahe. Den Kräuterfrauen und dem einfachen Landvolk erschienen nun vielerorts Engel, Zwerge, sprechende Vögel, Seenixen, Moosmännlein und -weiblein und raunten den Menschen gute Ratschläge zu.

Im Riesengebirge trat der Berggeist Rübezahl aus dem Wald hervor und sagte einer erschöpften und ratlosen Waldbäuerin:

»Kocht Bimbernell und Baldrian,
so wird die Pest ein Ende han.«

Im Salzburgischen rief ein Vogel von einem Baum:

»Esst Kranewitt (Wacholder) *und Bibernell*
Dann sterbet ihr nit so schnell!«

In St. Gallen sagte eine mysteriöse Stimme:

»Bibernell und Stränz (Meisterwurz),
isch guet für Pestilenz!«

Dutzende solche Sprüche sind von Volkskundlern aufgezeichnet worden. Und wenn man sie genau analysiert, dann sind es immer Pflanzen, vor allem deren Wurzeln, die nicht nur vitaminreich sind und vitalisierend wirken, sondern eine starke immunstärkende Komponente besitzen (Storl 2015:240). Zu diesen Kräutern gehören zu allererst die Bibernelle *(Pimpinella saxifraga)*, die Engelwurz *(Angelica sylvestris)*, die Meisterwurz oder Strenze *(Peucedanum ostruthium)*, der Wacholder (Reckholder, Kranewitt, Machandelboom, *Juniperus communis*), die Eberwurz (Silberdistel, Wetterdistel, *Carlina acaulis*). Auch der Bärlauch *(Allium ursinum)*, die Blutwurz (Armedill, *Potentilla erecta*), Baldrian *(Valeriana officinalis)* und der Waldsanikel *(Sanicula europaea)* finden häufig Erwähnung. Nach heutigen wissenschaftlichen, phytotherapeutischen Kriterien sind diese Pflanzenmittel als wirksamer einzustufen als die Mittel der galenischen Schulmediziner.

Bei den Westslawen, etwa den Sorben, war es ähnlich. Auch hier wurden Stimmen aus der Anderswelt gehört: »Ihr sollt brauchen Baldrian, Dorant und Weihrauch!« Ein junges Mädchen hört einen Vogel singen: »Baldrian, Baldrian, Baldrian!« Alle Kranken, die darauf Baldrian tranken, heißt es, wurden wieder gesund. Wenn die Pest drohte, löschten die Sorben sämtliche Feuer aus, nahmen ein Eichenbrett und ein dickes Fichtenbrett und rieben sie so lange gegeneinander, bis das Fichtenholz anfing zu schwelen und Feuer zu fangen. Mit diesem Feuer, einem typischen Notfeuer, das man schon seit Heidenzeiten kannte und das einen Neubeginn signalisiert, war dann die Pest verschwunden. Auch mit Räucherwerk ging man gegen die Seuche an: Es wurden unter anderem Wacholder, Alantwurzel, Eichenlaub, Haare von einem unbeschnittenen Bock und Birkenrinde verwendet (Lehmann-Enders 2000: 34f.).

Im Jahr 1492 kam mit den Schiffen des Kolumbus die Syphilis nach Europa. Gegen diese sexuell übertragene, ansteckende Krankheit hatte die europäische Bevölkerung keine natürliche Immunität. Die Betroffenen faulten am lebendigen Leibe. Besonders schlimm war, dass vor allem Klerus und Adel stark betroffen waren. Ganze Klöster wurden entvölkert, Könige und Fürsten erlagen der Lustseuche. Das einfache Volk, das relativ sittenstreng war, wurde weniger in Mitleidenschaft gezogen. Alle Register der Schulmedizin wurden gezogen, aber die hippokratisch-galenische Säftelehre versagte, kein Mittel wurde gefunden. Auch herkömmliche Kräuter halfen nicht. Zwar kannten die karibischen Indianer »blutreinigende« Phytotherapeutika, wie das Pockenholz *(Guajacum officinalis)* oder die Stechwinde (*Smilax officinalis*, Sarsaparille), die im Zusammenwirken mit einer besonderen Diät und häufigen heißen Schwitzbädern eine echte Heilung brachten. Aber die Europäer hatten kein Verständnis für die Therapie »der Wilden«. Während man vorher überzeugt war, dass gegen jede Krankheit ein Kraut gewachsen ist[101], machte sich nun das Diktum breit: »Dagegen ist kein Kraut gewachsen!«

In der sogenannten sarazenischen Salbe, welche die Kreuzritter bei ihrem Aufenthalt im Nahen Osten kennengelernt hatten, fand die damals moderne Medizin die Antwort. Diese Salbe bestand aus Quecksilber und anderen hochgiftigen mineralischen Substanzen. Und sie

101 Die Überzeugung, dass es für jede Krankheit eine Heilpflanze gibt, ist universal. Auch die Christen zweifelten bis dato nicht daran. In den Lehrgedichten der Schule von Salerno, dem *Regimen Sanitatis Salernitanum*, heißt es ja bekanntlich: »Warum stirbt der Mensch, wenn eine Heilpflanze *(Salvia)* in seinem Garten wächst?« Die Antwort im nächsten Vers heißt: »Weil gegen das Gift des Todes kein Kraut gewachsen ist.«

schien zu helfen. Quecksilber wurde auch innerlich in Form von Kalomel oder *Mercuris dulcis* verabreicht. Auch wenn die Patienten als Nebenwirkung an Merkurvergiftung – Geifern[102], drastische Durchfälle, dann eiternde Geschwüre, Nieren- und Darmentzündung, Hepatitis, Haar- und Zahnausfall – schwer zu leiden hatten, galt Quecksilber als Wunderdroge, ähnlich wie Penicillin, Chemotherapie und Bestrahlung in unserem Zeitalter. Ärzte verschrieben nun denen, die es sich leisten konnten, Quecksilberpräparate für alles: Asthma, Babykolik, Gicht, Gelbsucht, Wahnsinn, Krebs, Rachitis, Schnupfen, Pocken und so weiter. Um die Schmerzen, die mit dieser Therapie einhergingen, zu betäuben, wurde Laudanum, ein Opiumpräparat, verordnet. Da Opium die Darmperistaltik lahmlegt und Verstopfung verursacht, mussten Klistiere und starke Abführmittel her. Aderlass wurde noch weiterhin praktiziert, denn die schlechten Säfte mussten weg. Diese »heroische Medizin« galt als modern und wissenschaftlich. Da konnten die alten Kräuterweiber nicht mithalten. Ihr abergläubisches Wissen war nicht mehr gefragt. Im Gegenteil, es war verpönt und zunehmend strafbar. Der Höhepunkt der Syphilisepidemie, Mitte des 17. Jahrhunderts, war zugleich der Höhepunkt der Hexenverfolgung.[103]

Im 18. Jahrhundert wurde reiner Tisch gemacht: die Zeit der Aufklärung. Als wirklich und real galt nur noch, was sich wissenschaftlich beweisen ließ, was auf genaue empirische, durch Experimente unterstützte Beobachtung und Messung beruht und nicht gegen die Gesetze der Logik verstößt. Alles andere galt als subjektiv, illusionär oder schlicht als Aberglaube. »Hexen« gab es demnach nicht mehr, sie galten fortan als arme, geistesgestörte alte Frauen. Die Hexenverfolgung war passé. Die letzte Hexe, die in der Schweiz enthauptet wurde, war eine gewisse Anna Göldin aus Glarus, die angeblich ein Kind tötete, indem sie Stecknadeln in dessen Milch gezaubert hatte. 1782 wurde sie geköpft. Die allerletzte Hinrichtung einer Hexe fand in Posen im Jahr 1793 statt. Und ebenso wenig, wie man in diesem neuen aufgeklärten Zeitalter an Hexen, Zauberer, Elfen, Nixen, Geister glaubte, glaubte

102 Der heftige Speichelfluss und das profuse Schwitzen wurden von den Ärzten positiv gedeutet, nämlich dass dadurch die schlechten Humore herausgeleitet werden würden.

103 Eine detaillierte Untersuchung der kulturellen Auswirkung der Syphilis und des Endes der Kräuterkunde finden sich in meinem Buch *Borreliose natürlich heilen*, 2015.

man noch an die Wirkung von Heilkräutern und Zaubersprüchen. Medizin war zur rationellen Wissenschaft geworden. Das Heilen lag nun in den Händen der Männer. Diese waren wissenschaftlich geschult und rationell. Sogar die Gynäkologie, Geburtshilfe und Neonatologie war nun Angelegenheit der Ärzte; Hebammen wurden nur noch als Handlanger geduldet. Chemisch-pharmazeutische Mittel, die sich genau dosieren lassen, ersetzten die Kräuter der alten Weiber. Einige Zeit später erkämpften sich bürgerliche Frauen das Recht zu studieren und den ärztlichen Beruf auszuüben. Das ist an sich gut, aber im Grunde genommen praktizieren sie eine Medizin, die maskulinisiert ist und in der alle nicht kontrollierbaren Elemente – Vision, Inspiration, Intuition – auf einem Minimum gehalten werden.

Dennoch lebte auf dem Lande, weit ab von der aufgeklärten bürgerlichen Gesellschaft, die Volksheilkunde mit ihren Kräutermitteln, Zaubersprüchen und anderem sogenannten Aberglauben munter weiter. Sie nutzten dieselben altbewährten Heilpflanzen, die schon die Vorfahren dieser Menschen kannten. Auch die Klostermedizin hatte in dieser Heilkunde ihre Spuren hinterlassen. Nicht nur die altbewährten Tees, Abkochungen, Pulver und Salben wurden gemacht, sondern die alten Kräuterfrauen, die es in praktisch jedem Dorf gab, heilten nun mit Kräutertinkturen und Schnäpsen, auch Abkochungen in Wein, süßen Latwergen und Salben mit Olivenöl. Immer wieder schöpften Erneuerer der Heilkunde, wie der geniale Arzt Christoph Wilhelm Hufeland und noch mehr der Kräuterpfarrer Sebastian Kneipp, der aus einfachsten Verhältnissen aus dem Allgäu stammt und dessen Familie sich keine Ärzte leisten konnte, aus den alten Überlieferungen. Auch Kräuterkenner wie Maria Treben und Maurice Méssegué trugen das traditionelle Wissen in die Neuzeit und brachten die Heilkunde wieder ins gesellschaftliche Bewusstsein.

ARABISCHER WORTSCHATZ IN DER MEDIZIN

Ein neues Weltbild erfordert einen neuen Wortschatz. Der starke Eindruck, den die islamische Heilkunde ab dem 12. Jahrhundert auf die westliche Medizin machte, lässt sich erahnen, wenn wir uns die vielen Begriffe vor Augen führen, die in der Sprache der Schulmediziner und Apotheker Eingang fanden:

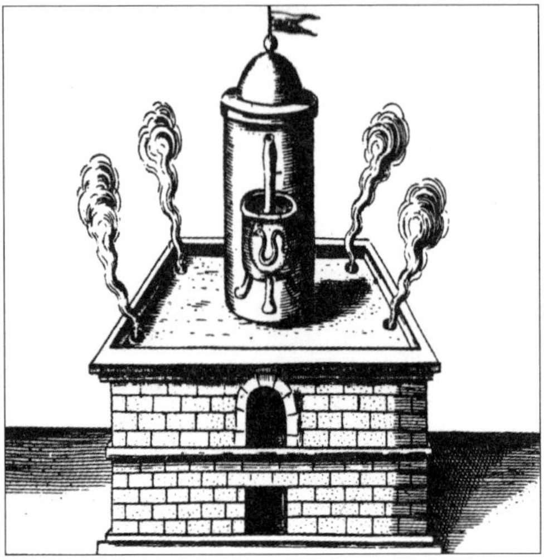

Athanor, alchemistischer Sandbadofen; Musaeum Hermeticum, Frankfurt 1678.

Alchemie (ägyptisch-koptisch kami, chemi = »schwarz«, »schwarze Erde«): Die arabische Alchemie, die stoffliche Verwandlungskunst, der Versuch unedle, »kranke« Metalle schrittweise bis hin zum Elixier oder zum Gold zu läutern, ist Erbe der altägyptischen Hochkultur. Der Verwandlungsprozess, zum richtigen Zeitpunkt bei bestimmten Konstellationen durchgeführt, schloss Vorgänge wie Destillation, Kristallisation und Sublimation ein. Dabei wurden genaue Gewichtseinheiten und Messmethoden entwickelt und neue Stoffe entdeckt, wie Salzsäure, Schwefelsäure, Salpetersäure, Ammoniak, Alkalien, zahlreiche Metallverbindungen, Weingeist, Äther, Phosphor, Berlinerblau und so weiter.[104] Alkohol und Mineralien wie Quecksilber wurden Teil der Medizin, der Iatrochemie. Diese neue empirische Forschungsrichtung faszinierte die europäische Kirchenelite. Sie ist der Ursprung der modernen Chemie.

Alembik (arabisch *al-inbīq* = »Destillierhelm«): Die Vorrichtung, die das Brennen von Alkohol und die Herstellung von ätherischen Ölen und Parfümen ermöglichte.

Alkali (arabisch *quala* = »rösten«): Das Wort bezieht sich auf die gerösteten salzhaltigen Strandpflanzen, aus deren Asche Laugensalze (Pottasche, Natriumkarbonat und so fort) gewonnen werden kann.

104 Justus von Liebig, der große Chemiker, weist darauf hin, dass Alchemie weit mehr war als bloße Goldmacherei, »es ist niemals etwas anderes als Chemie gewesen« (Liebig 1865:36).

Alkohol (arabisch *al kuhl* = »Augenpulver«, »Antimon«): Das feine Antimonpulver wurde als schwarze Augenschminke benutzt und auch als ärztliches Augenmittel. Die spanischen Alchemisten übertrugen den Begriff vom feinsten Pulver auf den feinsten destillierten Weingeist, dem *agua vitae* (»Lebenswasser«), *aqua ardens* (»brennendes Wasser«), das die *quinta essentia* (»die Quintessenz«[105]) des Weins darstellte. Der berühmte spanische Dominikaner und Arzt Arnold de Villanova führte im 13. Jahrhundert den Brandwein oder Weingeist *(Spiritus)* als Allheilmittel in die Medizin ein. Leidenschaftlich wurden daraufhin in den europäischen Klöstern geistige Getränke gebrannt und nicht wenige der Gottesmänner erlagen der Trunksucht.
Amalgam (arabisch amalal-ǧamā a = »Werk der Vereinigung«): Das Wort, durch quecksilberhaltige Zahnplomben heute gut bekannt, bezieht sich auf Metalllegierungen mit Quecksilber. Quecksilberpräparate spielten in der alchemistischen Medizin eine Rolle.
Amulett (arabisch *hammāla* = »Tragband«): Ein Amulett ist ein Anhänger, der mit Zauberformeln oder Koransprüchen beschrieben war, um bösartige Dschinns (Quälgeister) fernzuhalten.
Anilin (arabisch *an-nīl* = »Indigopflanze«, ursprünglich aus dem altindischen *nila* = »blau«): Synthetisches Indigo wurde Mitte des 19. Jahrhunderts von BASF aus Teerkohle hergestellt und als Ausgangsprodukt für viele Farb-, Kunst- und Arzneistoffe genutzt.
Antimon (arabisch *itīmid* = »Spießglas«). Der Benediktinermönch und Alchemist Basilius Valentinus war begeistert von diesem silberweiß glänzenden Halbmetall. Er hörte, dass Schweine es fressen, um sich zu purgieren; daraufhin versuchte er es an seinen Mitmönchen, die gleich starben. Paracelsus glaubte noch, Antimon sei das stärkste Arkanum, wenn es alchemistisch geläutert werde, und verwandle einen unreinen Körper in einen reinen, etwa bei Lepra.
Artischocke (arabisch *al-haršūf* = »Stachelstock«): Das von den Mauren eingeführte Gemüse aus der Unterfamilie der Disteln wurde schon früh in der arabischen Medizin als Leber- und Gallenmittel benutzt. Die Wurzel enthält Cynarin.
Benzin (eine Verballhornung des arabischen *lubān ǧāw* = »Weihrauch aus Java«, katalanisch *benjuyn*, mittellateinisch *benzoë*): Das Benzoeharz

105 Quintessenz, die »fünfte Essenz«, neben den vier Elementen Erde, Wasser Luft und Feuer. Christus galt als die spirituelle Quintessenz der Menschen.

galt als Heilmittel bei Brustbeschwerden, Katarrh und Geschwüren. Aus der Destillierung des Benzoeharzes entstand im 19. Jahrhundert das sogenannte Benzin. Das Wort bezieht sich heute auf den Treibstoff unserer Kraftfahrzeuge.

Bezoar (persisch, *bādzahr* = »Gegengift«): Dieses Schutzmittel vor und Heilmittel bei Vergiftung bestehend aus dem Magenstein von Wiederkäuern oder Haarkugeln aus Katzengedärm und war bei Fürsten und Kardinälen im mittelalterlichen Europa sehr beliebt. Oft trugen sie es als kostbare Schmuckstücke an Ketten, die sie vorbeugend in ihre Trinkbecher tauchten, um mögliche Gifte zu neutralisieren.

Bor, Borax (arabisch *būraq*, borsaures Natrium): Das Mineral wurde schon von den Ägyptern bei der Einbalsamierung verwendet. Medizinisch wirkt es desinfizierend.

Elixier (arabisch *al-iksī* = »Stein der Weisen« oder »trockene Substanz mit magischen Eigenschaften«; ursprünglich aus dem griechischen *xēríon* = »trockenes Heilmittel«): Es ist eines der Schlüsselworte der alchemistischen Medizin; es ist die fünfte Essenz, eine lebenserhaltende und -verlängernde Substanz. In Europa begann man, Tinkturen, also in Alkohol aufgelöste Kräutersubstanzen, als Elixiere zu bezeichnen.

Galgant (arabisch *halanǧān*): Das Ingwergewächs aus Südasien, das seinen Weg auf die arabischen Märkte und in die Apotheken fand, wirkt vor allem auf den Verdauungsapparat krampflösend, entzündungshemmend und anregend. Hildegard von Bingen war hochbegeistert und verschrieb die exotische Wurzel für alles von Rückenschmerzen, Mundgeruch, Heiserkeit, Gehörstörungen bis zu Milzleiden.

Gaze (arabisch *qazz* = »Rohseide«): Gaze ist das dünne, lockere Gewebe, das als Verbandmull zur Wundversorgung verwendet wird.

Julep (arabisch *gulāb* = »Rosenwasser«, »Erquickungstrunk«): In Europa wurde das Getränk aus gebranntem Wasser und Sirup eine beliebte Art und Weise, Medizin zu verabreichen. Wir kennen das Wort häufig aus Romanen oder Filmen, in denen die Plantagenbesitzer in den heißen Südstaaten auf der Veranda einen erfrischenden *mint-julep* trinken.

Kalium (arabisch *al-qalya* = »Pottasche», »Aschensalz«): Das Element Kalium, ein Alkalimetall, ist wesentlich im Pflanzenwachstum und im tierischen Körper zur Aufrechterhaltung des Blutdrucks und des Knochenstoffwechsels.

Kampfer (arabisch *kāfūr*; aus dem altindischen *karpūra*): In Indien benutzt man das weiße, wohlriechende Harz vom Kampferbaum zum rituellen Räuchern; als die Muslime es kennenlernten, verwendeten sie es zum Waschen und Einbalsamieren der Toten und in der Medizin gegen Nasenbluten, Durchfall, Augenkrankheiten, Gicht und auch als Anti-Aphrodisiakum. Hildegard war begeistert von diesem »Ganphora«, das Fieberkranke stärke, so wie »die Sonne den trüben Tag erleuchtet«. Kampfer, sagte sie, »sei so rein, dass sich Zauberkünste, Hexereien und Wahnbilder der Luftgeister nicht durchsetzen können; sie verschwinden vielmehr vor seiner Reinheit, wie Schnee angesichts der Sonne wegschmilzt« (Riethe 2007:383).

Kandis (arabisch *qand* vom indischen *khanda* = »ein kantiges Steinchen«): Kandis wie auch Zucker war eine von den Arabern aus Indien bezogene teure Handelsware, die in vielen medizinischen Mischungen, etwa in Sirup und Latwergen, Verwendung fand. Das moderne Wort »*Kondi*torei«, für Zuckerbäckerei, geht darauf zurück.

Massage, massieren (arabisch *massa* = »berühren«, »betasten«, aus dem altgriechischen *mássein* = »kneten«): Die Behandlung, das Berühren, das Streichen oder Wegstreichen der Krankheit ist selbstverständlich eine der ältesten Therapiemethoden. Dennoch gelangte dieses Wort über Reiseberichte aus dem Orient in die moderne Sprache.

Mumie (arabisch *mūmiyā'ī* , = »Erdpech«, »Bitumen«, »Asphalt«; aus dem persischen *mum* = »Wachs«): Einbalsamierte Leichenteile, die als Medizin verwendet werden (siehe Seite 233f.).

Myrrhe (arabisch *murr*): Das Harz des Myrrhenstrauchs, der in Südarabien wächst, galt als kostbares Räuchermittel. Wir kennen es aus der Geschichte der drei weisen Könige aus dem Morgenland, die dem Christkind Myrrhe, Weihrauch und Gold bringen. Die Altägypter benutzen das Harz zusammen mit Natron zum Einbalsamieren von Leichen, und die Araber verwendeten alkoholische Tinkturen zur Festigung des Zahnfleischs, bei Asthma, Lungenleiden, Würmern, Verdauungsbeschwerden und vielem mehr. Hildegard sah in der teuren Importware ein Mittel gegen magische und teuflische Einflüsse, aber auch ein wirksames Fieber- und Migränemittel.

Natron (arabisch *natrūn*, aus dem altägyptischen *ntr.j*): Natriumhydrogenkarbonat, chemisch identisch mit Soda, war bei der Mumienherstellung wesentlich. Heute kennen wir es als Backpulver, als Teil des

Brausepulvers und als Medikament zur Neutralisierung überschüssiger Magensäure.

Safran (arabisch *za'farān*): Diese orangefarbenen Griffel einer Krokusart sind ein Luxusgut (150 000 Blüten ergeben ein Kilogramm Safran), das von den Arabern als Färbe- und Gewürzmittel verwendet wurde, aber auch als Heilmittel, Schminkmittel und Aphrodisiakum. Wir kennen es aus dem Kinderlied Backe, backe Kuchen, »... Safran mach den Kuchen gehl«.

Sirup (arabisch *šarāb* = »Trank«): Sirup ist ein eingedickter Pflanzensaft mit Zucker, Honig oder Melasse. In der islamischen Medizin werden Heilmittel vielfach als Sirupe verabreicht.

Soda (arabisch *suuwād* = »Salzpflanzenasche«): Natriumkarbonat, Sodawasser.

Talk (arabisch *talq* = »Talk«, Steatit): Zermahlener Speckstein, benutzt als Puder.

Watte (arabisch *bitāna* = »Unterfutter«): Lockere Masse aus weichen Baumwollfasern.

Wismut (arabisch *itmīd* = »Antimon«): Diese auch Aschzinn oder Aschblei genannte Substanz wurde einst von den Arabern auch medizinisch verwendet.

Zucker (arabisch *sukkar*, als Lehnwort aus dem Sanskrit *sákarā* = »Grieß«, »Körnchenzucker«): Das aus dem Zuckerrohr gewonnene »weiße Gold« wurde von arabischen Ärzten vor allem als Heilmittel empfohlen und wurde Bestandteil von Latwergen und Sirups.

Mumie

In der arabisch-islamischen Medizin galt *Mūmiyā* (»Erdpech«, »Asphalt«) als geschätztes, teures Heilmittel. Angewendet wurde es, in Salben verarbeitet, bei Knochenbrüchen, Quetschungen, Hautkrankheiten, Entzündungen, Atemnot, Gicht, Jucken und so weiter (Unger 2006:208). Konstantin der Afrikaner machte diese exotische Medizin in der hohen Schule von Salerno bekannt und erregte so das Interesse der europäischen Apotheker und Schulmediziner.

Nach der Niederlage der Ägypter im Kampf gegen die muslimischen Araber im 7./8. Jahrhundert öffneten die Invasoren die Pharaonengräber und meinten, die konservierenden Stoffe des Erdpechs wären in die toten Körper eingedrungen, und wenn es möglich wäre, sie zu extrahieren, müsse man ein Allheilmittel finden (Ludwig 1982:250). Sie hatten jedoch Bedenken, ob sich das Verzehren von Leichenteilen mit ihrem Glauben vereinbaren ließe. Das hielt sie jedoch nicht davon ab, die Mumien den Ungläubigen, die sich darum rissen, zu verkaufen. Bald war der Vorrat an echten Mumien aufgebraucht. Da ersetze man sie durch weniger achtbare Leichen, die sie in der Wüstenluft trockneten und durch asphaltgetränkte Tücher lagerfähig und versandbereit machten. Als in Europa zwischen dem 15. und 17. Jahrhundert die Pest grassierte, empfahlen medizinische Autoritäten, pulverisierte Mumien einzunehmen. Da es mit der Einfuhr haperte, begann man Hingerichtete in Mumien zu verwandeln. Dafür gab es genaue, gesetzlich geregelte Vorschriften: »Man soll den rohen ganzen Körper eines ... unmangelhaften Menschen, so entweder am Galgen erstickt oder mit dem Rad justiciert oder durch den Spieß gejaget worden, bei hellem Wetter ... in Stücke schneiden, mit pulverisierter Mumia und ein wenig Aloe bestreuen, noch einige Tage in einem gebrannten Wein einweichen, aufhenken, wiederum ein wenig einbeitzen, endlich die Stücke in der Luft auffgehänkt, lassen trucke werde, biss es die Gestalt eines geräucherten Fleisches bekommt und allen Gestank verliert und zeugt letztlich die gantze rothe tinctur durch einen gebrannten Wein oder Wacholdergeist nach Art der Kunst heraus« (Ludwig 1982:251). *Mumia* gab es noch bis ins 18. Jahrhundert in den Apotheken.

Bei Paracelsus nahm der Begriff *Mumia* neue Bedeutung an. Der große Arzt benutzte ihn metaphorisch als »Kraft, die Krankheitsstoffe aus dem Körper zieht, so wie ein Magnet die Eisenspäne anzieht«. Dabei handelte es sich um die schon lange in der Volksmedizin praktizierte »Übertragung«. Man legte zum Beispiel frische Kräuter mit der Signatur der Krankheit – etwa Lungenkraut bei Lungensucht, Schöllkraut bei Gelbsucht – auf den Körper des Patienten. Wenn sie dürr oder welk wurden, legte man wieder frische auf. Diese würden die Krankheit her-

ausziehen. Die *Mumiae* des Paracelsus bestanden aus gedörrtem Fett, Blut, Kot und anderen organischen Substanzen menschlichen oder tierischen Ursprungs. Die darauf übertragene Krankheit konnte man dann in einem Baumloch verkeilen, im Erdboden vergraben oder einem Hund zu fressen geben.

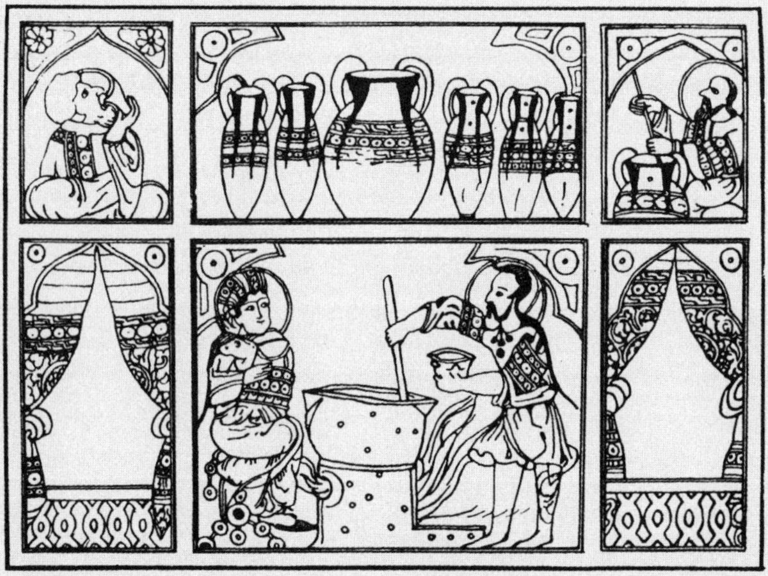

Arzneimittelbereitung in einer altpersischen Apotheke.

Pflanzennamen aus dem Arabischen

Die vielen aus dem arabischen Wortschatz stammenden Namen von Pflanzen, Gewürzen oder Präparaten deuten an, welchen Eindruck die islamische Medizin auf die Ärzte, Apotheker und Gelehrten der damaligen Zeit machte. Auch die folgenden Worte sind Spuren, die diese exotische Pharmazie in der deutschen wie auch in den anderen europäischen Sprachen hinterließ: Aloe, Berberitze, Borretsch, Eben(-holz), Estragon, Galgant, Harmel(-raute), Haschisch, Henna, Ingwer, Jasmin, Kaffee, Kampfer, Kaper, Karub (Johannisbrot), Kattun (Baumwolle), Kermes (Schildlaus), Kiff (Cannabis-Harz), Kümmel, Kubebe, Kurkuma, Limone, Luffa (Schwammkürbis), Marzipan, Myrrhe, Orange, Safran, Saflor (Färberdistel), Salep (»Fuchshoden«, Knabenkraut), Saflor (Färberdistel, Falscher Safran), Sandel(-holz), Sennes, Sesam, Spinat, Sultanine, Sumach, Tamarinde, Teak, Zitwer (bittere Wurzel), Zwetschge.

WEISE FRAUEN UND IHRE HEILMITTEL

»Man nannte sie Heid,
Als sie in die Häuser kam,
Die wohlwahrsagende Völva:
Sie zauberte Stäbe,
Trieb Seid, wo sie konnte,
Trieb Seid in Ekstase.«

Der Seherin Weissagung (Völuspa, 26)

Wie wir schon mehrfach sehen konnten, lag die Heilkunst in der Volkskultur (der *little tradition*) vor allem, aber nicht ausschließlich, in der Hand der Frauen. In einigen Regionen galt die Regel, dass das Heil- und Kräuterwissen, die Geschlechter kreuzend, von einer Frau an einen Mann weitergegeben werden musste, und dieser musste dann wiederum seinen Wissens- und Erfahrungsschatz an eine Frau weitergeben. Heiler und Heilerinnen waren ebenso zu Hause in der Natur, die Haus und Hof umgab, wie in ihrer kulturellen Überlieferung. Sie kannten die Menschen und Tiere, mit denen sie zu tun hatten, ihr ganzes Leben lang. Sie kannten sie persönlich und brachten ihnen das gewisse Etwas entgegen, nämlich die Liebe. Auch liebten sie die heimatliche Landschaft und, wie der Schweizer Schriftsteller Sergius Golowin schreibt, diese Liebe zieht die Heilkräfte der umliegenden Natur an.

Bei den professionellen Medizinern der »höheren Kultur« (der *great tradition*), die bis zur Neuzeit fast ausschließlich Männer waren, fehlte leider oft diese innige Verbundenheit. Das Wissen der studierten Ärzte und Apotheker wird durch Schrift und Labor genährt und weniger von der Inspiration und spirituellen Intuition. Paracelsus verstand das. Er sagte: »Der Arzt lernt und erfährt auf den Hohen Schulen eben nicht alles, was er zu können und zu wissen hat, sondern er muss von Zeit zu Zeit bei den alten Weibern, Zigeunern, Schwarzkünstlern, Landfahrern sowie bei allerhand Bauernvolk und dergleichen belanglosen Leuten in die Schule gehen und von ihnen lernen; denn diese haben mehr Wissen von solchen Dingen als alle Hohen Schulen.« Und was die damaligen Modetheorien betraf, die sich vor allem auf arabische Quellen stützten, da schrieb er: »Sie wollen Arzneien aus überseeischen

Ländern, und im Garten vor ihrem Hause wächst Besseres!« (Golowin 1993:125).

HAUSFRAUEN UND GROSSMÜTTER

Das heilende Wesen des Weiblichen war in den traditionellen bäuerlichen Kulturen weiter gefasst, als dass es nur darum gegangen wäre, sich um die Kranken zu kümmern. In der traditionellen Arbeitsteilung, deren Ursprünge bis in den Jungsteinzeit zurückreichen, gehörten den Frauen folgende Bereiche, die wir hier kurz skizzieren wollen.

Speis und Trank

Die Frauen bereiteten das Essen. Sie mahlten das Korn, kochten den Brei und buken das tägliche Brot, das Grundnahrungsmittel. Brot, konzentrierte Lebenskraft, war heilig. Es konnte als Speiseopfer für die Geistwesen und Ahnen dienen. In der Gegenwart des Brotes – wie auch der Bienen – durfte man nicht fluchen. Brot und Salz galt bei den Germanen und Slawen als segensbringend und wurde Gästen und dem frisch vermählten Brautpaar gereicht. In der christlichen Kultur offenbart sich Gott selbst im Brot: »Ich bin das Brot des Lebens!« sagt der Heiland. Brot zusammen zu essen, das bildet Gemeinschaft: Ein Kumpan (lateinisch *cum* = »mit«, *panis* = »Brot«) ist jemand, mit dem man Brot teilt.

Die Hausfrau, die Herrin des Hauses selbst, knetete den Teig, formte die Laibe und buk sie im Backofen. Sie war es auch, die bei der Kornernte im August feierlich von den vier Ecken des Feldes die ersten Ähren schnitt und das erste Brot davon machte. Im Englischen bedeutet Lady die »Herrin«, die »freie Frau«. Das Wort entstammt dem angelsächsischen *hlaēf* (urgermanischen **hlaiba*, »Laib«; verwandt mit slawisch *chleb*) und *dīge* (»Teigkneterin«) – eine Lady ist also eine Brotteigkneterin.[106] Im Schwedischen dagegen ist die Hausherrin die *Matmoder*, die Frau, die das Fleisch kocht oder brät.

Beim Drehen der Kornmühle mit der Hand, beim Rühren des Körnerbreis wie auch beim Kneten des Teigs sangen, summten oder

106 Der Lord dagegen war ursprünglich der *Hlāfward*, der »Brotwart« oder »Beschützer des Brotlaibs«.

flüsterten die Frauen im Zauberton ihre guten Wünsche für die Hofgemeinschaft mit hinein. Das Rühren und Mahlen musste, mehr oder weniger, im Uhrzeigersinn, im Einklang mit der Bewegung der Sonne am Himmel, erfolgen, denn das brachte Segen. Auch die Kreistänze gingen, wenn auch mit kurzen rückläufigen Bewegungen, in diese Richtung.

Genauso aber wie sie Segen in das Brot bringen konnte, konnte eine enttäuschte oder boshafte Frau Verderben hineinzaubern, indem sie das Mehl oder den Brei gegen den Sonnenlauf mahlte oder rührte und dabei Flüche hineinflüsterte. Es konnte ein Todeszauber sein, der in der schottischen Mundart *widdershin* (»wider dem Lauf der Sonne«) genannt wird.

Neben dem Brotbacken war das Anlegen von Wintervorräten – Trockenobst und -beeren, gedörrtes, geräuchertes, gepökeltes Fleisch und Fisch, Käse, Sauerkraut und, in slawischen Ländern, saure Gurken und eingesäuertes Gemüse und dergleichen – ein wesentlicher Teil weiblicher Aktivitäten. Auch das Bierbrauen, das Herstellen des »flüssigen Brotes« und des Kwass, wie auch die Versorgung vom Kleinvieh und Gemüsegarten gehörten mit dazu.

Wie wichtig das Essen zur Erhaltung der Gesundheit ist, braucht nicht weiter erläutert zu werden. Alle Nahrungsmittel kamen damals aus dem unmittelbaren Umkreis. Die spezifischen Zubereitungsarten, die lokalen Ess- und Trinkgewohnheiten, die besonderen Speisen im Brauchkreis des Jahres waren Teil der Identität der Menschen, Teil ihrer Heimat und wurden vom weiblichen Schaffen getragen. Heute, in einer globalen Wirtschaft, wo man nicht weiß, woher die Nahrungsmittel stammen und wo internationale Konzerne, etwa Fast-Food-Ketten, für die meisten Menschen kochen, kann man sich das kaum mehr vorstellen.

Kleidung

Die Kleidung, die der Mensch trägt, gibt nicht nur Schutz gegen Kälte und Wetter, sie ist Teil der Persönlichkeit, sie sagt aus, was und wer er ist. Das Herstellen der Kleidung, angefangen mit dem Säen, Pflegen und »Raufen« (Ernten) und schließlich der Aufbereitung der Faserpflanzen, des Hanfs und insbesondere des Leins, lag immer in Frauenhand. Sie beherrschten zudem den notwendigen Wachstumszauber, der den Faserpflanzen zugute kam; oft bestand dieser aus mehr oder weniger obszönen Begleitsprüchen, wie zum Beispiel:

»Flaksen, Flaksen Druse,
wachs bis an die Fuse (Scham),
bis an meine Titten,
dann bliw sitten!«

Sie tanzten Flachstänze mit losem Haar, trugen Schürzen so blau wie die Flachsblüte und sprangen so hoch über das Johannisfeuer wie nur möglich, damit der Flachs hoch wachse (Bächtold-Stäubli, Bd. V, 1987:1181). Auch das Spinnen der Fasern – der Wolle, des Leins, der Nessel –, das Weben[107] und Färben, das Schneidern und Nähen gehörte den Frauen.

Zwar gab es Schneider in den Städten, aber in der ländlichen Kultur war die Herstellung von Kleidung Angelegenheit der Frauen. Kleidung wärmt nicht nur und hält trocken, sie gibt auch der Seele Schutz. Sie schützt alle, die man liebt, die Kinder, den Mann. Sie ist eine magische Schutzhaut. Auch hier spielte es eine Rolle, was bei der Arbeit an Wünschen und Gedanken mit hineingesponnen oder was mit jedem Stich der Nadel hineingefestigt wurde. Diese Vorgänge sind archetypisch, denn auch bei den Indianern nähen die Frauen die Kleidung und sticken – mit gefärbten Stachelschweinstacheln – magische Muster in die Kleidung.

Die Spinnstube (Kunkelstube, Rockenstube) war Frauendomäne. Hier hatten weder weltliche noch geistliche Autoritäten Zugang. Hier wurde altes Wissen, oft verkleidet als Märchen oder im Gesang, weitergegeben. Frauengeheimnisse und Heilwissen wurden ausgetauscht. Was das ganze Jahr verschwiegen wurde, kam hier, in der dunkleren Jahreshälfte, ans Licht. Der Klerus fand harte Worte für die Spinnstuben: »Die Zusammenkünfte in den Kunkelstuben sind gar selten ohne Sünde ... sie unterscheiden sich wenig von Hexenzusammenkünften ... sie verderben alle guten Sitten, sind ein Lehrstuhl aller Buhlerinnen ... darum soll die Obrigkeit mit aller Schärfe gegen die Kunkelhäuser (vorgehen) …« – so in einem Traktat aus dem 17. Jahrhundert (Volkmann 2008:34).

Die Textilien sowie die Pflanzen zum Färben kamen alle aus der Nähe des Gehöfts oder Dorfes. Die Art der Herstellung und des Fär-

107 In manchen Regionen war das Weben wiederum Aufgabe der Männer.

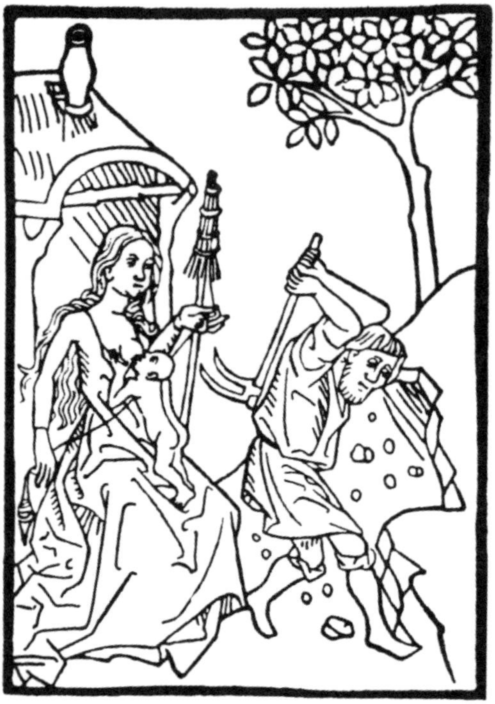

Ackernder Adam und spinnende Eva. Spiegel der menschlichen Behaltnis. Basel, 1476.

bens war von Ort zu Ort verschieden und zeigte charakteristische Eigenschaften an. Auf diese Weise konnte man schon an der Tracht erkennen, woher derjenige kam, der diese Kleidung trug, wie alt er war, welchen Status er im Leben innehatte. Kleidung war Teil des Schicksals. Waren nicht die drei Urgöttinnen, die Nornen, Spinnerinnen gewesen, die allen Geschöpfen, selbst den Göttern, ihr Schicksal spannen?

Feuerhüterin

In einem Zeitalter der Zentralheizung und Elektrostrahler kann man sich kaum mehr vorstellen, was der Herd, die Feuergrube oder die Feuerstelle in der Mitte des Hauses einst bedeutete. Sie war das warme Herz der Gemeinschaft und zugleich der vornehmste Platz der Hausfrau. Wie noch in den niederländischen und norddeutschen Bauernhäusern konnte sie von hier aus das Geschehen auf dem Flett und der Diele überblicken. Die Feuerstelle samt Rauchfang galt als Schwelle, wo sich das Diesseits mit dem Jenseits verbindet. Rauch und Feuer verbanden mit der Welt der Geister und Ahnen.

Im ganzen indogermanischen Raum opferten die Frauen etwas Teig oder Butter in die Flammen. Dieser Brauch findet im hinduistischen Indien noch tagtäglich statt; auch die Slawen hielten an besonderen Feiertagen lange daran fest. Hier im Herd wohnten die Hausgeister (althochdeutsch *stetigot*, angelsächsisch *cofgodas*, slawisch *domovoi*, lateinisch *penates*, nordisch *tompte* oder *lokke*), die von den Christen als »arme Seelen« gedeutet wurden und sich durch Klopfen und Knistern kundtaten.

Beim Einzug der jungen Braut in ihr neues Zuhause wurde sie von ihrem Mann oder der Schwiegermutter dreimal um den Herd geführt. So wurde sie, als neue oder künftige Hausherrin, mit den Hausgeistern bekannt gemacht. Wenn in Russland ein neues Haus gebaut wurde, brachte eine alte Frau Glut vom Feuer des alten Hauses, um so die Verbindung zu schaffen. Auch war es vielerorts Brauch, das neugeborene Kind nach der Taufe um den Herd zu tragen. Genauer betrachtet geht es dabei wieder um die sakralen Urelemente Wasser und Feuer.

Wir sehen also: Wenn die Hausfrau auf dem Herd, dem Herz des Hauses, den Kräutertee aufbrüht oder kocht, wenn sie dort die Salbe rührt, dann steht sie in Verbindung mit der spirituellen Matrix des Hofes und der Sippe, dann wird die Heilkraft noch potenziert.

Heilkräuterkennerin

Die Hausfrau war die Meisterin der Heilkräuter. Schon lange, noch ehe es Ärzte, Apotheker und Hospitäler gab, oblag ihr die Pflege der Kranken. Sie war Erbin jahrtausendalter Überlieferung und Erfahrung. Sie wusste, wo am Bach, in der Hecke oder auf dem Hügel bestimmte Heilkräuter zu finden waren. Da hatten sie schon die Urgroßeltern gesammelt. Sie wusste, wann und wie man sie erntet, wie man sie trocknet, aufbewahrt und anwendet.

Herkömmliche Sammelregeln für Heilpflanzen

Hier noch einmal kurz zusammengefasst die allgemeinen Regeln, die einst beim Sammeln und Anlegen des Heilkräutervorrats beachtet wurden.[108]

Jahreszeiten: Heilkräuter für den Jahresgebrauch in Haus und Hof wurden zu bestimmten Jahreszeiten, etwa zur Mittsommerzeit (Johanniskräuter) oder zur Zeit der Getreideernte im heißesten Monat, im August, gesammelt. Das macht Sinn, denn durch Licht und Wärme entfalten Pflanzen ihre stärksten Heilkräfte. Wurzeln wurden am besten im späteren Herbst ausgegraben oder früh im Frühjahr, ehe die Pflanzen austreiben und die Wurzeln ihre Energie an Schössling, Blatt und Blüte abgeben.

Mondzeiten: Sehr alt ist die Regel, Kräuter um die Zeit des Neumonds zu sammeln, wenn der Mond eine kleine Sichel bildet. Dann ist die Qualität der Heilpflanzen besser. Der Kräutermann Maurice Mességué, Erbe altkeltischer Kräutertradition aus der Gascogne, sagt: »Kräuter brauchen viel Sonnenkraft und weniger vom wässrigen Mond.«

Tageszeiten: Frühmorgens, mit Aufbruch der Dämmerung, haben die taunassen Kräuter die Kraft der aufsteigenden Sonne.

Heilige Tage: In katholischen Regionen war es Brauch, am Namenstag eines Heiligen jene Kräuter zu sammeln, für die dieser zuständig war. Der Tag des Johannis war ein besonders wichtiger Tag, wie auch die der Maria geweihten Tage. Die Heilige Jungfrau trat ja an die Stelle der Großen Göttin als Herrin der Heilpflanzen. Gründonnerstag und auch Karfreitag, als Jesus am Kreuz hing und seine Tränen, sein Schweiß und sein Blut die Erde tränkten, war der beste Tag, um Frühlingskräuter zu holen.

Auch auf Himmelszeichen, auf gute Konstellationen von Venus, Jupiter und den anderen Wandelsternen, achtete man. Die Herbalastrologie, welche die Pflanzen den sieben sichtbaren »Planeten« (Mond, Merkur, Venus, Sonne, Mars, Jupiter und Saturn) zuordnet,

108 Mehr zu diesen allgemeinen Regeln lässt sich in meinen Buch *Pflanzendevas* (2014c) nachlesen.

reicht bis in die Antike zurück und gelangte während der Renaissance zu neuer Blüte. Diese astrologische Heilpflanzenkunde wurde zum Teil von der Volksmedizin aufgenommen.

Respekt und Dank: Eine nahezu universelle Regel besagt, die Heilpflanzen nicht mit eisernen Messern zu schneiden oder mit eisernem Grabwerkzeug auszugraben. Denn wie die Kelten es formulierten: Eisen vertreibt die Geister. Man erntet dann nur ihren Körper, aber bekommt ihren Segen nicht dazu. Die Kräuter wurden gepflückt, die Wurzeln mit Hirschhorn, feuergehärtetem Holz und dergleichen aus der Erde gehoben. Das galt aber nur für die besonderen Heilkräuter; die Gemüse oder die Kräuter für den alltäglichen Gebrauch kann man ruhig mit einem gewöhnlichen Messer schneiden oder mit einer eisernen Grabforke ausgraben.

Man nahm nichts, ohne etwas zurückzugeben. Zum Dank gab man gute Worte oder eine kleine Gabe, zum Beispiel etwas Getreide, Brot, Bier oder eine Kupfermünze. Nie nahm man mehr, als man brauchte, und immer ließ man etwas vom Bestand übrig, sodass die Pflanze sich weiterhin vermehren konnte.

Heilkräuterbündel: Die Heilkräuter wurden in Büscheln an schattigen, luftigen Orten, unter dem Dachboden oder in einer besonderen Kräuterkammer, aufgehängt, getrocknet und später in Truhen oder Gläsern verwahrt. Sie wurden dann bei Bedarf verwendet.

Einmalige Eingebungen: Manchmal, bei einem schweren, plötzlichen Krankheitsbefall, waren die im Kräuterbündel vorhandenen Kräuter nicht genug. Dann nahm es die weise Frau im Dorf oder die Großmutter auf sich, ein Kraut oder eine Wurzel mit besonderen Kräften für diesen bestimmten Fall zu holen. Das kennt man auch in anderen traditionellen Kulturen: Wenn notwendig, wurde der Kranke individuell mit besonderen, ganz auf ihn zugeschnittenen Kräutern behandelt. Schon am Abend vorher, ehe sie die Heilpflanze holt, sammelte die Kräuterfrau ihre Gedanken und ging tief in sich. Sie achtete auf ihre Träume. Manchmal bekam sie Hinweise von den »Engeln« oder verstorbenen Verwandten, manchmal träumte sie auch von dem helfenden Heilkraut. Sie ging dann in aller Frühe hinaus und achtete auf die Zeichen, auf die Tiere, die ihren Weg kreuzten, auf die Stimmen der

Vögel. Sie ging ungewaschen, ungekämmt – also unberührt von der Kultur in einem Zustand der Ursprünglichkeit. In heidnischen Zeiten wäre sie nackt gegangen, so wie Sophokles über die Wurzelschneiderin *(Rhizotomoi)* Medea schreibt: Sie ging nackt, um ihre Wurzeln zu graben. In christlichen Zeiten war das verpönt, dennoch ging die Kräuterfrau barfuß und mit offenem Haar. Auf diese Weise nahm sie die zarten Botschaften der Natur leichter wahr. Haare sind Antennen, mit denen Feinstoffliches wahrgenommen wird; auch die Fußsohlen – man hat es in der Reflexzonentherapie wiederentdeckt – sind äußerst sensible Wahrnehmungsorgane. Oft betete die Kräuterfrau zu Maria oder dem Heiland, um hilfreiche Eingebungen zu erhalten.

Das Kraut oder die Wurzel wurde dann mit Segenssprüchen besprochen und daran erinnert, was für Heilkräfte sie in sich birgt. Nach dem Graben der Wurzel oder dem Brechen des Krauts wurde ein kleines Dankopfer gegeben.

Der Tee, die Salbe oder der Umschlag, der aus dieser Pflanze entstand, war dann einzigartig und allein für diesen individuellen Fall bestimmt. Dieses Heilmittel half nicht unbedingt bei anderen ähnlichen Fällen. Auf diese Weise konnte Maria Treben eine an Multipler Sklerose Erkrankte mit Hirtentäschel wieder gesund machen; in einem anderen Fall gelang es ihr, Darmkrebs mit der Kalmuswurzel zu heilen (Treben 2002:28). Diese Heilmittel kamen als Eingebung zu ihr, während der inneren Einkehr. Bei einem anderen kranken Menschen, zu einem anderen Zeitpunkt und an einem anderen Ort würden diese Kräuter keine Heilung bringen.

Ebenso gelang es Kräuterpfarrer Sebastian Kneipp, einen vom Wundstarrkrampf befallenden Patienten mit dem Gänsefingerkraut – im Allgäu »Krampfkraut« genannt – zu kurieren. Auch das lässt sich keinesfalls verallgemeinern. Wahrscheinlich war es die – wie die Indianer sagen würden – »Medizinkraft« oder das medizinische Charisma des Kräuterpfarrers selbst, das da mitverantwortlich war.

Selbstverständlich laufen Schulmediziner Sturm gegen solche »anekdotischen« Geschichten. Dennoch gibt es derartige Fälle häufiger, als man denkt. Krankheiten sind schließlich nicht bloß berechenbare, mechanisch ablaufende Prozesse. Sondern, wie schon der Shoshone-Medizinmann Rolling Thunder sagte: Jede Situtation ist neu und einmalig, und jede Krankheit hat unterschiedliche seelische, gesellschaftliche und karmische Komponente, die sich nicht über einen Kamm scheren lassen.

Mutter

Bei den Waldvölkern wurden Frauen auch geehrt, da sie als Mütter Kindern das Leben schenken. Sie geben den Ahnengeistern die Möglichkeit, sich wieder zu verkörpern, und sichern somit die Zukunft der Sippe und des Stammes. Sie nähren, hüten und lehren die Kinder wenigstens, bis diese dann initiiert und erwachsen werden. Das bedeutet aber nicht, dass Frauen, die keinen eigenen Nachwuchs hatten, weniger Achtung genossen; ihnen war durch das unergründliche Schicksal lediglich eine andere Lebensaufgabe zuerteilt worden. Und ebenso wie die Hausfrau sich um die Kleinen, die gerade aus dem Jenseits kamen und auf ihren Schutz und ihre Hilfe angewiesen waren, kümmerte, sorgte sie sich um die Gebrechlichen, Kranken und Alten, die auf dem Weg zurück in die Anderswelt waren. Die Hausfrau war die Stütze der Großfamilie, ohne sie ging nichts. Bei den meisten Indoeuropäern, insbesondere den Waldvölkern, wurde die Mutter mythologisch mit der Mutter Erde – Holda, Danu, Jörd, Hertha, Mati, Mokosch, Zemes Mate – in Verbindung gebracht.

Diese Verehrung der Frau als Hausherrin und Mutter ist uns inzwischen fremd geworden. Sie hat ihren herrschaftlichen Sitz an der Feuerstelle verloren. Viele ihrer Tätigkeiten wurden von Vater Staat übernommen. Krippe, Kindergarten und Schule hüten und erziehen die Kinder; von Konzernen kontrollierte Massenmedien und PC-Programme erzählen ihnen die Märchen, die sie für ihre seelische Entwicklung brauchen; die Alten kommen in Alters- und Pflegeheime; die Nahrung wird von Großkonzernen hergestellt, haltbar gemacht und oft sogar vorgekocht.

Sexualität und Fruchtbarkeit wurden inzwischen erfolgreich getrennt; das eine dient vor allem hedonistischen Zwecken, das andere gehört in den Bereich der Reproduktionsmedizin. Das männliche Geschlechtsleben erschöpft sich mit dem Samenerguss; für die Frau ist der Koitus nur der Anfang. Schwangerschaft, mit der Hormonumstellung und den darauf folgenden Gefühlsveränderungen, etwa der natürlichen Hochstimmung, die viele Schwangere »in den Himmel hebt« und dem kommenden Kind entgegenträumen lässt, gehört dazu. Ebenfalls die Geburt selbst, die in traditionellen Kulturen ein wichtiges Initiationserlebnis ist. Bei der natürlichen Geburt, im Laufe der Wehen, gelangt die Frau, jenseits von Lust und Schmerz, jenseits der Grenzen des Alltags, in den Bereich der Göttin. Deswegen hieß es in der Antike, dass die Artemis, die sonst in der Wildnis mit den Tieren lebt und menschliche Zivilisation meidet, als göttliche Hebamme erscheint und dem Seelenauge sichtbar wird. In Mitteleuropa war es die Holda (Frau Holle), die den Wöchnerinnen beistand; in den Alpenregionen erschien oft die *Salige Frau* und half der kreisenden Bergbäuerin, Köhlerin oder Sennerin. Die Geburt war Frauenangelegenheit, da hatte der Mann – auch der Chefarzt der Gynäkologie – nichts zu suchen. Die Anwesenheit der Göttin bei diesem Mysterium, wenn neues Leben das Licht der Welt erblickt, haute die Männer förmlich um. In vielen Kulturen gab es deswegen das Männerkindbett *(Couvade)*, in das sich die Väter erschöpft zurückzogen. Mit der Geburt hörte die Sexualität nicht auf, denn auch das Stillen bereitet dem Säugling wie auch der Mutter Wonne. Inzwischen wissen wir wieder, wie wichtig das Stillen für die Gesundheit und die Entwicklung eines gesunden Immunsystems für das Kind ist.

Auch die »Monatsblume« gehört zur weiblichen Sexualität. Traditionell waren diese Tage eine Zeit der Besinnung, des In-Sich-Gehens, der Reinigung und Erneuerung, der Kommunion mit der Göttin. Bei den Indianern zog die Frau sich für vier Tage in die sogenannte Mondhütte zurück; auch bei den indigenen Völkern in Europa war es eine besondere, mit vielen Tabus besetzte Zeit; Gartenarbeit wie auch Backen und Brauen waren dann zum Beispiel verboten. Man befürchtete, die Gurken würden verderben, der Teig würde nicht aufgehen und das Bier sauer werden.

Was lange eine unverrückbare Wirklichkeit war, wird heute infrage gestellt. Die staatlich unterstützte Gendertheorie sieht die Rollen als Mann und Frau oder Mutter und Vater lediglich als willkürliche soziale Konstruktionen an.

HIRTEN UND SCHMIEDE

Die Großmütter und Hausfrauen waren nicht die Einzigen, die in der von den Vertretern der höheren Kultur als minderwertig angesehenen Volkskultur als Heiler auftraten. Besondere Heilkräfte sagte man den Hirten, Sennen und Schäfern nach. Wenn die Hausfrau nicht mehr weiterwusste, erzählte der alte Bauernphilosoph Arthur Hermes, dann ging sie zu dem Hirten, um Rat zu holen.

Die Viehhüter waren einfache, naturnahe Menschen, die schon als Kinder die Herden vom Austrieb im Frühjahr bis zum Heimtrieb im Herbst auf der Alp (Alm) oder in der einsamen Heide begleiteten. Meistens hatte der dumme, verträumte Hirtenbub keine Schule von innen gesehen, oder wenn, dann nur für eine so kurze Zeit, dass er in den wenigen Jahren kaum des Lesens und Schreibens mächtig geworden wäre. Die naturnahen Hirten waren also das genaue Gegenteil von gelehrten, studierten Medizinern. Dennoch galten sie als besonders begabte Heiler. Sie kannten Heilkräuter und Salben, mit denen sie die ihnen anvertrauten Tiere bei Verletzungen oder Krankheit wieder gesund machen konnten. Aber nicht nur besaßen sie praktisches Erfahrungswissen, in der Einsamkeit waren sie die ständigen Gesellen der Naturgeister, Wildfrauen, Bergteufel und Feen. Es gibt viele Märchen und Sagen, die davon berichten. Da ist zum Beispiel die Sage von einer weißen Jungfrau, die einem Schafhirten erscheint, ihm eine Schlüsselblume gibt und ihm sagt, er könne damit die Felswand aufschließen. Im Felsen seien wunderbare Schätze verborgen, davon dürfe er nehmen, so viel er wolle, aber er solle das Beste nicht vergessen. Der Schäfer probiert es. Tatsächlich öffnet sich der Berg, Gold, Silber und Edelsteine funkeln ihm entgegen. Wie im Rausch füllt er seine Taschen mit den Schätzen, vergisst aber das Beste, nämlich die Schlüsselblume, sodass ihm ein weiterer Zugang unmöglich ist.

Die Schätze sind natürlich Schätze der Anderswelt: das Gold der Sonne (Inspiration), das Silber des Mondes (Intuition) und die Edelsteine eines kristallklaren Geistes. Diese zu erlangen, ist in der Einsamkeit der wilden Natur möglich.

Was tut der Hirte Tag für Tag, ohne Kumpel, mit denen er quatschen könnte, ohne Lesestoff, ohne iPhone, ohne MP3-Player oder Internetanschluss? Er spielt Flöte, er schnitzt an seinem Hirtenstab. Vor allem aber beobachtet er seine Tiere, nicht objektiv wie ein Wissenschaftler, sondern er taucht in sie ein, er verschmilzt seelisch mit ihnen, geht auf Astralreise in ihre Körper. In Trance schnuppert er die Gräser und Kräuter durch ihre Nase, er widerkäut mit ihnen und erfährt so die Eigenschaften der Pflanzen, die da wachsen. Nicht über den Intellekt, über das experimentelle Vorgehen, wird er kräuterkundig, sondern die Tiere selbst werden seine Lehrer. Es ist dieses tiefe, intuitive Wissen, das ihn im Dorf zu einem respektierten Heiler macht. Auch mit Fruchtbarkeitszauber kennt er sich aus, denn auch diesen hat er intuitiv bei sei-

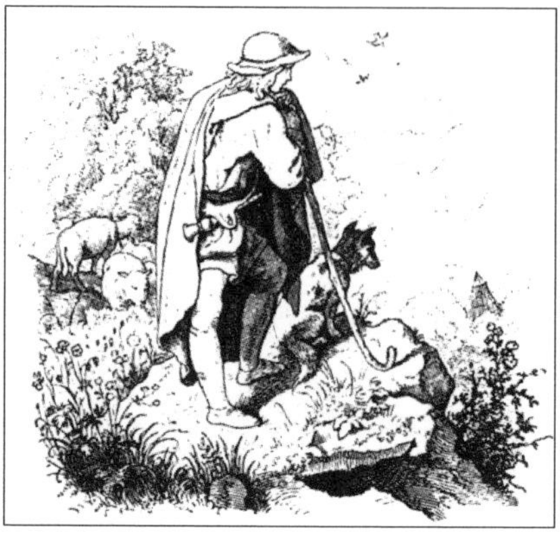

Hirte, Kupferstich von Ludwig Richter.

nen Herdentieren erleben können. Deswegen rufen ihn die Bauern, um das Vieh mit seinem Hirtenstab zu »quicken« (Storl 2009:273). Und da seine Seele mit den Wolken gereist ist, wird ihm auch die Fähigkeit des Wetterzaubers nachgesagt.

Als Heilerpersönlichkeit trat seit alten Zeiten auch der Schmied auf. Das Eisen, das er mit der Macht des Feuers und des Hammers bearbeitet, kam nach Auffassung der alten Völker nicht aus dem Reich des Diesseits, nicht aus Midgard, sondern aus dem Jenseits. Es fällt als Meteoreisen vom Himmel oder wird aus den Eingeweiden der Erde herausgerissen. Nur wer viel Macht hat, wie der Schmied als Meister des Feuers, kann damit umgehen. Da die Metalle aus jenseitigen Dimensionen stammen, gelten Schmiede bei den Sibiriern als Schamanen. Sie besitzen magische Hitze (Eliade 1980:29). Interessant ist, dass auch der Schamanengott Woden im angelsächsischen Lacnunga-Heilgesang als Schmied aufgerufen wird. Mit dem Messer – »wenig Eisen, große Wunde« –, das er schmiedet, wird der krankheitsbringende, magische Pfeil bedroht (siehe Seite 202).

Schmiede galten immer als machtvolle Zauberer. Sie sind gefährlich: Das Schwert, das sie schmieden, kann Tod bringen, der Pflug reißt die Haut der Mutter Erde auf. In manchen Gesellschaften wurden die Schmieden vorsichtshalber aus dem Dorf verbannt. Aber gerade weil Schmiede die Elemente bezwingen konnten, glaubte man, dass sie auch Krankheiten und sogar den Teufel bannen könnten. Kinder zum Beispiel, die an »zehrender« Krankheit litten, mussten vor Sonnenaufgang in die Schmiede gebracht und nackt auf den Amboss gelegt werden. Der Schmied erhob seinen Hammer, als ob er auf glühendes Eisen schlagen wollte, führte ihn aber ganz sanft über den Körper. Dies wurde dreimal getan und das Kind war von Stund an – vor lauter Schreck!? – gesund (Bächtold-Stäubli, Bd. IX, 1987:261). Auch das Schmiedelöschwasser galt als besonders heilkräftig, Krätze und Ausschläge wurden damit abgewaschen.

Wie den Schmied so umgibt den Jäger, insbesondere den Wilderer, eine magische Aura. Durch seinen Kontakt mit den Tieren und den Geistern des Waldes ist er ebenfalls – wenn auch in geringerem Grad – im Besitz von Heilkräften.

HEBAMMEN

Schon immer war die Hebamme, die Dorfbase (englisch *midwife*, französisch *sage-femme*, slawisch *baba*), eine Frau mit besonderem Status. Als Geburtshelferin stand sie den Frauen bei der Entbindung bei. Das ist und war mehr als nur eine technische Aufgabe. Sie richtete das Bettstroh und das Geburtslager. Sie kannte die Geburtskräuter (Beifuß, Melisse, Kamille, Gundermann und so weiter) und blutstillende Mittel wie das Mutterkorn oder das Fuchskreuzkraut *(Senecio fuchsii)*. Sie kannte sich aus mit Segenssprüchen und mit Amuletten, die das Wochenbett gegen den Bösen Blick und gegen den Anflug unguter Geister schützt. Nach der Entbindung schnitt sie dem Kind eine Locke ab und warf diese als Opfer – *pars pro toto* – den elbischen Wesen oder dem Teufel zu, damit diese nicht leer ausgingen und Mutter und Kind in Ruhe ließen. Sie räucherte und schaffte eine reine Atmosphäre. Sie gab dem Kind sein erstes Bad. Sie kannte sich in nachgeburtlicher Pflege aus und mit Kräuterbieren sowie Tees mit Fenchel, Kreuzblume, Kümmel, Engelsüß oder Anis, allesamt die Milchbildung anregend.

In den alten Kulturen hatte die Hebamme einen fast sakralen Status. Bei den Germanen war sie die »Frau in der Mitte« (angelsächsisch *myd-wyf*), die Vermittlerin. Nach der Geburt legte sie das neugeborene Kind auf den Boden, um anzudeuten, dass es nicht nur das Kind der leiblichen Mutter war, sondern auch ein Geschenk der Mutter Erde. Sie umwandelte das Kind sonnenläufig und sagte ihm, im hellsichtigen Zustand, sein Schicksal voraus. Daraufhin hob sie es auf – daher die Bezeichnung »Hebamme«, von althochdeutsch *hevan* = »heben«, und *ana* = »Ahnin« – und setzte es dem Vater auf den Schoß. Indem er es annahm, bestätigte er die Vaterschaft und dass er für das Kind sorgen würde. Dabei wurde das Kind mit Wasser, dem Element des Lebens, besprengt und bekam seinen Namen. Mit der Namensgebung und der Wasserweihe war der Neuankömmling nun Teil der Gemeinschaft. Es ist diese germanisch-keltische Wasserweihe, die im Zuge der Mis-

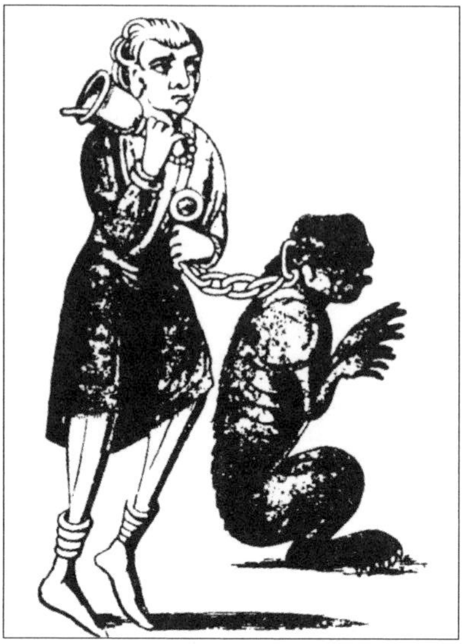

Gaukler führt Wechselbalg vor. Petzodt, Kleines Lexikon, Seite 177.

sionierung schließlich von der Kirche als »Taufe« übernommen und institutionalisiert wurde. Offensichtlich hat sie wenig mit der Taufe des Jesus durch Johannes im Jordanfluss zu tun. Das Kind galt als wiedergeborener Ahne, und manchmal wusste die Hebamme sogar den Namen, den dieser Ahne im früheren Leben getragen hatte und nun wieder trug. Das Wort »Enkel« (mittelhochdeutsch *eninklīn*) heißt ja nichts anderes als »kleiner Ahne« (althochdeutsch ano = »Ahne«, »Großvater«; und das Verkleinerungssuffix *klīn*).

Wenn das Kind lebensunfähig, kielköpfig, missgebildet oder sonst wie verunstaltet war, dann konnte es sich um einen Wechselbalg, Kaulkopp oder Wechselbutte handeln.[109] Neidische Elben, Zwerge oder Wassernixen hatten das »echte« Kind gestohlen und der Mutter den hässlichen Balg untergeschoben. Er wurde nicht aufgehoben, sondern ausgesetzt. Der Glaube an Wechselbälge erstreckte sich von Frankreich bis nach Russland. Das Recht, die Kindesaussetzung beizubehalten, war eine der Bedingungen, die das isländische Allthing (große Ratsversammlung) den Missionaren stellten, ehe sie der Einführung des Christentums zustimmten (Hasenfratz 1992:65).

Schon von Anfang an schauten die Kleriker dem Wirken der Hebamme mit Argwohn zu. War da nicht recht viel Heidnisches im Spiel? War es überhaupt erlaubt, die Geburt schnell und mit wenig Schmerz durchzuführen? In der Bibel heißt es doch, dass Gott zum Weibe sprach: »Ich will dir viel Schmerzen schaffen, wenn du schwanger wirst; du sollst mit Schmerzen Kinder gebären« (1. Mose, 3:16). Das war

109 Wahrscheinlich handelte es sich beim Wechselbalgphänomen um Hydrocephalus, Kretinismus oder eine andere Laune der Natur. Diese Pflegefälle lebenslänglich zu betreuen, ist ein Luxus, den sich nur die moderne Wohlstandsgesellschaft leisten kann.

Gottes gerechte Strafe für die Ursünde Evas, die sich von der Schlange mit dem Apfel verführen ließ. Nur Maria, da sie ohne Sünde war, war eine schmerzlose Geburt vergönnt.

Im 15. Jahrhundert wurden Gesetze erlassen, nach denen die Hebammen schwören mussten, dass keinerlei Aberglaube oder Zaubermittel im Spiel seien. Weihwasser sollten sie versprengen und den Segen im Namen des Vaters, des Sohnes und des Heiligen Geistes sprechen. Während des Höhepunkts der Hexenverfolgung wurde es für die Hebammen immer enger. Was wir über sie aus jenen Zeiten erfahren, stammt nicht von ihnen, es wurde von Schulärzten und Pfaffen geschrieben. Und diese waren den analphabetischen Frauen nicht gut gesonnen. Sie rückten sie in die Nähe des Hexentums, sagten, sie würden Kinder heimlich töten.

Ab dem 16. Jahrhundert mussten Hebammen lizenziert und registriert werden. Wegen der Hexenverfolgung waren sie eingeschüchtert und weniger geworden. Innovative männliche Ärzte, mit Kenntnissen der Anatomie, Physiognomie und Chirurgie, übernahmen zunehmend das Geschäft der Entbindung, besonders bei den wohlhabenderen städtischen Bevölkerungsschichten. Instrumente wie die Geburtenzange wurden erfunden und moderne »chemische« Mittel wie Chloroform machten den natürlichen Vorgang der Geburt allmählich zum technologischen Verfahren. Statistiken aus der Zeit zeigen jedoch, dass die von Hebammen betreuten Frauen und Säuglinge eine weit höhere Überlebensrate aufwiesen als jene, die in Krankenhäusern von Doktoren verarztet wurden (Achterberg 1994:167). Statistiken über Frauen und Säuglinge, die massenhaft starben, gibt

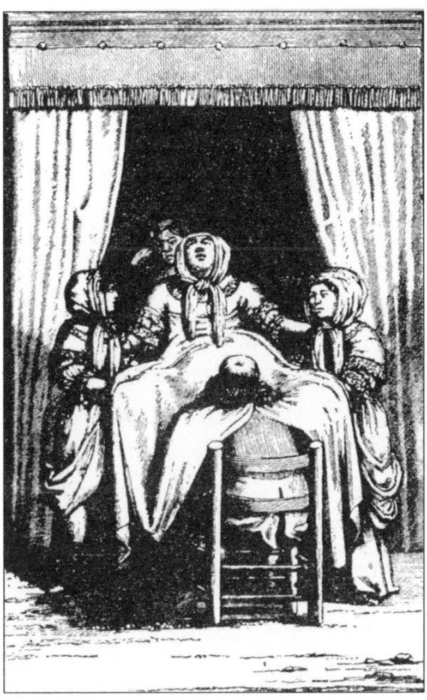

Männlicher Geburtshelfer hantiert unter dem Betttuch, um die Frau nicht zu beschämen, Holzschnitt 1711.

es bereits seit 1746. Mütter, die von Ärzten behandelt worden waren, starben dreimal so häufig wie die, die von Hebammen betreut wurden. Mediziner untersuchten die Schwangeren und brachten Neugeborene zur Welt, oft mit unsauberen Instrumenten und ohne sich vorher die Hände gewaschen zu haben; auf diese Weise steckten sie die Mütter mit Kindsbettfieber an. Erst Mitte des 19. Jahrhunderts machte der Arzt Ignaz Semmelweis auf das Problem der ärztlichen Hygiene aufmerksam (Humphries/Bystrianyk 2015:73f.).

In der heutigen Zeit hat die wissenschaftliche Reproduktionsmedizin die Hebammen zu Handlangern im Medizinestablishment gemacht. Extrem hohe Versicherungskosten machen es den heutigen Hebammen immer schwerer, ihren Beruf auszuüben.

ZAUBERFRAUEN UND SCHAMANINNEN BEI DEN WALDVÖLKERN

Seit vorchristlichen Zeiten genoss die Weise Alte, die *Sagae*, wie sie Tacitus nannte, im mittleren Europa Achtung und Anerkennung. Sie war gewissermaßen eine Schamanin oder übte wenigstens schamanische Funktionen aus, als Seherin, Kräuterhexe oder auch Hebamme. In den ländlichen Gebieten spielte sie bis zum Anfang unserer Neuzeit eine Rolle. Die Aufgabenbereiche, die verschiedenen Rollen weiser Frauen, die wir hier betrachten wollen, überschneiden sich und schließen einander nicht aus. Auch um die Seherinnen soll es gehen.

Hexen

Zuerst aber wollen wir noch etwas über die schon besprochene kluge alte Frau (englisch *old hag*) sagen,

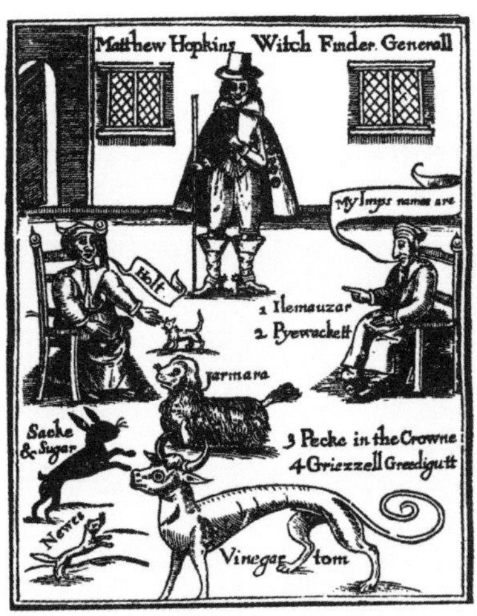

Hexen im Verhör nennen ihre Tierfamiliare. In Mathew Hopkins, The Discovery of Witches, London 1647.

die die neun Kräuter kannte und ihre Seele durch den Rauchfang in die Geisterwelt fliegen lassen konnte, die sogenannte Heckensitzerin oder Zaunreiterin, die zwischen dem Diesseits und dem Jenseits vermittelte. Kulturanthropologisch betrachtet kann man vermuten, dass sie noch die archaische Schamanentechnik der Ablösung der Seele vom Körper beherrschte. Ihre Seele konnte nachts im Körper ihrer Tierfamiliare, als Eule, Hase, Fuchs oder Katze, durch Dorf und Landschaft schweifen, während sie daheim reglos in tiefer Trance lag. Sie konnte durch die Augen ihres Familiare sehen und ihre Nachbarn ausspähen, sie vermochte mit dessen Ohren zu hören und mit dessen Nase zu schnuppern.

Die Gelehrten des Mittelalters stritten, ob die Hexen tatsächlich körperlich fliegen konnten oder ob es doch nur dämonische Einbildung war. Auf jeden Fall hatte man Angst vor ihnen und machte sie zum Gegenstand von Bußbüchern und Inquisitionen. Der Abt Reginos von Prüm (846–915) warnte, »... dass es verbrecherische Weiber gibt, die, durch Vorspiegelungen und Einflüsterungen der Dämonen verführt, glauben und bekennen, das sie zur Nachtzeit mit der heidnischen Göttin Diana und Herodias und einer unzähligen Menge von Frauen auf gewissen Tieren reiten, über vieler Herren Länder heimlich und in der Totenstille der Nacht hinwegeilen ...« (Habinger-Tuczay 1992:120). Bischof Burchard von Worms verfasste Bußbücher (Poenitentialen), die den Priestern als Leitfaden für die Beichte dienen sollen. Darin lässt er sie die Beichtenden fragen, ob sie glauben, dass Frauen, während ihr Mann schläft und sich vorstellt, in ihrer Umarmung zu ruhen, durch verschlossene Türen entfliehen und durch die Luft fliegen, um dann ohne jegliche sichtbare Waffe getaufte und mit Christi Blut erlöste Menschen zu töten. Allein schon wer das glaubte, hatte mit einer strengen Buße zu rechnen.

Vermutlich kannten diese Frauen Flugsalben und Flugkräuter. Direkte Überlieferungen von Rezepten gibt es nicht. Es waren vor allem Pfaffen, Hexenjäger und Frühwissenschaftler, die sich mit den Salben beschäftigten. Giambattista della Porta zum Beispiel gibt eine Salbe an, mit der sich ein altes Weib eingeschmiert haben soll. Im Gegensatz zur Inquisition hielt della Porta Hexenflüge und den Hexensabbat auf dem Blocksberg für Aberglaube. Er beobachtete durch eine Türritze eine alte Frau, die sich mit Salbe einschmierte und in tiefen Schlaf versank. Als sie erwachte, erzählte sie Wunderdinge, wie sie über Meer und Berge gefahren sei. Für della Porta war es klar, dass es sich um eine subjektive Halluzination handelte, die durch die Giftwirkung der Salbe ausgelöst wurde (Biedermann 1998:355). In der Schmiere enthalten waren Sellerie, Eisenhut, Pappelzweige, Breitblättriger Merk, Wasserschwertlilie, Fünffingerkraut, Nachtschatten (wahrscheinlich Tollkirsche), Öl und Fledermausblut. Eine recht gefährliche Mischung, die man keinesfalls nachmachen sollte.[110]

Oft waren es einfach Heilsalben, die bei Verdächtigen gefunden wurden und als Beweisstück *(Corpus Delicti)* der Straftat herhalten mussten. Hexenverfolgung war schließlich ein lukratives Geschäft, denn wer schuldig befunden wurde, dessen Hab und Gut wurde von den Behörden beschlagnahmt.

Es gab verschiedene Zauberfrauen, Erben heidnischer Priesterinnen, die noch lange in den Dörfern abgelegener Regionen anzutreffen waren und – wie ich es aus dem tiefen Allgäu und dem Emmental kenne – noch anzutreffen sind. Es handelt sich bei ihnen nicht um ausschließliche Kategorien. Unter ihnen befinden sich die im Folgenden beschriebenen.

Schadenszauberin

Die »böse Hex«, die das Beschreien und Besprechen versteht, die die Kraft des Verwünschens besitzt und Voodoopuppen von ihren Feinden machen kann. Vielleicht versteht sie sich auch auf Sexualzauber, kann Unfruchtbarkeit hervorrufen oder weiß, wie man jemanden geil oder liebestoll macht. Eine in der Liebe enttäuschte oder sitzengelassene Frau kann sie anstellen, um den Mann, der sie enttäuscht hat, durch Nesselknüpfen impotent zu machen oder die Nebenbuhlerin durch ein Schoßschließen frigide zu machen.

Wetterhexen

Den Wetterzauber gab es in jeder archaischen Kultur, und er spielte auch bei den Waldvölkern eine Rolle. Burchard von Worms beschrieb im 11. Jahrhundert ein Ritual, um Regen zu beschwören. Wenn lange kein Regen fiel, den die Bauern dringend brauchten, dann sammelten die Frauen die kleinen Mädchen im Dorf. Eines davon wurde splitter-

110 Wer sich für psychoaktive Pflanzen interessiert, sollte die *Enzyklopädie der psychoaktiven Pflanzen* von Christian Rätsch konsultieren (1998).

nackt ausgezogen und musste mit dem kleinen Finger der rechten Hand ein Bilsenkraut ausgraben und dessen Wurzel an die kleine Zehe ihres rechten Fußes binden. Dann führten die anderen Kinder das Mädchen mit Ruten in der Hand zum nächsten Bach. Mit Hilfe der Ruten bespritzten sie es mit Wasser und riefen gleichzeitig mit Zaubersprüchen den Regen herbei. Am Schluss dieser Zeremonie gingen sie zurück ins Dorf, wobei das nackte Mädchen »wie ein Krebs rückwärts gehen musste« – das heißt, sie durfte dem Wasser nicht den Rücken kehren (Gurjewitsch 1978:379). Auch die Slawen kannten solche Rituale, wobei ein »Regenmädchen«, das nur mit grünem Laub bekleidet war, mit Wasser übergossen wurde. Mit dem vorzugsweise an feuchten Stellen wachsenden Wasserdost *(Eupatorium cannabinum)* sollen die Kelten schon Wetterzauber betrieben haben. All das erinnert an Regenrituale, die dem Ethnologen überall auf der Welt begegnen. Der Zeitgenosse ist dabei eher skeptisch und sieht es als einen vorwissenschaftlichen Versuch an, Kontrolle auszuüben, wo keine Kontrolle möglich ist. Die Eingeborenen, für die die Welt ein zusammenhängendes Ganzes ist, behaupten dagegen, dass sie mit den Wolkengeistern kommunizieren können.

In den Hexenprozessen ist oftmals die Rede vom schädlichen Wetterzauber, von der böswilligen Herbeirufung von Stürmen und Hagel durch die Hexen. Da ist zum Beispiel von einem Hexenbuben die Rede, der durch das Peitschen einer Pfütze mit Zweigen ein Unwetter bewirkte. Die Kleriker glaubten, dass so etwas nur mit Hilfe des Teufels möglich sei; sie selbst machten allerdings auch Wetterzauber, indem sie bei Gewitter die Glocken läuten ließen. Noch lange kannten die alten Landfrauen Sprüche und Räucherkräuter, die ein aufziehendes Gewitter, welches das reifende Kornfeld bedrohte, abwenden konnten. Da heißt es:

> *»Steck Arnika an, steckt Arnika an,*
> *damit das Wetter sich scheiden kann!«*

Auch mit dem getrockneten Johanniskraut (Hartenau) wurde geräuchert. Als ein Unwetter tagelang wütete, war (in Sachsen-Anhalt) eine Stimme aus den Wolken zu hören:

> *»Ist denn keine einzige Frau,*
> *die da weiß um Hartenau!«*

Zauberin oder Töwersche

So nannte man die Dorfmagierin, die mit Rötel oder Ocker (Eisenoxid-Rot) sowie mit Blut zaubern und verzaubern konnte. Das Wort »Zauber« (althochdeutsch *Zoubar*, angelsächsisch *tēafor*, altisländisch *taufr*, mittelniederländisch *töver*) bedeutet just das, nämlich Ocker oder Rötel. Ocker wurde seit der Altsteinzeit, mindestens seit den Neandertalern magisch zum Heilen, zum Einreiben der Toten und zum Malen verwendet. Mit Kreide, Ruß und Ocker wurden die Tierfiguren in den paläolithischen Höhlen, dem Schoß der Urgöttin, gezeichnet, um das Jagdwild fruchtbar zu machen und zu vermehren. Die Druiden färbten ihre Zauberstäbe damit und die Germanen röteten damit die geritzten Runen, um sie zu verlebendigen.

Rot ist, wie wir sahen, die Farbe des Blutes, in dem sich der Lebensgeist verkörpert; es ist die Farbe des Opferblutes, mit dem man die Götter verehrte, des Monatsbluts, das die Fruchtbarkeit der Frau ermöglicht; es ist die Farbe der Feuersglut. Roter Ocker ist das Blut der Erde. Naturvölker wie die Aborigines sagen, es hat dieselbe Schwingung oder Qualität wie das Blut und kann an dessen Stelle verwendet werden.

Gydias und Goden

Die Dorfzauberin, oder wie man sie im Plattdeutschen nennt, die *Töwersche*, ist Erbe der altgermanischen Opferpriesterin, der *Gudja* (angelsächsisch *gydia*). Sie und ihr männlicher Gefährte, der *Gode*[111], leiteten das Opferritual, das *Blót*. Beim Blótritual wurden die Teilnehmer mit Blut betupft oder mit einem Zweig, der in Opferblut getaucht wurde, besprengt. Das nannte man *blédsian*, »mit Blut stärken oder segnen«. Das englische Wort für »Segen«, *blessing*, ist daraus entstanden. Als Zeichen ihres Amts trägt die Zauberin einen Ring und einen Stab oder Zweig. Sie stammt also aus einer hehren Ahnenreihe.[112] Im Märchen von Rapunzel erscheint die Gode oder Gudja wieder in der Gestalt der Frau Gothel, der alten Zauberin, in deren Garten das Rapun-

111 Interessant in diesem Zusammenhang ist, dass auch der Name des großen Dichters Johann Wolfgang von Goethe auf den Gode, den segnenden heidnischen Priester, zurückzuführen ist.

112 Der Name Gode oder Gydia hat übrigens denselben Ursprung wie das Wort »Gott« (germanisch god, gud). Gott hat nichts mit »gut« zu tun, wie man gern annehmen würde, sondern kommt vom indoeuropäischen **gheu* = »gießen«. Es ist das hohe Wesen, für den die Libation gegossen wird, oder, wahrscheinlicher, er/sie ist es, der/die seinen Segen ausgießt. Das wäre im Einklang mit dem slawischen *Bog* (Gott) oder dem indischen *Bhagvan*, was ebenfalls der Spendende bedeutet.

zelgemüse wächst, das die schwangere Frau heiß begehrt. Der Mann der Schwangeren wird beim Versuch, das Grünzeug zu stehlen, von der Alten erwischt. Die Hexe lässt es ihm, aber nur gegen das Versprechen, ihr das Kind, wenn es vierzehn Jahre alt ist, anzuvertrauen. Als dann die Zeit gekommen ist, holt sich Frau Gothel das Mädchen und sperrt es in einen Turm. Volkskundler deuten das Turmverlies als die Reminiszenz der abgesonderten Pubertätshütten, in denen die jungen Frauen von den Priesterinnen in das Leben als erwachsene Frauen eingeweiht wurden.

Wickersche

Dies ist im plattdeutschen Raum ein weiterer Begriff für die hellsehende, wahrsagende Dorfweise. Verwandt ist das englische Wort für »Hexe«, *Witch* (angelsächsisch *Wicca* oder *Wicce*; verwandt mit *witan* = »sehen«, »weise« und dem mittelhochdeutschen *wich* = »heilig« und dem *weihen*, wie in der *Weih*nacht. In Island heißt die Hexe *Vitki*). Sprachlich verwandt ist auch der englische *wizard* (»Zauberer«) vom normannisch-französischen *wichard*; daher der französische Vorname *Giscard* (»der Scharfsinnige«) oder auch der althochdeutsche *Wizago* (»Wahrsager«).

Galsterweib

Das Galsterweib konnte *galstern* und ver*galstern*, das heißt, sie konnte Zauberlieder *(spells)* singen, sie konnte beschreien, berufen, beschwören, besprechen und jemandem etwas anzaubern. Die Galsterlieder konnten aber auch Lieder und Sprüche des Segens und Heilens sein oder auch ein gellendes Schreien, das die Dämonen vertreibt. Die indogermanische Sprachwurzel ist **ghel* = »rufen«, »schreien«).

Die Zauberlieder wurden nicht, wir es gewohnt sind, so gesungen, dass sich die Strophen am Ende reimen. Der Endreim wurde erst im Mittelalter durch die Minnesänger von der arabischen Kultur übernommen. Die Galsterlieder wurden in Stabreimen (Alliteration) und im Zauberton *(galdralag)* oder Altmärenton, mit einem bestimmten Atemrhythmus und modulierter Tonhöhe, gesungen. Stabreim bedeutet, dass gleiche Anlaute (Stäbe) von Silben der Kraftworte betont werden. Die Stäbe bezogen sich ursprünglich auf die Buchenholzstäbe, in denen gerötete Runen eingeritzt waren. Die Zauberinnen wurden allgemein auch Stabträgerinnen genannt.

Ein Beispiel von einem Stabreimgesang aus der Edda wäre dieser:
*»**Ru**nen sollst du lernen und **rä**tliche **Stä**be,*
***Stä**be gar **sta**rk,*
***Zei**chen **zaub**erkräftig,*
*wie sie **zo**g der **Zau**berherr;*
*wie sie **wirk**ten **Weih**götter;*
*wie sie **ri**tzte der **Ra**tefürst.«*

Das Wort *Galstern*, das »zauberische Tönen«, findet sich wieder im »Gellen« (englisch *yell*, schwedisch *gälla* = »rituelles Schreien«; »Kriegsschrei«; russisch *galit'sja* = »verspotten«); in der Nachti*gall*, dem Vogel, der nachts bezaubernde Lieder singt, im Ver*gelstern* (»kopfscheu machen«, »erschrecken«) und Ver*galstern* (»verzaubern«, »Anzaubern von Krankheit oder falscher Liebe«). Es ist ebenfalls angedeutet im *Schöll*kraut *(Chelidonium)*, das auf das griechische *chelidon* (»Schwalbe«) zurückzuführen ist. Die Schwalbe ist der schreiende Vogel.

Sinthgund und Sunna, die uns aus dem Merseburger Zauberspruch bekannt sind, gelten als Galsterweiber, Odin/Wotan ist als Galstervater bekannt und das *Gjaller*horn ist die Zaubertrompete Heimdalls, des Hüters der Regenbogenbrücke.

Lachsnerin

Die Lachsnerin war die eigentliche Heilerin des einfachen Volks. Wie wir schon andeuteten, bedeutet das mittelhochdeutsche Wort Lâchentoum »Heilmittel«, lâchiron (althochdeutsch lâchen) heißt »heilen«, und der Lâchi ist der »Arzt«; die Lâchenaerinne oder wie sie später hieß die Lachsnerin, war die Heilerin in den Dörfern. Ihre Medizin war tief in der überlieferten schamanischen Heilpraxis verwurzelt.

Lachsnerinnen gab es noch lange in ländlichen Rückzugsgebieten, in abgelegenen Bergtälern oder der einsamen Heide. Bis ins 19. Jahrhundert heilten diese Frauen Mensch und Vieh auf archaische Weise mit Sprüchen und Pflanzen, also mit Wort und Wurz. Die amtliche Kirche, die Ärzteschaft und der Staat gingen mit Gesetzen und Strafen gegen sie vor. In der Schweiz wurden vom 16. bis zum 18. Jahrhundert immer wieder neue Verbote gegen Lachsner und Lachsnerinnen erlassen. 1533, in den ersten Jahren der Reformation, verbot ein »ehrsamer Rat der Stadt Zürich in Stadt und Land bei hoher Strafe allen Aberglauben, Wahrsagen, Lachsnen, Teufelsbeschwören, Zauberei und das Segnen von Vieh und Leuten«. Ulrich Zwingli wetterte gegen die Lachsner, »die aus Teufelsbeschwörungen zu zeigen glauben, wie man den Toten helfe und nichts anderes als Betrüger sind«. Johann von Muralt schrieb im Eydgenössischen Lustgarten (1715) von Lachsnern und Lachsnerinnen, »die sich bei Nacht und Nebel herumtreiben, und an solche Narreteien glauben, dass sie den Teufel zwingen können zu tun was sie wollen, oder dass sie mit Kräutern ihre Hexenkünste ausüben, wie sie den Frauenhaarfarn oder den ›blauen Strick‹ (Immergrün) für ihre ›Liebestränkeren‹, Vergiftungen, Zauber und Lachsnerkünste verwenden«.

Lüpplerin

Die Lüpplerin (mittelhochdeutsch *Lüpplærinne*) kannte die Heilkräuter, vor allem aber die Gift- und Zauberkräuter. Sie galt als Zauberin und Giftmischerin. Als *Lüppe* oder *Luppe* wurde damals zusammenziehender Pflanzensaft, die entsprechende Arznei, Salbe oder das Zaubermittel bezeichnet. Lüppe, ähnlich wie das griechische *Phármakon*, war zugleich Gift und Heilmittel. Jemanden zu *lüppen* oder *luppen* bedeutete, ihn mit Gift *(Lüppelach)* zu bestreichen, ihn zu vergiften, zu heilen oder zu vertreiben. Es kommt eben, wie Paracelsus sagte, auf die Dosis an, ob eine Pflanze ein Heilkraut oder ein Gift ist.

Die Lüpplerin kannte sich also aus mit Lüppkräutern wie Eisenhut, Maiglöckchen, Germer, Tollkirsche, Bilsenkraut, Herbstzeitlose und so weiter. Ein gefährliches Wissen, das von den kirchlichen und staatlichen Machthabern gefürchtet wurde. In einer Gerichtsschrift aus dem Jahr 1328 ist zu lesen, dass ein Mensch ein Ketzer sei und abgeurteilt werden müsse, der mit Luppen umgehe. Anderswo, aus dem 14. Jahrhundert, lesen wir, *»ez si wip oder man, die mit zauber unde mit luppe umb gênt, unde die daz kunnen daz si mit worten den tiufel zu in ladent, die sol man alle brennen«* – Todesurteil also (Rockinger 1883:102). Zu dieser Zeit verbot der Papst *lüplerey*, *czaubernüss* und *gesůche*.

Das Wort »Lüppe« geht auf das keltische Wort *lubi* zurück: Am Hause pflanzten die Kelten einen *lubi-gortos* an, der nicht Gemüsepflanzen, sondern wirksame Heilkräuter enthielt. Aus diesem *lubi* beziehungsweise *lub-su* entstand dann das keltische Wort für Kraut überhaupt – Lussu (Höfler 2000:30).

Seidfrau, Seidkona

Seid *(Sejd, Seidr)* nannte man die geheimnisvolle Zauberkunst der Frauen. Das Geheimnis fängt schon bei dem Wort an. Einige Religionswissenschaftler meinen, es hat mit dem »Sieden« zu tun, mit dem Kochen von Kräutern, dem Salzsieden – Salz war kostbar – und dem Weissagen aus siedenden Kesseln. Vielleicht bezieht sich der Begriff auch auf die siedende Seele, die magische Hitze, die man bei Schamanen, Berserkern, Lamas und Asketen kennt, wenn der Geist in sie fährt. Andere Germanenforscher glauben, Seid hätte mit »Seil« zu tun, mit Bindezauber und magischen Fesseln oder auch mit »singen«. Auf jeden Fall war es eine Frauenkunst. Für Männer galt es als beschämend, Seid auszuüben. Freya, die »Seid-Gebärende«, galt als die Meisterin dieses Wissens. Sie brachte diese Kunst Odin, dem Schamlosen, bei. Loki verspottet den Schamanengott deswegen in seinen Schmähreden *(Lokasenna)*:

»Von dir sagt man,
du habest in Sámsey Zauberei betrieben
und mit einem Stab auf einen Deckel geschlagen,
in Frauengestalt
zogst du durchs Volk,
und das scheint mir weibisch.«

Seherinnen

Hellsichtige, weise Frauen spielten bei den Waldvölkern eine dermaßen wichtige Rolle, dass die Römer darüber erstaunt waren. Im keltisch-germanischen Siedlungsgebiet waren sie bekannt unter den Namen Wala und Völva und im süd- und mitteldeutschen Raum als Walburg oder Walburga, was »Stabträgerin« (germanisch *waluz* = »Stab«; vom indoeuropäischen **uel* = »wenden«) bedeutet. Sie trugen Zauberstäbe, mit denen sie die Dinge magisch wenden konnten. Die Langobarden kannten die Seherin als Gambara, was ebenfalls »Stabträgerin« heißt (germanisch *gand* = »Stab«, *bera* = »Träger«). Weitere Namen für Seherinnen war Veleda, Heid oder im Norden Spákona (nordisch »Seherin«, von *spá* = »sehen«, »spähen«). Die Veleda oder Weleda geht auf das urkeltische Wort *Velet* zurück, was »Seher« oder »Dichter« heißt. Diese Frauen waren keine Priesterinnen, sondern Prophetinnen oder Schamaninnen, die in Ekstase weissagten und so das Schicksal ihres Stammes leiteten. Noch immer erinnern wir uns an sie, wenn wir am

Vorabend des Maifestes (30. April) die Walpurgisnacht, die Nacht der Hexen feiern. Die offiziell von der Kirche sanktionierte Patronin des 1. Mai ist die Heilige Walburga, eine englische Missionarin und Nichte des Bonifatius. Sie konnte dem Maitreiben keinen Einhalt bieten.

Diese Schamaninnen fuhren im Land umher und waren willkommene Gäste auf den Bauernhöfen wie auch in den Häuptlingshallen. Wenn sie weissagten, saßen sie auf einem Hochsitz oder Gestell *(Seidhallr)* auf dem Dach des Hauses oder auf einem Ochsenfell auf der Wegscheide, sangen ihre Galsterlieder im Zauberton und flogen anschließend davon in die Götterwelten. Jene, die sich einstimmen und ebenfalls in die ätherische Dimension schauen konnten, sahen, wie sie sich ein Federkleid anlegten und als Gänse oder Schwäne davonschwebten. Freya selbst erscheint in Märchen und Mythe als Hüterin der Gänse; als Gänsemagd ist sie die Seelenhüterin. Vor allem an besonderen Tagen flogen die Schamaninnen als Wildgänse aus – etwa zum Totenfest im November oder zur Wintersonnwende. Vielerorts wurde eine Gans, das totemische Tier der fliegenden Freya, rituell geschlachtet und mit Beifußkraut geweiht. Eine Reminiszenz dieser schamanischen Flüge ist die Weihnachtsgans oder die Martinsgans, bei der ebenfalls der Beifuß – nun als »Gewürz« – nicht fehlen darf. Auf diese Weise schafften die Frauen Verbindungen zu den Götter- und Geisterwelten und brachten Segen und Heilung mit zurück.

In der *Saga Eriks des Roten* wird eine Völva namens Thorbjörn im Detail beschrieben, wie sie während einer Schlechtwetterperiode von grönländischen Bauern zu Hilfe gerufen wurde. Es heißt, sie trug als Schamanentracht einen körperlangen blauen Mantel, der bis zum Saum mit Edelsteinen besetzt war, einen aus Zunderschwamm gewirkten Gürtel mit Feuerzeug und Ledersack mit Zaubermitteln, eine schwarze Lammfellmütze, gefüttert mit weißem Katzenfell und einen Stab. Sie nahm auf einem Hochsitz Platz, derweil eine Frau Geisteranlocklieder sang. In ihrer Ekstase prophezeite sie das Ende des schlechten Wetters, der Sängerin sagte sie eine glückliche Ehe voraus und beantwortete die Fragen aller Anwesenden (Zingsem 1999:266).

Von den Völven und Weledas erzählt man, dass sie so stark waren, dass selbst der liebe Gott, als der eines Tages erkrankte, zur Erde herabstieg und sich von den Zauberfrauen heilen ließ. Er wurde zum Lachen gebracht und fühlte sich wieder gesund. Von dem mächtigen Thor wird ebenfalls erzählt, dass er zur Seherin Groa ging, weil ein

Feuersteinkeil in seinem Kopf steckte und ihm Kopfschmerzen bereitete. Sie sang ihr Zauberlied, und der Keil wurde lockerer. Begeistert von der Wirkung sagte Thor der Sängerin voraus, dass ihr Mann bald wiederkehren würde. Groa freute sich so sehr, dass sie den Rest des Heilliedes vergaß, deswegen trägt Thor immer noch den Stein in seinem Schädel.

Für die christlichen Missionare und Priester waren diese hochverehrten, weisen Frauen ein Hindernis bei ihrer Aufgabe, die Menschen zum »einzig wahren Glauben« zu bekehren. Sie wurden zunehmend verteufelt. 1326 ließ der isländische Bischof Jon Halldórsson alles, was mit Seid zu tun hatte, verbieten.

DIE HEILMITTEL DER FRAUEN

Wie wir schon gehört haben, waren Kräutertees und Kräutersude die wichtigsten Heilmittel der indigenen Waldvölker im mitteleuropäischen Raum. Weinabkochungen, Brände, Tinkturen und Kräuterliköre wurden erst später unter dem Einfluss der Mönchsmedizin und der Schulmedizin Teil der Volksmedizin. Die heilenden Pflanzen wurden aber nicht nur als Aufgüsse und Abkochungen eingenommen, sondern auch in Form von Bieren und Broten oder äußerlich als Salben und Umschläge.

Heilbiere

»Bier ist kein schlecht Getränk, sondern Arznei ... es mehret die Substanz, es wird Blut daraus. Deshalb ist es auch ein Nutriment und Nahrung«, ließ uns Paracelsus wissen. Da wird er wohl recht haben, denn ein gutes Bier – in Maßen getrunken – hält gesund (Kluge 2008:71–92):

- Bier enthält Polyphenole, die als Radikalenfänger antioxidativ (krebshemmend) wirken.
- Bierhefe ist eine gute Quelle für Vitamin B.
- Wegen der milchsauren Bakterien und der Hefe wirkt Bier probiotisch und verbessert die Darmflora.
- Bier entspannt und beruhigt. Wer Bier trinkt, soll eine 30 Prozent geringere Chance haben, an Schüttellähmung zu erkranken.
- Bier säubert die Arterien. Prof. Walter Willet (Harvard) lässt uns wissen: »Nichttrinken ist ein Risikofaktor für Herzinfarkt.«

- Bier regt den Stoffwechsel an, es kommt zu weniger Verstopfung.
- Bier ist ein gutes Diuretikum, es regt die Niere an und reduziert die Gefahr, Nierensteine zu bekommen.
- Wegen der in ihm enthaltenen Kieselsäure stärkt es die Knochen.

In der Volksheilkunde galt Bier schon immer als probates Hausmittel:
- Ein heißes Bier – nicht kochen, nur auf etwa 78 Grad erhitzen – hilft bei Erkältung und Grippe.
- Malzbier ist gut für Schwangere und Stillende. Es kräftigt und nährt.
- Bier ist milchbildend, da es das Hormon Prolaktin enthält.
- Äußerlich angewendet, reinigt und pflegt Biersatz die Haut.

Brauen, wie auch Backen, war schon immer Frauensache. Zur Mitgift, die eine junge Frau mit in die Ehe brachte, gehörte auch ein Braukessel. Alle möglichen Kräuter und andere Zutaten befanden sich in dem obergärigen Ale (protogermanisch *aluth*; baltisch *alus*; altslawisch *olu*; nordisch *öl*; englisch *ale*), das die Hausfrau braute – außer Hopfen *(Humulus lupulus)*! Erst die Mönche, die immer mehr ins Braugewerbe einstiegen, würzten seit karolingischen Zeiten ihr Bier mit den harzigen, bitteren weiblichen Blüten dieser rechtsdrehenden Schlingpflanze aus der Familie der Hanfgewächse. Das gehopfte Gebräu, das die Gottesmänner »Bier« nannten (vom lateinischen *bibere* = »trinken«; *biber* = »Trank«), machte das Gebräu besser haltbar und lagerfähig. Das war aber nicht der einzige Grund, warum es ihnen zusagte. Das Klosterbier sollte auch gegen die *Incubi* und *Succubi*, »aufliegende« und »unterliegende« Buhlteufel wirken, die in der Gestalt von knackigen Knaben oder verführerischen jungen Frauen den armen Mönchen ihren Samen *(Semen)* raubten. Diesen benutzte dann der Teufel, der selbst keine Schöpferkraft besitzt, um damit Kielköpfe und andere Monstren zu schaffen. Hopfenbier sollte die Geilheit der Mönche bremsen, denn Sex und Spiritualität galten als Gegensätze. Das Bier schien nur bedingt zu helfen, denn im Grunde steigert es das Sexvergnügen. Die Klosterbrüder tranken es jedoch in Unmengen. Chronisten berichten, dass es jedem Mönch erlaubt war, fünf Liter Hopfenbier pro Tag zu sich zu nehmen (Kluge 2008:21). Bei dieser großen Menge kommt es zu Hormonstörungen, wobei die Phytoöstrogene, die dem weiblichen Geschlechtshormon ähneln, das Testosteron überwältigen. Bei dem ungehopften Bier, das die Frauen brauten, war das nicht der Fall.

In nördlichen Ländern, vor allem in England, war man anfänglich wenig begeistert vom Hopfenbier. König Heinrich VI. (1421–1471) verbot den Anbau von Hopfen; Heinrich VIII. sagte, Hopfen sei ein böses Kraut, das den Geschmack des Ale ebenso wie die Gesundheit der Menschen verderbe, und der Botaniker John Evelyn schrieb: »Hopfen hat unser gesundes Ale in Bier verwandelt. Diese Zutat macht das Getränk sicherlich haltbarer, aber dafür macht es krank und verkürzt das Leben« (*Pomoma*, 1670).

Im gewöhnlichen Volk, besonders in Skandinavien, Niederdeutschland, England und im Baltikum, hielten sich noch lange die herkömmlichen Grutbiere, die aus vielen verschiedenen Kräuterzusätzen bestanden und oft mit Hafer als Braugetreide hergestellt wurden.

Was das tägliche, häusliche Brauen betraf, so wurden die Frauen allmählich von dieser Aufgabe befreit. Das Brauen, das ihnen eine Handhabe in der Gesundheit und seelischen Verfassung der Hof- und Hausgemeinde gegeben hatte, kam nun zunehmend in die Hand der Mächtigen. Die Fürstenhöfe und Herrschaften bezogen ihr Bier hauptsächlich von den Klöstern, und im Laufe des Mittelalters verliehen die Landesherren und Stadtbehörden beruflichen Brauern Braurechte und Ausschankrechte, die an genau festgelegte Regeln gebunden waren. Herzog Wilhelm von Bayern erließ im Jahr 1516 das Reinheitsgebot, das nur Wasser, Malz, Hefe und Hopfen als Brauzusätze erlaubte. Das Gesetz sollte die Anwendung von unreinen und gefährlichen Zusätzen, wie etwa Bilsenkraut, verhindern. Nach Christian Rätsch war es das erste Drogengesetz. Die Bauern empfanden das Gebot als Gängelung. In der heutigen Zeit könnte man jedoch darüber eher froh sein, denn die Handelsgesetzgebung der EU unterwandert das Reinheitsgebot und lässt verschiedene, wenig bekömmliche chemische Zusatzstoffe zu.

Die vorchristlichen Waldvölker brauten unterschiedliche Biere. An erster Stelle gab es das alltägliche Bier, das wenig Alkohol enthielt und von allen, auch den Kindern, getrunken wurde. Es war »flüssiges Brot« und oft bekömmlicher als das erhältliche Wasser. Die wichtigste Zutat in diesem Dünnbier war der herb würzige Gundermann oder die Gundelrebe *(Glechoma hederacea)*. Der englische Name *ale hoof* oder *gill* verrät noch den Bezug dieses kriechenden Lippenblütlers zum Bierbrauen. Auch andere bittere oder gerbstoffhaltige, keimhemmende Pflanzen –

Schafgarbe, das Laub der Esche oder der Eiche, Heidekraut, Heidelbeerkraut, Kiefernsprossen und andere – kamen mit ins Alltagsbier.

Neben dem alltäglichen Getränk kannte man Ritualbiere, die man bei großen festlichen Veranstaltungen, bei Opferfesten und zu Ehren der Ahnen und Götter trank. Die Kelten, die das Bier der Großen Göttin mit dem Zauberkessel, der Getreidegöttin und Herrin über Leben und Tod weihten, kannten das Bilsenbier. Bilsenkraut *(Hyoscyamus niger)* ist ein Nachtschattengewächs, mit starker psychedelischer Wirkung. Es wurde vor allem bei den Festen des schönen Sonnengottes Belenos (Bhel), beim Maivollmondfest oder zur Sommersonnwende getrunken und katapultierte die Teilnehmer in göttliche Sphären. Bilsenbier[113], benannt nach dem Sonnengott, ist das ursprüngliche Pilsner. Als rituelles Getränk wurde es auch von den Germanen und Slawen übernommen (Storl 2004:28f.). Weitere Feiertags- und Festbiere enthielten Honig und bestimmte Kräuter, die das Getränk »rauschiger« machen konnten, wie Gagel *(Myrica gale)*, Porst *(Ledum palustre)* oder eventuell der neurotoxisch wirkende Taumellolch *(Lolium temulentum)*.

In der Volksmedizin spielten vor allem die von den Hausfrauen gebrauten Heilbiere eine Rolle. Indem sie das tägliche Bier brauten, übten sie Kontrolle über die Stimmung und das Wohlbefinden der Hausgemeinschaft aus. Hier einige der Kräuter, die in die Biere kamen, und deren medizinische Wirkung:

- Beifuß – verwendet bei Frauenleiden, menstruationsfördernd.
- Brennnessel – stoffwechselanregend, reinigend, ausleitend.
- Bucheckern – kräftigend.
- Eberesche – lymphreinigend.
- Engelsüß oder Tüpfelfarn (Polypodum) – hormonal, galletreibend.
- Eschenlaub – harntreibend, blutreinigend.
- Dost – anregend, verdauungsfördernd.
- Hagebutten – Abwehrkräfte stimulierend.
- Haselwurz – menstruationstreibend, abtreibend.
- Heidelbeere – desinfizierend, adstringierend.

113 Da Bilsenkraut unter anderem das narkotisierende Scopolamin und Hyoscyamin enthält, sollten Bilsenbiere mit Respekt angegangen werden. Die Ureinwohner tranken diese Biere im Rahmen gemeinschaftlicher Rituale. Ohne rituelle Kontrolle können diese Biere eine Fahrkarte in die Astralwelt, aber ohne Rückfahrt sein. Aus dem Dreißigjährigen Krieg wird von Landsknechten erzählt, die mit ihrem Bierhumpen von der Bank kippten und nie wieder aufstanden (Storl 2004:31f.).

- Holunderblüten – schweißtreibend, Abwehrkräfte anregend.
- Johanniskraut – antidepressiv.
- Kornblume – diuretisch.
- Kreuzdorn – abführend, purgierend.
- Kümmel – verdauungsfördernd, milchbildend.
- Labkraut – wassertreibend.
- Löwenzahn – Leberstoffwechsel fördernd, harntreibend.
- Mädesüß – harntreibend, schmerzlindernd.
- Nelkenwurz – leberreinigend.
- Petersilie – menstruationsanregend.
- Quendel – krampflösend.
- Rainfarn – wurmtreibend, abtreibend.
- Schafgarbe – appetitanregend, immunstärkend.
- Wacholder – wassertreibend.

Auch die Kräuter aus den Klostergärten fanden zur Zeit der heiligen Hildegard ihren Weg in die Heilbiere *(cerevisiae medicatae)*. Nach Hildegard von Bingen ist Bier gut für die Humore. Den Hopfen mag sie nicht im Bier. Hoppo, wie sie ihn nennt, sei dafür wenig geeignet, »weil er im Menschen die Melancholie zunehmen lässt, das Gemüt des Menschen traurig stimmt und mit seiner Trockenheit die Eingeweide belastet« (Riethe 2007:397). Andorn, ein recht bitteres Klosterkraut, kam als galletreibendes, appetitanregendes Mittel, der Gartensalbei als desinfizierender und die Melisse als gemütserhellender Zusatz ins Bier. Gegen Gicht wurden Disteln oder Giersch im Bier gesotten. Durchfälle beendete man mit Eichenblättern als Zusatzstoff. Geschwüre heilte man mit in altem Bier gekochtem Heilziest und Kümmel. Eine »aufsteigende Mutter« (Uterusverlagerung) wurde mit in Bier gekochter Eberraute behandelt. Es gibt genügend Rezepte dieser Art, verstreut auffindbar in obskuren Schriften, um damit ein Buch zu füllen. Viele fanden ihren Weg in die bäuerliche Heilkunde, sodass man von einer Synthese der Volksmedizin und der Klostermedizin sprechen kann.

Wecken, Brote und Kucheln

Brot war, seit man anfing Getreide anzubauen, als lebenserhaltendes Grundnahrungsmittel heilig. Es eignete sich als Opferspeisung für die Götter, Geister und Ahnen. Andersherum vermittelten die Götter und Geister ihren Segen über das Brot. Die Waldvölker des heidnischen

Abendlandes kannten sogenannte Gebildbrote, die in Menschen-, beziehungsweise Götter-, Tier- oder Pflanzenform gebacken wurden. Sie stellten die Götter dar, und wenn das Weihegebäck an besonders heiligen Tagen zeremoniell verzehrt wurde, dann hatte der Mensch Teil an der segnenden und heilenden Kraft der jeweiligen Gottheit. Der Brauch wurde nahtlos in der christlichen Kultur weitergeführt. Die Hostie, das Brot des heiligen Abendmahls, das den Leib Gottes darstellte, ist ganz in diesem Sinn zu verstehen. Bald gab es auch die Brezeln[114], die das Sonnenrad oder Wirbelrad ersetzen, das zur Verehrung der erstarkenden Frühlingssonne von den Heidenfrauen gebacken wurde. Brezeln sollten die verschränkten Arme der Mönche in der Gebetshaltung darstellen. Sie wurden zur Fastenzeit (mit Bier) gegessen. Bald folgten andere Heilbrote, denen oft heilende Kräuter beigemischt wurden und die mit Gebet, Spruch und einem kleinen Ritual – zum Beispiel dem Eintauchen in Heilquellen am Lichtmesstag – verzehrt wurden. Nach heidnischem Vorbild gab es Osterbrote – mit Rainfarn gewürzt oder mit Honig gesüßt – in Lamm-, Hasen- oder Huhnform; es gab Allerseelenbrote im November für die armen Seelen; beliebt waren Adventsbrote – Nikoläuse aus Teig, den Grittibänz, das Klausmännel, den Stutenkerl, Weckmann, Dietz und wie sie sonst alle in den verschiedenen Regionen heißen. Auch buk man Jul- und Weihnachtsbrote, voller Nüsse und Trockenobst wie den Dresdner Christstollen (der den Heiland als Wickelkind darstellt). Und ebenso, wie man einst die Brote mit den Heilkräften der Götter identifizierte, so wurden sie nun mit den Heiligen und deren Kräfte identifiziert. Da gab es das Hubertusbrot, das gegen Tollwut und Tobsucht helfen sollte, das Corneliusbrot gegen Fallsucht, das Wendelinbrot gegen Krankheit der Tiere und das St.-Agatha-Brot gegen verschiedene Leiden. Für die Wohlhabenderen gab es seit dem Hochmittelalter zu Weihnachten Pfefferkuchen oder Lebkuchen, die mit Honig und teuren fremden Gewürzen wie Zimt, Nelken, Kardamom, Ingwer, Muskat und Pfeffer gewürzt wurden und wegen der Gewürze tatsächlich Heilwirkung haben. Das Wort *»Lebkuchen«* könnte auf Laib oder auf das lateinische *libum* (»Fladen«) zurückzuführen sein, wahrscheinlicher geht es auf *Lüppe* (keltisch *lubi*) zurück, was sich auf die exotischen Gewürzkräuter beziehen würde.

114 Brezel, aus dem mittelalterlichen lateinischen *Bracciatella* (»kleine Arme«) oder von *precari* (»Gebet«).

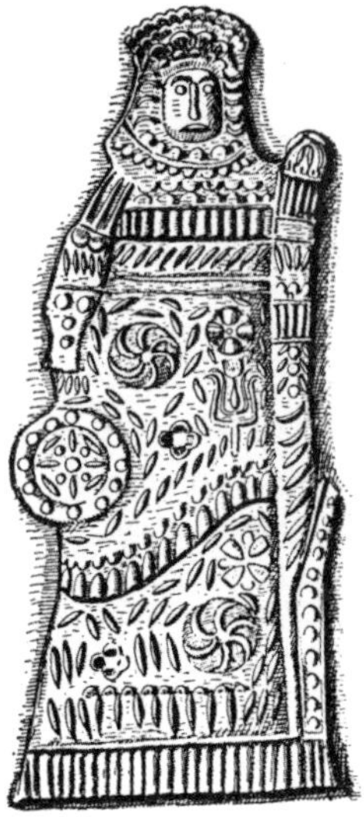

Gebildebrot.

Hildegard von Bingen kannte die Kräuterwecken als *Kucheln*. Sie wurden aus Weizen, Bohnenmehl und Eigelb im Ofen oder in heißer Asche gebacken oder einfach in der Sonne getrocknet. Eine Sorte, die das Herz kräftigen und wieder froh machen sollte, enthielt neben Fleisch oder Fisch Königskerze, wegen der wolligen Blätter *Ullena* genannt. Eine andere Sorte Kucheln, ebenfalls mit Fleisch, enthielt Gundermannblätter und sollte den Menschen helfen, wenn er sich matt fühlt und ihm die Vernunft schwindet.
Heilkräuter in Brötchen oder Brote zu backen, stellt noch immer eine Möglichkeit der Phytotherapie dar.

Salben, Öle und Seifen

Arznei braucht nicht unbedingt eingenommen zu werden. Die Haut ist ein ausgezeichneter Vermittler von fettlöslichen medizinischen Wirkstoffen. Salbenkochen war eine der wichtigsten Aufgaben der Hausfrau; sie war, wie heutige Kräuterfrauen noch wissen, eine »heilige Angelegenheit«, die im Zustand des meditativen Bewusstseins ausgeführt wurde. Es ging schließlich nicht allein um Wirkstoffe – davon wusste man ja nichts –, sondern darum, einen guten Heilzauber mit in die Salbe hineinzurühren. Jedes Detail, jede kleine Einzelheit – *Samskaras* nennen es die Inder – war dabei wichtig. Die Frau achtete darauf, wann, wo und wie die Heilkräuter gesammelt wurden, auf den Stand des Mondes, die Art des beim Kochen verwendeten Feuerholzes und die Stimmung im Haus. Gute Gedanken, getragen vom Summen oder dem leisen Gesang und ein beständiger Rührrhythmus begleiteten die Arbeit. Wie beim Reigentanz war die allgemeine Richtung des Rührens sonnenläufig. Der Rührlöffel bestand meistens aus zauberabwehrendem Ebereschen- oder Wacholderholz. Die beste Zeit zum Salbenbereiten war am Freitagmorgen bei Sonnenaufgang. Das ist der Tag der Frauengöttin Freya, der Meisterin der Siedekunst. Was den

Mond betrifft, so wurde – wie beim Kräutersammeln – der Neumond bevorzugt.

Selbstverständlich war es auch nicht egal, welches Fett als Trägersubstanz verwendet wurde. Bei den meisten indoeuropäischen Völkern galt Butter[115] oder Butterschmalz *(Ghee)*, das edelste Geschenk der heiligen Kuh, als bevorzugte Salbengrundlage. Im Mittelmeerraum jedoch war Butter wenig bekannt. Die Griechen und Römer, die die nördlichen Barbaren als »Butterfresser« verunglimpften, kochten mit Olivenöl und verwendeten dieses Baumöl auch zur Heilmittelherstellung. Die feine, gelbe Maienbutter galt bei den Waldvölkern als die beste Butter, da zu dieser Jahreszeit die Kühe (oder Ziegen) die besten Kräuter fressen. Auch die Butter der Johanniszeit wurde als besonders heilkräftig angesehen. Im Allgäu hieß es, das Butterschmalz, in dem die Johannishollerküchle (Holunderblütenpfannkuchen) gebacken wurden, sei heilkräftig. Im alemannischen Raum nahm man gern die *Anke*, die am Tag des heiligen Bartholomäus (24. August) gebuttert wurde, denn dieser Heilige soll mit Butter seinen geschundenen Leib gekühlt und geheilt haben. Hildegard von Bingen kennt die *Angosmêre* (Ankeschmiere) hauptsächlich als Heilsalbe, insbesondere für den Kopf und die Augen. Bei den Balten (Letten) galt die Butter aus der ersten Milch nach dem Kalben als Mittel gegen allerhand Übel. Am besten sollte es sein, wenn man mit einem Holzlöffel die schmerzende Stelle einschmierte und diesen dann ohne zurückzuschauen hinter sich fort warf[116] (Kurtz 1937:41).

Ebenso wichtig als Trägersubstanz war Schweineschmalz. Salben auf Grundlage von Schweineschmalz werden in der ländlichen Volksmedizin noch immer bevorzugt, da dieses Fett unserm eigenen Körperfett am ähnlichsten ist und besonders gut in die Haut eindringt, bis in die tieferen Schichten. Schweine sind Tiere, die bestens an Waldbiotope angepasst sind. Für die Waldvölker waren sie eine wichtige Proteinquelle und zugleich heilige Tiere. Bei den Germanen war es Freyrs

115 Der alemannische Name für Butter ist *Anke* (althochdeutsch *ancho*); die alten Kelten hatten eine ähnliche Bezeichnung; *Schmer* (nordisch *smör*) ist der nordgermanische Name. Das Wort »Butter« kommt aus dem Lateinischen und wurde dort wiederum dem griechischen *bútýron*, »Kuhquark« (*bous* = »Kuh«; *tyros* = »Quark«, »Käse«) entlehnt.

116 Überhaupt kannte man seit heidnischen Zeiten viel Butterzauber; man opferte die kostbare Substanz den Hausgeistern und der Sonne (Norwegen) und gab sie als Ernteopfer. Germanen schmierten Götzen mit Butter ein, später das Kruzifix.

goldborstiger Eber, der in der Wintersonnwendzeit, nachdem in der »Mutternacht« das Sonnenkind wiedergeboren wurde, mit seiner Kraft das Jahresrad neu anschiebt; er ist der Jul-Eber, das Glücksschwein, das noch immer als Marzipanschweinchen zu dieser Zeit eine Rolle spielt. Für die Kelten war der Schweinebraten das beste Festessen und Symbol der Gastfreundschaft. Ein keltischer König hatte eine Zeit als Schweinehirt zu verbringen, und auch der irische Nationalheilige, Sankt Patrik, kann vorweisen, dies getan zu haben. Die Wildsau war überall der Großen Göttin (Cerridwen, Demeter, Freya und andere), der Erdgöttin, geweiht und spielte in den mutterrechtlichen Kulturen eine wichtige Rolle. Die christlichen Missionare hatten mit der Verehrung der Schweine bei diesen Eingeborenen ihre Probleme, für sie waren die lebenslustigen Rüsseltiere unrein, Symbole der Unkeuschheit und Unmäßigkeit. Bald aber fanden auch die Schweine einen Platz im christlichen Kosmos. Sie bekamen sogar einen eigenen Schutzheiligen, den heiligen Antonius.

Die Bilder und Imaginationen, die eine Kultur in sich trägt, wirken in alle Lebensbereiche hinein, auch in das Heilen und in die Herstellung der Heilmittel. Das Fett des Schweins, dieses Symbols des Glücks, der Lebensfreude und des Reichtums (Sparschwein), erweckte bei den indigenen Waldvölkern Heilserwartungen. Die große Kräuterfrau Maria Treben, wie das Landvolk überhaupt, kochte ihre verschiedenen Kräutersalben – etwa ihre berühmte Ringelblumensalbe – am liebsten in Schweinefett.

Salbenzubereitung nach Maria Treben

Zwei gehäufte Doppelhände Kräuter werden klein geschnitten. 500 Gramm Schweineschmalz werden so erhitzt, als ob man Schnitzel backen würde. Die Kräuter werden in dieses heiße Fett hineingerührt, man lässt es kurz überprasseln, rührt um, zieht die Pfanne von der Herdplatte, deckt sie zu und stellt sie über Nacht kalt. Am nächsten Tag erwärmt man das Ganze leicht, filtert durch ein Leinentuch und füllt die noch warme Salbe in vorbereitete Gläser (Treben 2002:8).

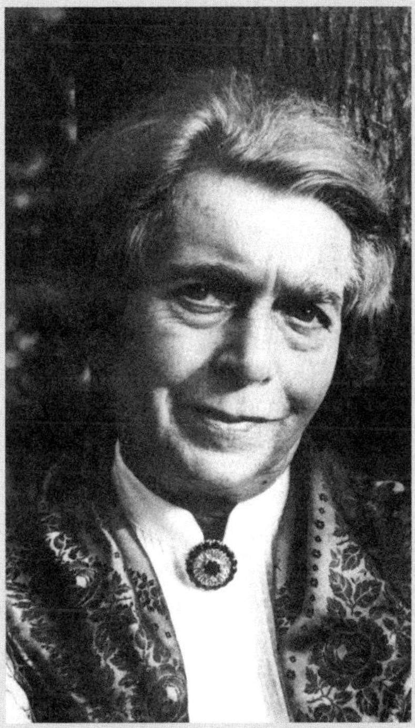

Maria Treben.

Bärenfett, Hirschtalg und Dachsfett wurden ebenfalls als gut verträgliche Salbengrundlagen von den indigenen Waldvölkern verwendet. Auch hier spielte die symbolische Bedeutung der Tiere eine wesentliche Rolle in dem, was man von der Salbe erwartete. Der mutige, oft angriffslustige Grimmbart (Dachs) und der kluge, kräuterkundige Meister Petz waren einst – wie auch bei den Indianern – der Erdgöttin zugeordnet. Dachsfett – ähnlich wie das heute noch beliebte Murmeltierfett – soll bei Sehnenscheidenentzündung, Gicht, Wolf *(Lupus)*, Seitenstechen, Geschwülsten und einer Anzahl anderer Gebrechen helfen. Eine Salbe aus Bärenfett sei so stark wie der Bär selbst; sie galt praktisch als Allesheiler. Da sein Prankenschlag tödlich ist, haben Jäger und Wilderer Bärenfettsalbe auch als Waffensalbe benutzt, um damit Feuerwaffen einzuschmieren. Und da der Bär haarig ist, konnte man die Salbe als Haarwuchspomade verwenden. Auch andere Tiere mussten für verschiedene Schmieren und Salben herhalten. Im Mittelalter kannte man sogar gebutterte Frauenmilch. Eine Salbe aus Milch von Mutter und Tochter sollte das ganze Leben vor Augenkrankheiten schützen können.

Hexensalben, hergestellt aus psychedelisch wirkenden Kräutern, vor allem Nachtschattengewächsen wie der Tollkirsche, wurden vorzugsweise mit Gänsefett oder Fledermausfett hergestellt, denn dann würde man gut fliegen können. Die Hexen sollten beim nächtlichen Kochen der Salbe nackt sein, heißt es – aber wer weiß, das könnte eine Fantasie der Inquisitoren gewesen sein.

Heutzutage, wo es kaum mehr wilde Tiere gibt und wo bedauernswerte Schweine und Rinder in Massentierhaltung gemästet werden, sind solche Salben kaum mehr herzustellen. Nicht nur sind Fett und Talg dieser unglücklichen Geschöpfe mit Chemikalien und Antibiotika durchsetzt, sondern auf energetischer Ebene wirkt ihr Leiden mit in das Medikament hinein. Wie kann es auch anders sein? Das gleiche gilt natürlich auch bei den tausenden pharmazeutischen Produkten, die mittels Tierversuche getestet werden. Noch immer sterben über hundert Millionen Wirbeltiere jedes Jahr weltweit in solchen Laborversuchen. Wie kann daraus wirkliches Heilen entstehen? Wenn man also altüberlieferte Salben machen will, dann sollte das Fett von Tieren aus Biohöfen stammen, die auf ein glückliches und natürliches Leben zurückschauen können. Auch sollte man dankbar für ihr Opfer sein.

Immer mehr Kräuterfrauen greifen aus gesundheitlichen und ethischen Gründen auf Olivenöl und Bienenwachs zurück, obwohl diese weniger gut in die Haut eindringen als tierisches Fett. Auch Melkfett oder Vaseline ist als Salbengrundlage beliebt; man muss aber wissen, dass diese Fette aus Erdöl hergestellt werden. Andere Inhaltstoffe, die man in der alternativen Heilkunde als Trägersubstanzen heutzutage verwendet, sind Kokosnussöl, Schiabutter, Kakaobutter und andere Lipide, die dem Welthandel zu verdanken sind.

Seife

Die Völker nördlich der Alpen entdeckten sehr früh in ihrer Geschichte die Seife. Das Wort scheint aus dem westgermanischen *sāp* (»Saft«, »Harz«, »triefende, gleitende, rutschige Masse«) gekommen zu sein und findet sich im lateinischen *sāpo* = »Seife« (daher Saponine, »Schaum erzeugende Substanzen«) als Lehnwort wieder. Plinius berichtete, dass die Seife der Germanen aus Talg, Asche und Pflanzensäften bestand und aus kultischen Gründen zur Rotfärbung der Haare diente (Pfeifer 2012:1272). Seife ist selbstverständlich wichtig für die Hygiene, die den Körper gesund hält. Aber nicht nur das, sie wurde auch als Heilmittel an sich verwendet. Ein altes Rezept aus dem angelsächsischen Lacnunga lautet wie folgt: »Nehme die neun Kräuter Wodens – Beifuß, Wegerich, Stune, Attorlothe, Kamille, Nessel, Apfel, Kerbel und Fenchel – und ein Stück alte Seife. Zerstampfe die Kräuter zu einem Pulver, mische die Seife und Apfelsaft hinein. Mache eine Paste mit Wasser und Asche. Nimm Fenchel, koche ihn in der Paste und mische es in die Salbe. Singe das Zauberlied drei Mal in den Mund, in beide Ohren und über die Wunde des Kranken, ehe er die Salbe aufträgt.«

In den mittelalterlichen Badehäusern – Erben steinzeitlicher Schwitzhütten – benutzten die Menschen Seife beim Baden. Als aber Pest, Cholera und andere Seuchen kamen, vermuteten die Gelehrten und kirchlichen Behörden, dass Seife und Wasser schädlich seien und die Krankheiten vermitteln, da sie die Poren öffnen. Die Badehäuser, in denen es sowieso recht unchristlich vorging, wurden geschlossen und das Waschen verpönt. Stattdessen kam gepuderte Unterwäsche in Mode. Das Misstrauen gegen das Waschen mit Seife hielt noch bis ins frühe 20. Jahrhundert an. Man glaubte, es würde die Knochen weich machen; Arthur Hermes badete nie, da er meinte, es würde den »Ätherleib« wegwaschen; der Körper reinige sich von selbst, sagte er, wenn man ein moralisch einwandfreies Leben lebe.

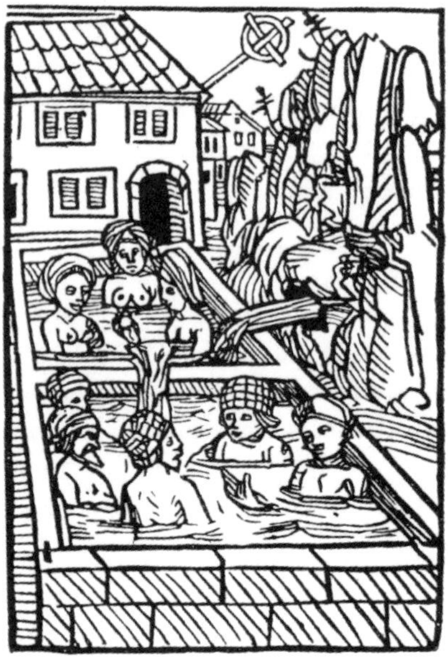

Mittelalterliches Badehaus.

In der Volksmedizin gab es bis in die Neuzeit viele magische Heilrezepte mit Seife. Wirksam sei zum Beispiel eine Seife, mit der eine Leiche gewaschen wurde. In Schwaben kannte man eine Salbe aus Seife, Schweineschmalz, Kreide und Essig, die bei geschwollenen Gliedern aufgetragen wurde.

Salz

Salz war wertvoll und eines der wenigen Handelsgüter der Steinzeit. Es schmeckt nicht nur und macht Fleisch länger haltbar, sondern ist wichtig für den Wasserhaushalt des Körpers, für das Nervensystem und den Knochenaufbau; es enthält essenzielle Mineralstoffe und Spurenelemente und hält den Elektrolythaushalt aufrecht. Es ist aber mehr als das. Das Mineral besitzt die Kraft, die Seele in den Körper zu ziehen. Wer kein Salz bekommt, dessen Seele schwebt allmählich in die andersweltliche Dimension. Deswegen war es vielerorts Brauch, den Neugeborenen etwas Salz auf die Zunge oder ins Badewasser zu tun, damit sie die Erde nicht wieder verlassen. Deswegen wurden auch die Fastenbrezeln mit Salz bestreut, damit die Fastenden nicht abhoben, sondern im Alltagsbewusstsein verankert blieben. Andererseits heißt es, dass Hexen kein Salz essen und der Teufel Salz hasst. Auch Arthur Hermes, der Bauernmystiker, vermied Salz in seiner Nahrung; er behauptete, dass Salz die Seele zu sehr an das Materielle binde. Speiseopfer für die Verstorbenen werden grundsätzlich nicht gesalzen. Das ist auch in Indien so, wo man den Toten in einem unglasierten Tontopf Gangeswasser und gekochten Reis mit auf den langen Weg zu den *Pitris* (Ahnen) gibt. Der Reis darf aber nicht gesalzen sein, damit man ihre Seelen nicht festhält.

Es war Brauch der Mütter, verliebte Töchter mit Salz zu bewerfen, um sie wieder zur Vernunft zu bringen. Bauern streuten kreuzweise Salz auf den Rücken ihres Viehs, um sie vor Hexerei zu schützen. Dass an diesem »Aberglauben« etwas dran ist, konnten wir auf der Alp selbst erleben. Eines Nachts fiel eine Kuh in ein großes Güllebecken. Sie erschien mir in der Nacht im Traum in der Gestalt der ägyptischen Kuhgöttin Hathor und bat um Hilfe, aber erst am nächsten Morgen fand ich sie. Vollkommen erschöpft und dem Tode nahe schwamm sie in der Grube. Sie hatte Mühe, ihren Kopf über Wasser zu halten. Ich packte sie an den Hörnern und sagte ihr: »Gib nicht auf!«, derweil meine Frau versuchte, Hilfe zu holen. Bergbauern, die als Waldarbeiter in der Nähe Holz fällten, kamen und halfen, sie mit Seilen und einem Gabelstapler aus dem Zementbecken herauszuziehen. Die Kuh lag da und ich sah, wie ihre Seele knapp vor dem Entschweben war. »Die isch hie!« (»Die ist hin, die wird nicht überleben«), kommentierten die Bauern schulterzuckend. Meine Frau holte Salz und streute es dem Tier auf die Zunge. Man konnte förmlich sehen, wie die Lebensgeister wieder Einzug in ihren Körper hielten.

Salz mahlen, Salz sieden und Salz blasen war Teil der Kunst der germanischen Seidfrauen (Zingsem 1999:219). Bis in die Neuzeit erfreuten sich in Lettland die »Salzbläser« *(Sahls-Puhschlotaji)*, die Zauberworte ins Salz sprachen und darüber pusteten, großer Anerkennung als Heiler.

Wickel und Umschläge

Wickel, Kräuterauflagen, Kompressen, Umschläge und Kataplasmen waren schon immer wirksame und kräftige Heilmittel. Zu ihnen zählen traditionellerweise heiße Wickel mit Kamille, Quendel, Leinsamen, Heublumen, Schafgarbe oder Schachtelhalm. Man kannte auch kühle Wickel und Umschläge aus geschnittenen Zwiebeln, Kohl, Quark, Beinwell, Bockshornklee, Lehm und so weiter. Hautreizende, tief wirkende Senf- und Meerrettichwickel waren ebenfalls bekannt (Thüler 1995). Es war vor allem Kräuterpfarrer Sebastian Kneipp, der die Wickel, wie so vieles andere, was in der Volksmedizin wertvoll und wirksam ist, wiederentdeckt hat.

Honig, Essig, Schlamm und Harn

Alle möglichen Substanzen, die im Haus und im Stall zu finden waren, konnten Teil des Heilmittelschatzes sein. Hier ein paar Beispiele:

- Warme Kuhfladen wurden bei Ischiasschmerzen aufgetragen. Mit altem Bier oder Essig gemischt, wendete man den Kuhmist bei Geschwülsten und Geschwüren an.
- Kuhurin hilft, dass Wunden schneller heilen, und drängt Hautpilz zurück.
- Honig wirkt keimhemmend und nährt das Gewebe. Bei wundgelegenen Stellen (Dekubitus) bettlägeriger Menschen hilft Honig, wenn alles andere nicht mehr hilft. Auch bei Verbrennungen und Schuppenflechte ist Honig wohltuend. Bei Lungenentzündung hilft Knoblauchmilch mit Honig, und für Husten ist ein Honig-Zwiebel-Sirup, Honig-Rettich-Sirup, Honig-Spitzwegerich-Sirup oder Fenchel-Honig-Milch angesagt. Honigwasser soll auch den Nieren guttun.
- Essig, insbesondere den Apfelessig, hat man in der Alternativmedizin inzwischen als Wundermittel wiederentdeckt. Mit Wasser verdünnt (zwei Teelöffel pro Glas) regt er die Abwehrkräfte an. Essigwasser soll bei Gelenkschmerzen helfen; als Gurgelwasser wirkt es antibakteriell bei Halsentzündung und Heiserkeit. Essigwasser, schluckweise getrunken, hilft bei Magenschmerzen und Verdauungsstörung (Hellmiß 1997). Pfarrer Kneipp verwendete »bei schwächlichen Naturen« in Wasser verdünnten Essig als Abreibung oder als »nasses Hemd« zur allgemeinen Stärkung.
- Lehmpackungen wurden bei schlechter Haut angewendet.
- Kohlblätter wurden sehr vielfältig genutzt. Für die frühen Römer, schrieb Plinius, war Kohl das Allheilmittel, dank dessen sie sechshundert Jahre lang keine Ärzte brauchten; erst als sie dekadent und verweichlicht wurden, lieferten sie sich den verschlagenen griechischen Ärzten und ihren teuren Medikamenten aus. In der Volksmedizin walzten die Großmütter frische Kohlblätter mit dem Nudelholz und legen diese dann auf Geschwüre, schlecht heilende Wunden, Verbrennungen, Neuralgien, Gicht und Tumore. Heiße Umschläge helfen bei Rheuma und Muskelschmerzen. Innerlich hilft der Saft von Kohl oder Sauerkraut bei Magen-Darm-Problemen.

ZUM AUSKLANG: WIEDERKEHR DES AHNENWISSENS

»Und da sich die neuen Dinge,
Auf den Schutt des Alten bauen,
Kann ein ungetrübtes Auge
Rückwärts blickend, vorwärts schauen.«

Friedrich Wilhelm Weber, Dreizehnlinden (1878)

Steinzeitliche Schamanen, indoeuropäische Zaubersprüche, die Heilkunst alter, in primitiver Magie befangener Wurzelweiber und Waldhexen – was hat das alles mit uns zu tun? Ist das nicht längst überholte Geschichte? Sind wir da nicht unendlich viel weiter mit unseren medizinwissenschaftlichen Erkenntnissen? Uns steht, elektronisch vernetzt, das Wissen der Welt per Mausklick zur Verfügung. Wer kann den Fortschritt leugnen?

Trotz alldem kann man als Kulturanthropologe seine Bedenken haben. Sind wir wirklich so viel klüger oder weiser als die Menschen früherer Kulturen? Es scheint, dass wir trotz der in Google oder Yahoo gespeicherten Informationsgebirge fast so viel verlernen, wie wir glauben, an Wissen zu gewinnen. Wer kennt überhaupt noch die verschiedenen Kräuter, die da direkt vor der Haustür wachsen, geschweige denn ihre Heilkraft? Wer kann noch telepathisch mit den Tieren sprechen, sich in eine Pflanze hineinversetzen oder die Naturgeister erleben? Wir glauben nicht einmal mehr, dass so etwas möglich ist – aber ich habe es bei dem alten Bergbauern Arthur Hermes, bei den Indianern und Indern erleben können. Wer weiß überhaupt noch von den unterschiedlichen Hitzequalitäten der verschiedenen Holzarten? Wer kann noch eine Kuh melken ohne Melkmaschine?

Vor einigen Jahren erschien ein älterer Missionar bei der Ethnomedizinischen Tagung[117], die jedes Jahr in München stattfindet. Er wollte mir eine Frage stellen. Jahrzehnte hatte er damit verbracht, den Eingeborenen im Kongo nicht nur den »wahren Glauben«, sondern

117 www.institut-infomed.de

auch den Anschluss an ein rationelles modernes Weltbild zu vermitteln. Die Injektionsspritze sei eines der wirksamsten Mittel der Überzeugung gewesen, sagte er schmunzelnd. Eines jedoch hätte ihm keine Ruhe gelassen, und deswegen sei er zur Tagung gekommen: Ein afrikanischer Junge hätte ihn gefragt, ob er eine Pflanze fragen könne, welche Heilkraft sie besitzt, und von ihr eine Antwort bekommen würde?

»Kein Mensch kann das!«, hatte der Missionar mit Bestimmtheit geantwortet.

Ebenso bestimmt hatte der Junge erwidert: »Doch, unser *Nganga* (Medizinmann) kann das!«

Über die Jahre hinweg ließ dem Priester diese Antwort keine Ruhe. Allmählich zweifelte er sogar an seiner Mission und fragte sich, ob das, was er tat, nicht letzten Endes die Zerstörung einer indigenen Kultur bedeutete.

Man kann den Fortschritt auch als eine Ideologie sehen, die die fortschreitende Entfremdung von dem Unmittelbaren, dem Naheliegenden bedeutet. Im selben Maße, in der wir von der Erde unter unseren Füßen, dem Duft des Waldes und der Nähe der Tiere entfremdet werden, wird uns unser eigentliches Wesen, unser Selbst mit vielen seiner Fähigkeiten fremd. Unser fantastisches technologisches Support-System besteht eigentlich und letztlich aus nach außen verlagerten Fähigkeiten, die wir in uns tragen. Telefon, Handy und Skype ersetzen nicht nur unsere angeborenen telepathischen Fähigkeiten, sie schalten sie aus, zerstören sie. Television und Computer verdrängen die innere Vision, die uns die Tiefendimensionen der Natur schauen lässt. Flüge in schweren, metallenen, Erdöl saufenden Flugmaschinen lassen uns den Seelenflug vergessen. Dass es archaische Techniken gibt, die es der Seele erlauben, den Körper vorübergehend zu verlassen und auf diese Weise andere Menschen und Regionen zu besuchen, konnte ich mehrmals bei den Indianern und anderswo glaubwürdig erfahren. Inzwischen ist es sogar so weit gekommen, dass die meisten Menschen gar nicht mehr daran glauben, dass es diese uns innewohnenden Fähigkeiten gibt. Claudia Müller-Ebeling, die bekannte Ethnologin und Kunsthistorikerin, fragt sich, welchen Einfluss das Navigationssatellitensystem GPS langfristig auf das räumliche Orientierungsvermögen der Menschen haben wird. Wird die Zeit kommen, in der der Orientierungssinn dermaßen verkümmert sein wird, dass man gar nicht mehr glaubt, dass es ihn gibt? (Müller-Ebeling 2010:9)

Bei einem unserer Ausflüge schüttelte der Cheyenne-Medizinmann Bill Tallbull den Kopf und sagte: »Wir Indianer wissen immer, wo Osten, Westen, Norden und Süden ist. Jede dieser Richtungen hat ihren eigenen Charakter, ihre eigene Kraft. Wie kann es sein, dass die meisten Weißen, die ich treffe, keine Ahnung haben, wo sich Osten oder Westen befindet? Wie können die überhaupt überleben?«

Auch an die Heilkraft der Pflanzen, an die heilmachende Kraft des Wortes oder an die innere Heilfähigkeit des Körpers, die *vis medicatrix naturae*, glauben immer weniger Menschen. Sie sind überzeugt, dass der Organismus einer komplexen kybernetisch gesteuerten Maschine ähnelt, wobei das Hirn eine Art informationsverarbeitender Computer ist, das Herz eine Pumpe und der Stoffwechsel ein Vorgang wie in einem Reagenzglas. Die physiologischen Vorgänge – Stoffaustausch, Hormonwirkung, Enzymreaktion und so weiter – lassen sich quantitativ, exakt und experimentell bestätigt, pharmakologisch steuern. Verschlissene Teile können ersetzt oder repariert werden. Das alles mag zwar seine Richtigkeit haben, aber es ist ein zu einseitiger Blickwinkel. Es wird dem Wesen des Lebendigen nicht gerecht.

Auch mein Freund Harald, ein Arzt mit eigener Praxis, der am Fuße des Berges unterhalb unseres Einödhofs wohnt, ist von dieser Sichtweise überzeugt. Als ich einmal mit einem Strauß verschiedener Heilkräuter an seinem Haus vorbeiging, fragte er: »Na, Wolf-Dieter, was hast du denn da?«

»Etwas, was euch Ärzte ersetzen wird«, antwortete ich zum Scherz. Er fand das gar nicht so lustig.

»Na warte, wenn es mal wirklich ernst wird, dann zählen nur die harten Fakten. Kräuter sind wirkungslos oder giftig. Sie spielen, mit wenigen Ausnahmen, absolut keine Rolle in der Medizin!«

Dass das »wirkungslos oder giftig« ein Widerspruch war, schien ihm entgangen zu sein. Er glaubte einfach nicht an die Wirkkraft der Pflanzen. Einer seiner Kollegen, der renommierte amerikanische Arzt Andrew Weil, ist da anderer Meinung. Bei einem Symposium der Schweisfurth-Stiftung in München brachte er seine Überzeugung vor: Wenn den Menschen die Heilpflanzenkunde beigebracht werden würde, könnten sie 60 Prozent ihrer Krankheiten und Wehwehchen gut selbst behandeln – was übrigens auch den Gesundheitsetat stark entlasten würde. Ich selbst würde so weit gehen, zu sagen – im vollen Bewusstsein, dass das eine ketzerische Aussage ist: Mit profunden phytotherapeutischen Kenntnissen sind mindestens 90 Prozent der Erkrankungen, akut oder chronisch, behandelbar.[118]

Es gibt gute Gründe, das zu sagen. Zum einem wissen wir inzwischen – dank der empirischen, pharmakologischen Forschung – viel mehr über die Komplexität der Heilpflanzen. Zum anderen – dank der psychosomatischen und psychoneuroimmunologischen Medizin – werden uns die seelischen und geistigen Faktoren, die in der Gesundheit eine Rolle spielen, zunehmend bewusst.

Für Schamanen und Heiler der traditionellen Völker bilden Geist, Seele und Körper eine untrennbare Einheit. Sie behandeln die sichtbaren wie auch die unsichtbaren Aspekte mit Gesang, Trommeln, Räuchern, Zauberworten, Steinen und Kräutern – mit Wort und Wurz also. Diese Therapie bewegt die Seele, löst und lockert festgefahrene Gefühle, die sich im Leib fest verankert hatten, und regt die Selbstheilungskräfte an. Es sind sowieso meistens psychische Traumata, seelische Schocks, möglicherweise angefangen beim Geburtstrauma, die schließlich den Körper in Mitleidenschaft ziehen. Mit Pharmazeutika allein lassen sie sich kaum heilen.

Andrew Weil, Harvard-Absolvent und Professor der Medizin an der Universität von Arizona, kennt sich im Schamanismus und alternativen Bewusstseinszuständen gut aus. Ich kenne ihn seit den 1970er-Jahren, als er, damals schon mit Bart und Glatze, eine gewisse Ähnlichkeit mit Mr. Natural, dem alten Weisen des *Underground Comix* vom Zeichner Robert Crumb, aufwies. In seinem Buch *Spontanheilung* (Weil 2015) befasst er sich mit der Wirkung des Geistes und der Imagination auf die Gesundheits- und Krankheitsprozesse. Immer wieder, schreibt er, kommt es bei schweren Krankheiten, wie etwa bei Krebs, zu spontanen Remissionen. Diese sind bei Weitem keine Seltenheit. Für die behandelnden Mediziner sind sie unerklärlich.

118 Das wäre zweifellos für die Pharmaindustrie, die nach einem Bericht der Deutschen Wirtschaftsnachrichten (18.4.15) im Jahr 2014 Tausend Milliarden (eine Billion) Dollar umsetzte, wirtschaftsschädigend.

Aber ist nicht schon die Wundheilung an sich ist ein Mysterium: Woher wissen die Zellen, wann die Wunde verheilt ist und wann sie aufhören können, sich weiter zu bilden? Wer sagt ihnen das? Im menschlichen Körper werden jede Sekunde mehr als 10 Millionen defekte Zellen ersetzt; ein dauernder regenerativer Austausch findet statt. Es konnte gezeigt werden, dass sich sogar beschädigte DNA-Stränge selbst wieder reparieren können. Welche Maschine kann das? Kann es sein, dass das Weltbild des technologiehörigen medizinischen Establishments eigentlich ein moderner Aberglaube ist?

Faszinierend findet Weil auch das plötzliche Verschwinden von Warzen, wenn sie magisch behandelt werden, indem sie etwa bei abnehmendem Mond von der Großmutter besprochen und mit dem Finger umkreist werden, oder wenn sie in Holunderbaumrinde eingekerbt oder auf eine Schnecke (die mit der Warze davonkriecht) übertragen werden. Dafür gibt es keine rationelle Erklärung, und dennoch funktioniert es.

In den slawischen Ländern und im Osten Deutschlands war es Brauch, mit der Hand einer noch warmen Leiche drei Mal über eine böse Stelle zu streichen und dabei zu sagen: »Im Namen des Vaters, des Sohnes und des Heiligen Geistes, Amen!« Auf diese Weise wurden von Ärzten als Krebs diagnostizierte Stellen zum schnellen Verschwinden gebracht (Lehmann-Enders 2000:65). Schon das einfache Berühren eines gerade Verstorbenen hat spontane Heilungen hervorgerufen. Hellsichtige sagen, dass die Toten, besonders in den ersten drei Tagen, über Kräfte verfügen, die bei einem geliebten Menschen die festgefahrenen psychosomatischen Muster ändern können. Das sind Phänomene, die die Grenzen der naturwissenschaftlichen Methode sprengen. Und dennoch weisen Experimente in der Quantenphysik darauf hin, dass das menschliche Bewusstsein Einfluss auf das Verhalten der subatomaren Teilchen, der Elektronen und Quarks, ausübt. Experimente wie die des Physikers Paul Davis lassen keinen anderen Schluss zu, als dass Gedanken auf dieser Ebene, etwa bei der Drehrichtung der elektronischen Spin-Achsen, sogar richtungsgebend wirken (Broers 2013:37f.).

Auch der sogenannte Placebo-Effekt wurde von Andrew Weil untersucht. Offensichtlich ist der bedingungslose Glaube ein wichtiger Aspekt dieser sonst kaum erklärbaren Heilungen. Ein Placebo ist bekanntlich ein Pseudomedikament, ohne pharmakologische Wirkstoffe, etwa Pillen aus Zucker oder Stärke oder Injektionen mit neutraler Salzlösung. Es kann sich auch um Scheinoperationen handeln. Der Placebo-Effekt wurde immer wieder in randomisierten Doppelblindstudien bestätigt.

Bei vielen Patienten übt allein schon die Anwesenheit des Arztes eine Placebowirkung aus. Mit seinem weißen Kittel, den Diplomen an der Wand, den oft furchteinflößenden Instrumenten und dem für Laien kaum verständlichen, wissenschaftlichen græco-lateinischen Wortschatz weckt er Erwartungen. »Zum Glück kommt uns Ärzten auch noch das natürliche Selbstheilungsvermögen des Körpers, die *vis medicatrix naturae*, zu Hilfe«, sagte mir mein Arztfreund Harald vertraulich.

Ebenso wie es positive Placebo-Effekte gibt, gibt es negative, sogenannte Nocebo-Effekte. Andrew Weil ist überzeugt, dass der Glaube des Arztes einen starken Einfluss auf das Heilpotenzial des Patienten hat. Wenn der Arzt selbst nicht glaubt, dass die Behandlung zum Erfolg führen wird, oder wenn er innerlich, ohne es auszusprechen, überzeugt davon ist, dass dem Patienten nicht geholfen werden kann, dann wirkt sich das negativ auf die Gesundungschancen aus. Ein skeptischer Blick, ein unvorsichtiges Wort kann den Genesungsprozess vereiteln. Andrew Weil nennt das »medizinische Verhexung« (Weil 2015:93). Manche Ärzte verkennen, dass ihre Worte und Gesten für ihre Patienten starke Suggestivkraft besitzen. Sie haben vergessen, dass sie praktisch eine priesterliche, wirklichkeitsschaffende Funktion ausüben.

Eine extreme Form des negativen Placebo-Prozesses ist der in vielen Kulturen von Hexern und Schwarzmagiern praktizierte Voodoo-Tod, wenn zum Beispiel eine Wachspuppe, die das Opfer darstellt, mit Nadeln bespickt wird und derweil Flüche gesprochen werden. Auch das kann wirken. Dieses Phänomen wurde 1942 von dem Harvard-Ethnopsychologen Walter B. Cannon untersucht. Er konnte bestätigen, dass ein vollkommen gesunder Mensch – es handelte sich um Tabubrecher oder Verbrecher – innerhalb von drei Wochen zu Tode gebracht werden kann, indem die alten Stammeszauberer *(Kurdaitscha-men)* mit Knochen auf ihn zeigen und dabei Zaubersprüche sprechen (Cannon 1942:169ff.).

In all diesen Fällen erkennen wir die Wirkung der Psyche auf den Körper, des Geistes auf Prozesse, die sich im materiellen Raum abspielen. Worauf es bei diesen Phänomenen ankommt, ist der Glaube im ursprünglichen Sinn des Wortes. Glaube ist nicht das, wofür wir das Wort heute nutzen, wenn wir abwinkend bemerken: »Wer's glaubt, wird selig!« Oder wie sich Mark Twain einmal zynisch äußerte: »Glauben bedeutet, etwas für wahr zu halten, obwohl man weiß, es stimmt nicht.«[119] Das Wort »Glaube« kommt aus dem germanischen **ga-laub-jan* (»für lieb halten«); das mittelhochdeutsche *geloben* oder das englische *belief* (altenglisch *gelēfan*) sind verwandt mit »lieben« und »leben«. Glauben bedeutete »gewiss sein«, »überzeugt sein«, »sich auf etwas im vollen Vertrauen verlassen können«.

Der Cheyenne-Medizinmann George Elkshoulder war ein mächtiger traditioneller Heiler. Er sang, trommelte und räucherte die Krankheitsdämonen aus den Körpern und Seelen der Menschen und behandelte sie mit seinen pflanzlichen Verbündeten. Als die US-Regierung eine moderne Klinik mit ausgebildeten Ärzten und Krankenhauspersonal in seinem Reservat einrichten ließ, kämpfte er für dessen Schließung. »Wieso?«, fragte ich. Er antwortete: »Die können uns nicht heilen, denn sie lieben uns nicht! Nur Liebe kann heilen!«

Unsere alten Kräuterhexen waren nicht nur Meister der Pflanzenheilkunde, sondern auch der Seelenkunde. Sie konnten durchaus heilen, indem sie mit Symbolen – Märchen, den magischen Sprüchen, Zaubergesang, Ritualen und der Kraft der Liebe – die verstockten Seelen bewegten und den Glauben an das Heilsein erzeugten. Sie vermochten es, den schlechten Zauber der Krankheit zu brechen und durch den Zauber der Gesundheit zu ersetzen. Die Götter und Ahnen halfen dabei.

Der Pflanzenphysiologe und Philosoph Rupert Sheldrake hat auf der Grundlage seiner biologischen Forschungen die Theorie der morphogenetischen Felder entworfen, die über Raum und Zeit wirken. Brauch und Gewohnheit schaffen diese gestaltgebenden Felder. Je mehr Wiederholungen von Mustern erfolgen, desto stärker wird das Feld. Das ist auch bei altbewährten Heilmitteln und Heilritualen der Fall.

Der Berner Bibliothekar Sergius Golowin schreibt von alten Kräuterbüchern, die seit Generationen in Familienbesitz sind: »Ein solches Werk gewinnt immer mehr Kraft, je länger es in einer Familie vererbt wird. Besonders wirken die Rezepte, bei denen schon einer der

119 Original: *Faith is believing what you know ain't so.*

Großeltern mit ungelenker Handschrift vermerkt hat, dass sie ihm rasch und gründlich nützten. ... Das ist ein deutlicher Hinweis darauf, wie sehr man die Bedeutung der Kraft des Glaubens bei der Überwindung von Krankheiten erkannte. Kräuter, die die Menschen nur ausprobieren wollen, wirken auf sie schwach. Nehmen sie sie aber mit dem Wissen ein, dass die gleichen Naturmittel bereits von den Ahnen gepriesen wurden, setzen sie in diese ein tiefes Vertrauen. Das Ergebnis liegt dann auf der Hand: Das Medikament, das den Vorfahren gesund machte, hilft auch in der Gegenwart demjenigen, der davon überzeugt ist« (Golowin 1993:68).

Mit der Heilkunde der Waldvölker, die bis in die Steinzeit zurückgeht, haben wir ein mächtiges morphogenetisches Feld, das uns mit den fernen Ahnen und ihren Göttern in Resonanz bringt. Die heilenden Pflanzen, die sie einst kannten, wachsen immer noch in unseren Hecken, Wiesen und Wäldern; sie wachsen zwischen unserer Haustür und dem Gartentor. Und neben diesen Wurzeln haben wir noch die Sprache, die uns ebenfalls mit den Ahnen in Resonanz verbindet. Auch Worte sind Wurzeln – kulturelle Wurzeln.

Die herkömmliche Volksmedizin ist kein längst überwundenes Kulturgut, sondern eine ganzheitliche Sichtweise, die Leib, Seele, Geist, kulturelle Tradition, Ahnenwissen und die uns umgebende Natur einbezieht. Zwar ist sie inzwischen größtenteils dekadent und tatsächlich zum Aberglauben verkommen, aber in ihr liegt ein wahrer Kern. Diesen gilt es wieder zu entdecken. Was uns in der Volksheilkunde überliefert wurde, ist nicht nur eine Kunde, sondern auch eine Kunst, die Intuition und spirituelle Vision erfordert und deren Erben wir sind.

BIBLIOGRAFIE

Achterberg, Jeanne, *Die Frau als Heilerin*. München: Goldmann, 1994
Aigremont, Dr., *Volkserotik und Pflanzenwelt*. Halle (Saale): Hallescher Verlag, 1910

Bächtold-Stäubli, Hanns, und Eduard Hoffmann-Krayer, *Handwörterbuch des deutschen Aberglaubens*. Bände I bis IX. Berlin, New York: Walter de Gruyter, 1987
Beckmann, Dieter, und Barbara Beckmann, *Das geheime Wissen der Kräuterhexen*. München: DTV, 1997
Behringer, Wolfgang, *Kulturgeschichte des Klimas*. München: DTV, 2011
Biedermann, Hans, *Lexikon der magischen Künste*. Wiesbaden: VMA-Verlag, 1998
Biezais, Haralds, »Die soziale Grundlage synkretistischer Prozesse« in *Tradition und Translation* (Christoph Elsas, Hrsg.). Berlin/New York: De Gruyter, 1994
Birkhan, Helmut, *Pflanzen im Mittelalter*. Wien, Köln, Weimar: Böhlau, 2012
Blofeld, John, *Das Tao des Teetrinkens*. München: O. W. Barth, 1986
Botheroyd, Sylvia und Paul F., *Lexikon der keltischen Mythologie*. München: Eugen Diederichs, 1995
Braun, Lucien, *Paracelsus*. München: Heyne, 1993
Broers, Dieter, *Gedanken erschaffen Realität*. München: Heyne, 2013
Brøndegaard, Vagn J., *Ethnobotanik: Pflanzen im Brauchtum, in der Geschichte und Volksmedizin*. Berlin: Verlag Mensch und Leben, 1985
Brosse, Jaques, *Mythologie der Bäume*. Olten: Walter, 1990

Cannon, Walter B., »Voodoo Death« in *American Anthropologist* XLIV. Washington D. C.: American Anthropological Association, 1942
Chamberlain, Mary, *Old Wives' Tales*. Stroud, Gloucestershire: Tempus, 2006
Coleman, Vernon, *Wie Sie Ihren Arzt davon abhalten, Sie umzubringen*. Rottenburg: Kopp, 2006

Demitsch, Wassily, »Russische Volksheilmittel aus dem Pflanzenreiche«, in *Historische Studien aus dem Pharmakologischen Institut der Kaiserlichen Universität Dorpat, Volume 1.* (Rudolf Kobert, Hrsg.). Halle: Verlag Tausch & Grosse, 1889

Descola, Philippe, *Jenseits von Natur und Kultur.* Berlin: Suhrkamp, 2011

Devereux, Paul, *Schamanische Traumpfade.* Aarau: AT-Verlag, 2001

De Vries, Herman, *Natural Relations.* Nürnberg: Verlag für moderne Kunst, 1989

Diamond, Jared, *Guns, Germs and Steel.* New York, London: W. W. Norton & Co. 1997

Döbler, Hannsferdinand, *Die Germanen.* Barcelona: Prisma, 1975

Duerr, Hans Peter, *Sedna oder Die Liebe zum Leben.* Frankfurt am Main: Suhrkamp, 1990

Eliade, Mircea, *Schmiede und Alchemisten.* Stuttgart: Klett-Cotta, 1980

Erichsen-Brown, Charlotte, *Medical and other uses of North American Plants.* Mineola, N. Y.: Dover, 1989

Findly, Ellison Banks, *Plant Lives: Borderline Beings in Indian Tradition.* Delhi: Motilal Banarsidass, 2008

Gardner, Laurence, *Die Herren von Gral und Ring.* Berlin: Ullstein, 2006

Golowin, Sergius, *Paracelsus.* München: Goldmann, 1993

Grienke, Ulrike, Margit Zöll, Ursula Peinter und Judith M. Rollinger, »European Medicinal Polypores – A modern View on Traditional Uses«, in *Journal of Ethnopharmacology*, 15. (Elsevier, Ireland, 2014), Seite 564–583

Grieve, Maud, *A modern Herbal.* London: Jonathan Cape, 1931

Grimm, Jacob. *Deutsche Mythologie.* Göttingen: Dieterich'sche Buchhandlung, 1835 (Nachdruck: Wiesbaden: Fourier, 2003)

Gruschke, Andreas, Andreas Schörner und Astrid Zimmermann, *Tee: Süßer Tau des Himmels.* München: DTV, 2001

Grzega, Joachim, »H l, Hail, Hello, Hi: Greetings in English language history« in *Speech Acts in the History of English* (Andreas Jucker, Irma Taaritsainen, Hrsg.). Amsterdam: John Benjamin, 2008

Gurjewitsch, Aaron J., *Weltbild des mittelalterlichen Menschen.* Dresden: VEB Verlag der Kunst, 1978

Habiger-Tuczay, Christa, *Magie und Magier im Mittelalter.* München: Diederichs, 1992

Hasenfratz, Hans-Peter, *Die religiöse Welt der Germanen.* Freiburg, Basel, Wien: Herder, 1992

Heise, Thomas, *Chinas Medizin bei uns.* Berlin: VWB, 1996

Hellmiß, Margot, *Natürlich heilen mit Apfelessig.* München: Südwest, 1997

Hempel, Werner, *Die Pflanzenwelt Sachsens von der Späteiszeit bis zur Gegenwart.* Jena: Weißdorn-Verlag, 2009

Herrmann, Paul, *Deutsche Mythologie.* Augsburg: Weltbild, 2006

Höfler, Max, *Volksmedizinische Botanik der Kelten.* Archiv für Geschichte der Medizin, Band V, Juni 1911. Reprint: Bad Windsheim: Wurzel Verlag, 2000

Hultkrantz, Åke, *Schamanische Heilkunst und rituelles Drama der Indianer Nordamerikas.* München: Diederichs, 1994

Humphries, Susanne, und Roman Bystrianyk, *Die Impf-Illusion.* Rottenburg: Kopp: 2015

Kay, Margarita A., *Healing with Plants in the American and Mexican West.* Tucson, Arizona: University of Arizona Press, 1996

Keller, Hiltgart, *Reclams Lexikon der Heiligen und der biblischen Gestalten.* Stuttgart: Philipp Reclam jun., 1979

Kluge, Heidelore, *Die Heilkraft des Bieres.* München: Herbig, 2008

Korn, Wolfgang, und Flemming Bau, *Unsere Geschichte.* Stuttgart: Theiss, 2006

Kurtz, Ed, *Heilzauber der Letten in Wort und Tat.* Riga: Verlag der AG »Ernst Plates«, 1937

Lehmann-Enders, Christel, *Was die schwarze Kuh scheißt, das nimm ...* Lübben, Lausitz: Heimat-Verlag Lübben, 2000
Liebig, Justus v., *Chemische Briefe.* Leipzig und Heidelberg: C. F. Winter'sche Verlagshandlung, 1865
Lissner, Ivar, *So lebten die Völker der Urzeit.* München: DTV, 1979

Loux, Françoise, *Das Kind und sein Körper in der Volksmedizin.* Stuttgart: Klett-Cotta, 1980
Ludwig, Otto, *Im Thüringer Kräutergarten.* Gütersloh: Prisma Verlag, 1982
Lurker, Manfred, *Wörterbuch der Symbolik.* Stuttgart: Körner, 1991

Madejsky, Margret, *Lexikon der Frauenheilkräuter.* Baden und München: AT Verlag, 2008
Mannhardt, Wilhelm, *Wald und Feldkulte.* Berlin: Gebrüder Borntraeger, 1875 (Nachdruck: Hildesheim, Zürich, New York: Georg Olms Verlag, 2002)
Mayer, Johannes G., und Konrad Goehl (Hrsg.), *Kräuterbuch der Klostermedizin* – der »Macer floridus«. Leipzig: Reprint Verlag, 2003
Marzell, Heinrich, *Geschichte und Volkskunde der deutschen Heilpflanzen.* St. Goar: Reichl Verlag, 2002
ders. *Wörterbuch der deutschen Pflanzennamen.* Bände I bis IV. Leipzig: S. Hirzel, 1943–1979
McKee, Paul, *Spanisch-English Medical Plant Names for Southwest United States and Mexiko.* 12.12.2007. www.intk.org/plants/Swl.htm
McNeill, William H., *Plagues and Peoples.* Garden City, N. Y.: Anchor Books, 1998
McTaggart, Lynne, *Was Ärzte Ihnen nicht erzählen.* Kernen: Sensei, 2000
Mehta, Gita, *Snakes and Ladders.* London: Vintage, 1998
Mettke, Heinz (Hrsg.), *Älteste deutsche Dichtung und Prosa.* Leipzig: Philipp Reclam jun., 1979
Mitchner, James A., *The Source.* New York: Random House, 1965
Michel, Peter (Hrsg.), *Rig-Veda – das heilige Wissen Indiens.* Wiesbaden: Matrix, 2008
Moerman, Daniel E., *Native American Ethnobotany.* Portland, Oregon: Timber Press, 1999

Mone, Franz Joseph, *Das Heidenthum im nördlichen Europa.* Leipzig/Darmstadt: C. W. Leske, 1823
Müller-Ebeling, Claudia, Christian Rätsch und Wolf-Dieter Storl, *Hexenmedizin.* Aarau: AT Verlag, 2011
Müller-Ebeling, Claudia, *Ahnen, Geister und Schamanen.* Aarau und München: AT Verlag, 2010
Müller, Irmgard, *Die pflanzlichen Heilmittel bei Hildegard von Bingen.* Freiburg, Basel, Wien: Herder, 2008
Mylius, Klaus (Hrsg.), *Älteste indische Dichtung und Prosa.* Leipzig: Philipp Reclam jun., 1981

Ody, Penelope, *Chinesische Heilkräuter.* Köln: Evergreen, 2004
Osman, Nabil, *Kleines Lexikon deutscher Wörter arabischer Herkunft.* München: C. H. Beck, 1992

Pabst, Maria Anna, *Die Wunderwelt der Pollen.* Aarau und München: AT Verlag, 2013
Pfleiderer, Beatrix, *Die Kraft der Verbundenheit.* Klein Jasedow: Drachen Verlag, 2009
Pfeifer, Wolfgang, *Etymologisches Wörterbuch des Deutschen.* Koblenz: Edition Kramer, 2012
Ploberger, Florian, *Das große Buch der westlichen Kräuter aus Sicht der traditionellen chinesischen Medizin.* Schiedlberg: BACOPA, 2011
Porter, Roy, *Geschröpft und zur Ader gelassen.* Frankfurt am Main, 2006
ders. *Die Kunst des Heilens.* Heidelberg, Berlin: Spektrum Akademischer Verlag, 2003
Probst, Ernst, *Deutschland in der Steinzeit.* München: Orbis, 1999

Rätsch, Christian, *Der heilige Hain.* Baden und München: AT Verlag, 2005
ders. *Enzyklopädie der psychoaktiven Pflanzen.* Aarau: AT Verlag, 1998
Redfield, Robert, *The Primitive World and Its Transformations.* New York: Macmillan, 1953
Reichholf, Josef H., *Warum die Menschen sesshaft wurden.* Frankfurt am Main: S. Fischer, 2008
Riethe, Peter, Hildegard von Bingen: *Das Buch von den Pflanzen.* Salzburg: Otto Müller Verlag, 2007

Rockinger, Ludwig v., *Berichte zur Untersuchung von Handschriften des sogen. Schwabenspiegels, 14./15. Jh.*; LR. Art 358. Wien: Wiener Akademie, 1883

Rosenbohm, Alexandra, *»Der Fliegenpilz in Nordasien«*, in *Der Fliegenpilz* (Wolfgang Bauer, E. Klapp und A. Rosenbohm, Hrsg.) Köln: Wienand, 1991

Ruoff, Marianne, *Beeren und Blumen im Bärenland.* Bern: unveröffentlichtes Manuskript, 2014

Scheffer, Mechthild, und Wolf-Dieter Storl, *Die Seelenpflanzen des Edward Bach.* Bielefeld: Aurum in J. Kamphausen, 2012

Schipperges, Heinrich, *Der Garten der Gesundheit.* München: DTV, 1990

Schlesier, Karl H., *Die Wölfe des Himmels.* Köln: Diederichs, 1985

Schmitz, Rudolf, *Geschichte der Pharmazie*, Band I. Eschborn: Govi-Verlag, 1998

Schmoeckel, Reinhard, *Die Indoeuropäer.* Bergisch Gladbach: Bastei Lübbe, 2004

Schubert, Rudolf, und Günther Wagner, *Botanisches Wörterbuch.* Stuttgart: Eugen Ulmer, 2000

Seyr, Birgit, *Mit Pflanzen verhüten.* Ampass, Österreich: Pflanzenwerkstatt, 2009

Stille, Günther, *Kräuter, Geister, Rezepturen.* Stuttgart: Konrad Theiss, 2004

Storl, Wolf-Dieter, *Borreliose natürlich heilen.* Aarau: AT Verlag, 2015

ders. *Die alte Göttin und ihre Pflanzen.* München: Kailash, 2014a

ders. V*on Heilkräutern und Pflanzengottheiten.* Bielefeld: Aurum bei J. Kamphausen, 2014b

ders. *Pflanzendevas*, Aarau: AT Verlag, 2014c

ders. *Shiva, der wilde gütige Gott.* Burgrain: KOHA, 2012

ders. *Kräuterkunde.* Bielefeld: Aurum, 2011

ders. *Mit Pflanzen verbunden.* München: Heyne, 2010a

ders. *Das Herz und seine heilenden Pflanzen.* Baden und München: AT Verlag, 2010b

ders. *Pflanzen der Kelten.* Aarau: AT Verlag, 2009

ders. *Wandernde Pflanzen.* Aarau und München: AT Verlag 2006 ders. »Würmlein klein, ohne Haut und Bein – schamanische und ethnobotanische Aspekte der indigenen Heilkunde Nordeuropas« in *Der große Lebenskreis: Ethnotherapien im Kreislauf von Vergehen, Sein und Werden*. München: Institut für Ethnomedizin, 2005

ders. *Götterpflanze Bilsenkraut.* Solothurn: Nachtschatten Verlag 2004

Strassmann, René A., *Baumheilkunde.* Aarau: AT Verlag, 1994

Ström, Åke V., und Haralds Biezais, *Germanische und Baltische Religion.* Stuttgart, Berlin, Köln, Mainz: W. Kohlhammer, 1975

Tacitus, Publius Cornelius, *Agricola/Germania/Dialogus de Oratorius*, Übersetzt von Karl Büchner. Wiesbaden: VMA-Verlag, 2000

Thüler, Maya, *Wohltuende Wickel.* Worb: Maya Thüler Verlag, 1995

Treben, Maria, *Gesundheit aus der Apotheke Gottes.* Steyr: Ennsthaler Verlag, 2002

Unger, Andreas, *Von Algebra bis Zucker.* Stuttgart: Reclam, 2013

Van Schie, Christiane, *Im Schoß der Erdmutter.* Klein Jasedow: Drachen Verlag, 2010

Vermeulen, Frans, *Homöopathische Substanzen – Vom Element zum Arzneimittelbild.* Stuttgart: Sonntag, 2004

Volkmann, Helga, *Purpurfäden und Zauberschiffchen.* Göttingen: Vandenhoek & Ruprecht, 2008

Weil, Andrew, *Spontanheilung.* Rottenburg: Kopp, 2015

Wolters, Bruno, *Zur Entwicklung der altsteinzeitlichen Phytotherapie im westlichen Eurasien und der Indianischen Medizin in Sibirien und Nordamerika.* Düsseldorf: Düsseldorfer Institut für amerikanische Völkerkunde, 2000

ders. »Die ältesten Arzneipflanzen« in *Deutsche Apotheker Zeitung.* Stuttgart: Nr. 39, September, 1999

Zingsem, Vera, *Göttinnen Großer Kulturen.* München: DTV, 1999

Zuk, Marlene, *Was wäre das Leben ohne Parasiten?* Heidelberg: Spektrum Sachbuch, 2008

Zysk, Kenneth G., *Medicine in the Veda.* Delhi: Motilal Banarsidass Publ., 1996

REGISTER

C

T

Y

Z

Wolf-Dieter Storl

Mag. Dr. phil., geboren 1942, Kulturanthropologe und Ethnobotaniker, lehrte als Dozent an verschiedenen Universitäten, u.a. Sociology of Medicine (Kent State University, Ohio, USA) und Medical Anthropology (Sheridan College, Wyoming, USA); Ehrenmitglied der Ethnomedizinischen Gesellschaft (AGEM), Dozent bei ETHNOMED (Institut für Ethnomedizin, München). Studienreisen, ethnografische und ethnobotanische Feldforschung, zahlreiche Artikel und Bücher. Seit 1988 lebt er auf einem Einödhof im Allgäu.

www.storl.de

Die Bücher von Wolf-Dieter Storl im AT Verlag

Einsichten und Weitblicke
Das Wolf-Dieter Storl Lesebuch

Wolfsmedizin*
Eine Reise zu den Pflanzenheilkundigen in der Mongolei und Sibirien

Naturrituale*
Mit schamanischen Ritualen zu den eigenen Wurzeln finden

Pflanzen der Kelten*
Heilkunde, Pflanzenzauber, Baumkalender

Das Herz und seine heilenden Pflanzen*

Borreliose natürlich heilen*
Ethnomedizinisches Wissen, ganzheitliche Behandlung und praktische Anwendungen

Heilkräuter und Zauberpflanzen zwischen Haustür und Gartentor*

Der Bär*
Krafttier der Schamanen und Heiler

Pflanzendevas*
Die geistig-seelischen Dimensionen der Pflanzen
Mit praktischen Anleitungen zu Pflanzenmeditationen

Der Kosmos im Garten*
Gartenbau nach biologischen Naturgeheimnissen als Weg zur besseren Ernte

*Auch als E-Book erhältlich

AT Verlag
Bahnhofstraße 41
CH-5000 Aarau
Telefon +41 (0)58 510 63 10
info@at-verlag.ch
www.at-verlag.ch